concepção e gravidez depois dos 35 anos

Dra. Laura Goetzl
e Regine Harford

PUBLIFOLHA

www.dk.com

Título Original: *Conception & Pregnancy Over 35*

COORDENAÇÃO DO PROJETO: PUBLIFOLHA
Assistência editorial Julia Duarte
Produção gráfica Soraia Pauli Scarpa
Assistência de produção gráfica Priscylla Cabral

PRODUÇÃO EDITORIAL: ESTÚDIO SABIÁ
Edição Silvana Salerno
Tradução Ibraíma Dafonte Tavares
Consultoria Doutora Mirna Gabriel Nakano, ginecologista e obstetra formada pela Faculdade de Medicina da USP
Preparação de texto Diego Rodrigues
Revisão Luciana Paixão e Cristina Naufel
Editoração eletrônica Pólen Editorial

EDIÇÃO ORIGINAL: DORLING KINDERSLEY
Editora sênior Janet Mohun
Editora de arte Sara Kimmins
Projeto gráfico Alison Tumer
Diagramação Julian Dams
Pesquisa iconográfica Samantha Nunn
Bibliotecária do banco de imagens DK Romaine Werblow
Ilustradora Debbie Maizels
Gerente editorial de arte Emma Forge
Diretora de arte Carole Ash
Gerente de publicações Anna Davidson
Diretora de publicações Corinne Roberts

IMAGENS DA CAPA *Capa e lombada*: Grace/ Zefa/ Corbis/ Stockphotos.
Quarta capa: Alamy Images: David Young-Wolff (md); Corbis (mfd), (me); Science Photo Library: Christian Darkin (mfe).

As informações contidas neste livro não excluem a consulta ao médico obstetra. Todas as decisões de cunho médico devem ser tomadas sob a orientação de um especialista.

Dados Internacionais de Catalogação na Publicação (CIP)
(Câmara Brasileira do Livro, SP, Brasil)

Goetzl, Laura
Concepção e gravidez depois dos 35 anos / Laura Goetzl e Regine Harford ; [tradução Ibraíma Dafonte Tavares]. – São Paulo : Publifolha, 2006.

Título original: Conception & pregnancy over 35.
ISBN 85-7402-719-7

1. Concepção 2. Gravidez – Obras de divulgação 3. Gravidez na meia-idade 4. Mãe e bebê 5. Maternidade 6. Saúde – Promoção I. Harford, Regine. II. Título.

06-1762 CDD-618.2
NLM-WQ 200

Índices para catálogo sistemático:
1. Gravidez na meia-idade : Ciências médicas 618.2

PUBLIFOLHA
Divisão de Publicações do Grupo Folha

Al. Barão de Limeira, 401, 6º andar
CEP 01202-001, São Paulo, SP
Tel.: (11) 3224-2186/2187/2197
www.publifolha.com.br

sumário

concepção e gravidez depois dos 35 anos

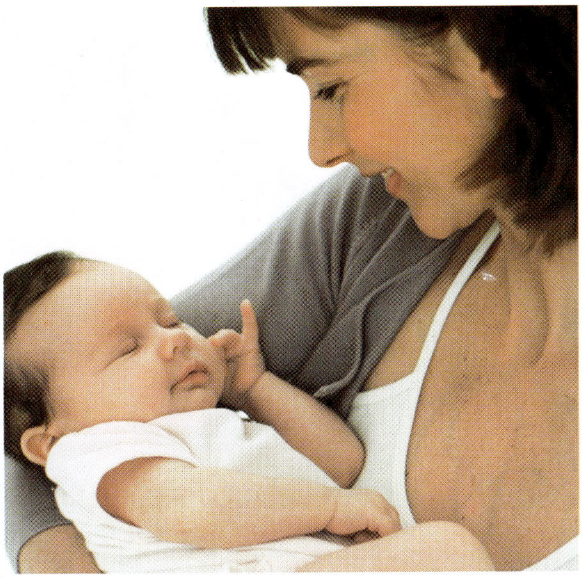

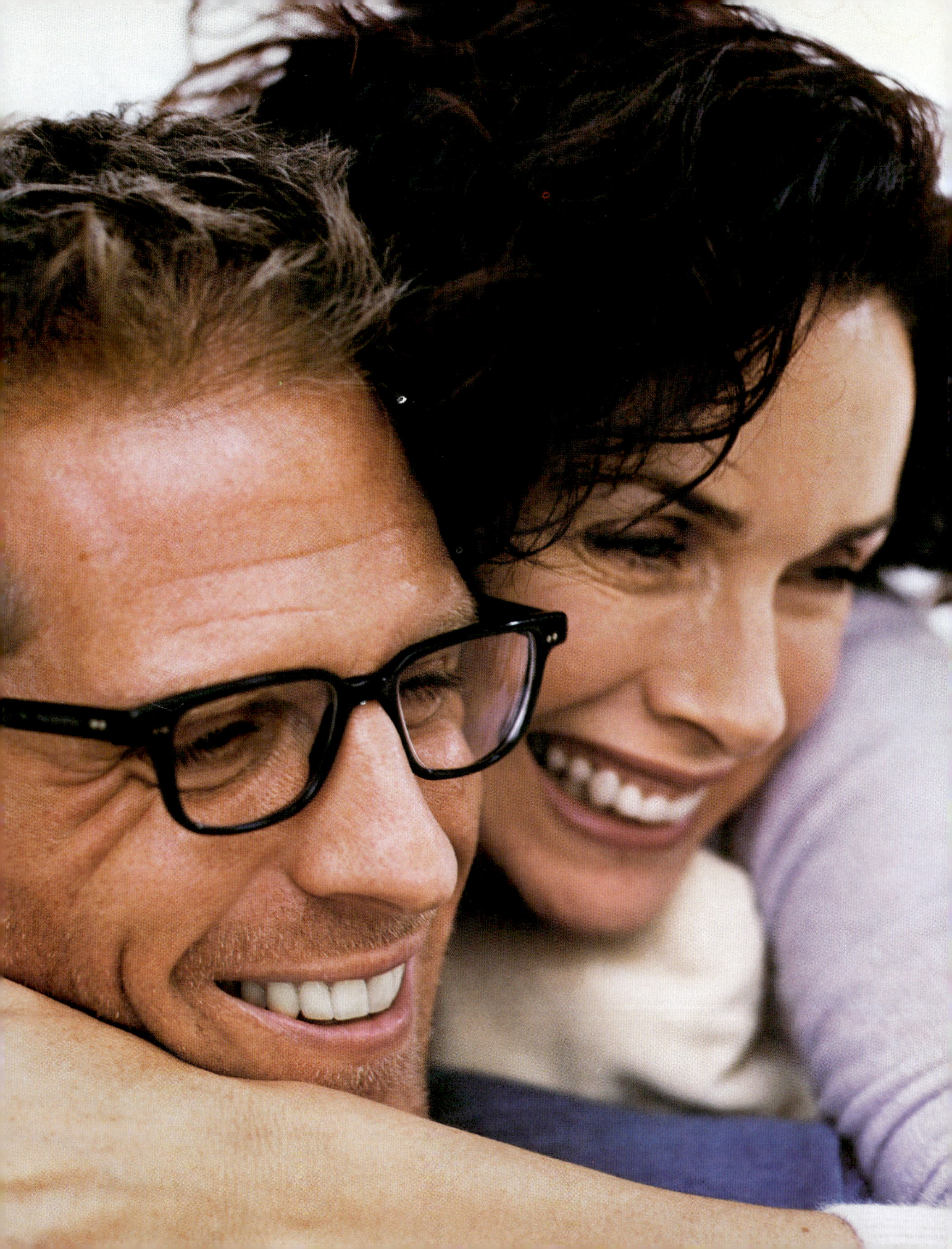

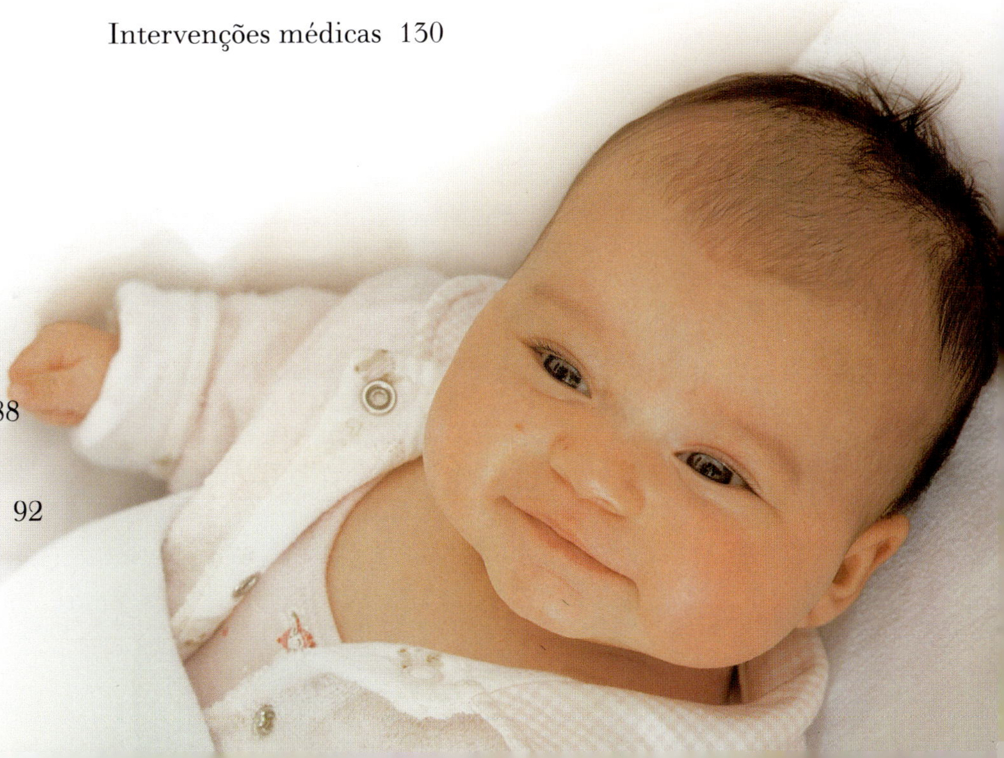

prefácio

É sempre um prazer ler um livro sobre gravidez que oferece algo diferente e que supre uma necessidade do público leitor. A doutora Goetzl escreveu uma obra que aborda as preocupações e as necessidades das mulheres com mais de 35 anos de idade que desejam conceber, levar a gestação até o fim e dar à luz um bebê saudável. Trata-se de uma contribuição muito importante, tendo em vista que cada vez mais as mulheres em todo o mundo adiam a maternidade para construir uma carreira sólida.

Como especialista em fertilidade, fiquei impressionada com os conselhos sensatos mas sensíveis oferecidos na primeira parte do livro, que fala sobre o planejamento da gravidez, a concepção assistida e o aborto espontâneo. Com honestidade, as leitoras são informadas de que, em geral, conceber depois dos 30 anos é mais demorado, embora a maior parte dos casais acabe conseguindo. Considero essa abordagem otimista muito bem-vinda, pois a mídia tende a se concentrar nas mulheres com dificuldade de engravidar.

Como obstetra que tem entre suas pacientes mulheres que já tiveram problemas para conceber (em geral mais velhas), fico feliz de ver informações claras sobre os exames e os recursos da medicina fetal nos dias atuais. As explicações sobre monitoração fetal e as etapas do trabalho de parto também são esclarecedoras. Finalmente, como também tive filhos mais tarde, achei muito positivo que a fadiga da gravidez e a eventual necessidade de um período de repouso maior depois do parto não tenham sido subestimadas. Tudo considerado, este é um livro oportuno, que proporcionará ao crescente número de gestantes acima dos 35 anos a segurança de que precisam para ter uma gravidez tranqüila.

Lesley Regan

Professora Lesley Regan, obstetra
Chefe do Departamento de Obstetrícia e Ginecologia do
St. Mary's Hospital, Imperial College, Londres

introdução

Quando comecei a pensar em escrever este livro, logo percebi que realmente existia a necessidade de levar informações às mulheres que pensavam em engravidar numa idade mais avançada. Embora sintam uma certa pressão para conceber ainda jovens, cada vez mais as mulheres adiam a maternidade, seja para se estabelecer na carreira, seja para encontrar o parceiro ideal ou para começar uma segunda família.

O amadurecimento traz uma visão diferente da maternidade. Em geral, as mulheres mais velhas são mais educadas, vivem um relacionamento afetivo estável e se interessam mais em buscar informações sobre gravidez e parto. Ao mesmo tempo, as mulheres com mais de 35 anos são classificadas, meio arbitrariamente, na categoria de "alto risco" pelos profissionais de saúde e até mesmo pelos amigos e pela família. Do ponto de vista médico, a condição de paciente de alto risco significa que essas mulheres fazem mais exames e têm mais informações para decifrar. Do ponto de vista emocional, significa que elas precisam tomar mais decisões e têm de lidar com mais palpites.

Pensando em tudo isso, Regine Harford e eu procuramos escrever um livro que abordasse de forma clara e direta as preocupações desse grupo e ao mesmo tempo oferecesse uma visão mais otimista das coisas. Nosso objetivo é permitir às mulheres maduras assumir um dos papéis mais importantes da vida com a segurança de estarem tomando as melhores decisões para si e para o bebê. Espero que as leitoras considerem a obra útil e que encontrem nela o apoio de que necessitam. Aproveitem!

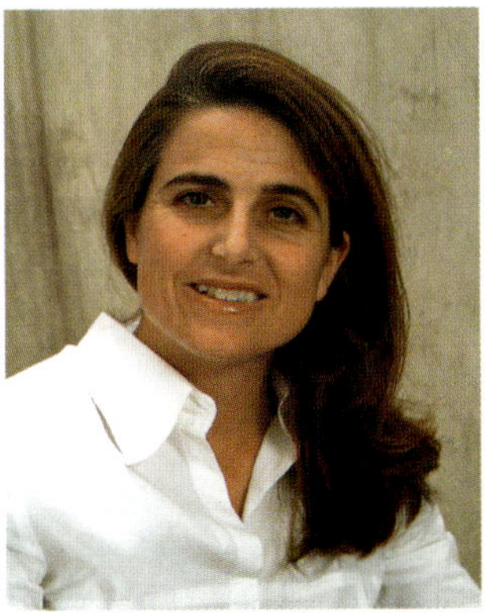

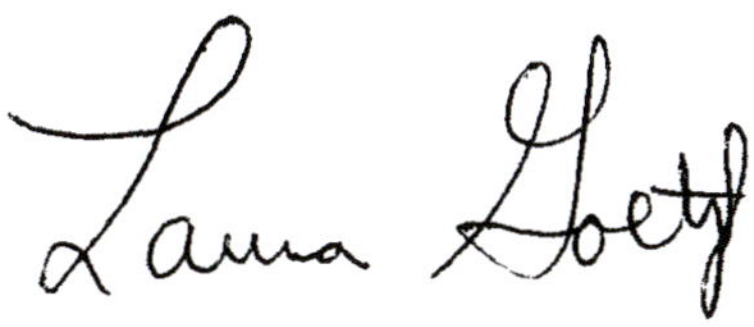

Dra. Laura Goetzl

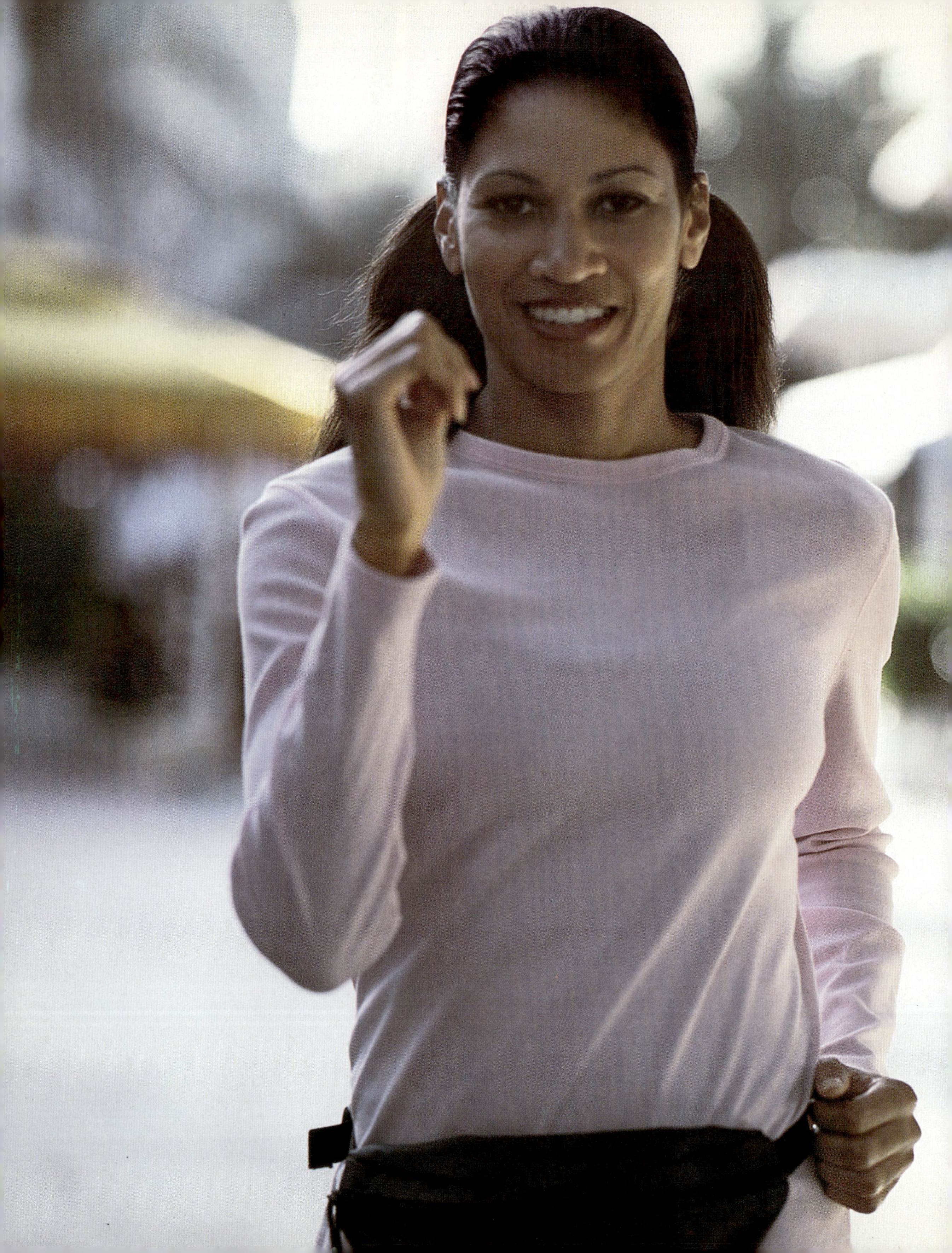

PREPARE-SE PARA ENGRAVIDAR

AO TENTAR **ENGRAVIDAR** DEPOIS DOS 35 ANOS, MUITAS MULHERES DESCOBREM QUE NÃO É TÃO FÁCIL COMO PENSAVAM. HÁBITOS SAUDÁVEIS, COMO **ALIMENTAR-SE BEM** E FAZER EXERCÍCIOS FÍSICOS, AJUDAM A **AUMENTAR A FERTILIDADE**. ALGUNS PROBLEMAS DE FERTILIDADE SE DEVEM A DISTÚRBIOS DE SAÚDE QUE COSTUMAM OCORRER EM MULHERES MAIS VELHAS. VALE A PENA **INFORMAR-SE** ANTES DE CONCEBER. QUEM TEM PROBLEMAS **PARA ENGRAVIDAR** DISPÕE DE **VÁRIAS OPÇÕES**, E, EM ÚLTIMA INSTÂNCIA, PODE RECORRER À **CONCEPÇÃO ASSISTIDA**.

a decisão

A gravidez é o primeiro passo do relacionamento duradouro e transformador que se estabelece com um filho. A maternidade pode ser a experiência mais gratificante e alegre da vida, mas exige um grande investimento de tempo, dinheiro e emoções. Portanto, antes de decidir engravidar é preciso levar em consideração uma série de fatores importantes.

QUAL É A HORA CERTA?

Muitos casais preferem esperar a hora certa para ter um filho – o momento em que as condições materiais, profissionais e pessoais estejam perfeitas. No entanto, a qualquer hora podem surgir dificuldades profissionais e financeiras, ou problemas de saúde, mas felizmente os bebês se desenvolvem bem mesmo sob circunstâncias imperfeitas. Portanto, nem você nem sua vida precisam ser irretocáveis.

Existem mulheres que sempre demonstraram o desejo de ser mãe, e existem outras que encaram os bebês com certa dúvida. Se o seu interesse pela maternidade foi despertado recentemente, pense se a vida com um bebê é mesmo o melhor para você. Entre as mulheres na faixa dos 30 aos 40 anos que construíram uma vida rica e satisfatória, a incerteza sobre a maternidade é natural.

Talvez você tenha investido muito na carreira, em um relacionamento e nos amigos, talvez tenha passatempos e atividades que aprecie bastante. E a gravidez exigirá mudanças profundas em seu estilo de vida, assim como o exercício da maternidade.

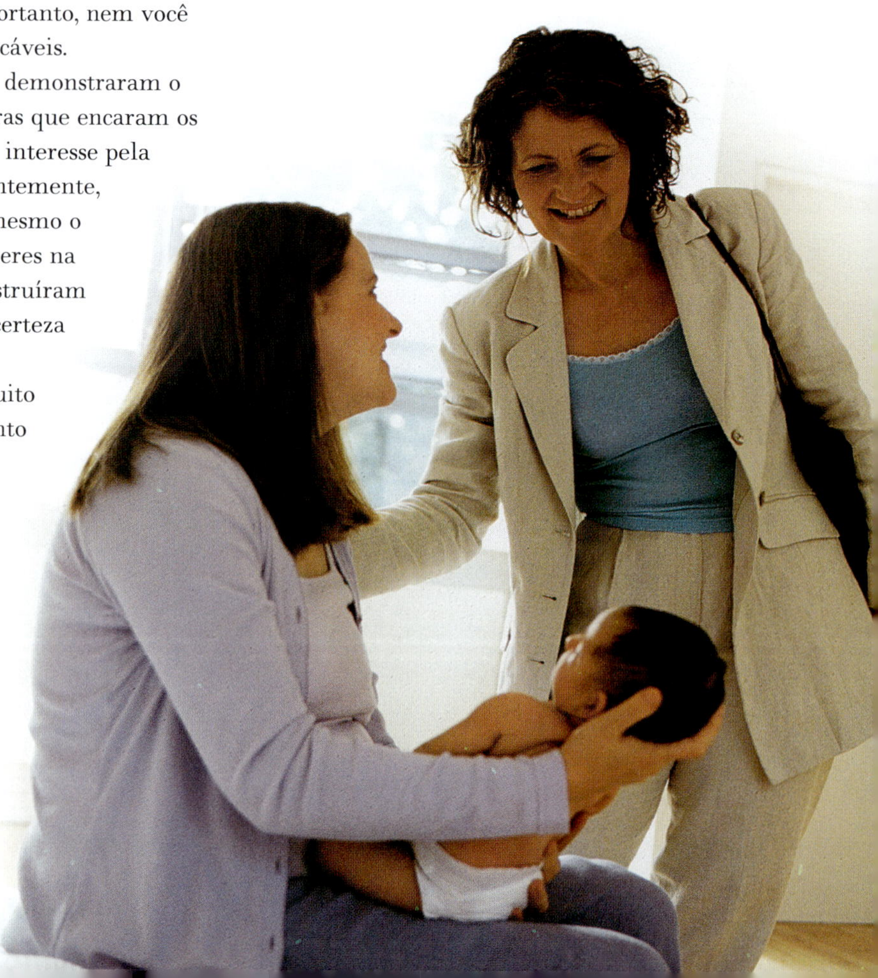

***Passar um tempo** com amigas que já têm filhos é uma boa maneira de obter uma visão realista da maternidade.*

UMA VISÃO REALISTA

Você terá de cuidar do filho em todos os momentos do dia, o que resultará em uma perda significativa de liberdade que poderá ser difícil aceitar, especialmente se você podia desfrutar de um grande nível de independência até então. Os anúncios direcionados aos futuros pais sempre mostram mães cuidando

VOCÊ ESTÁ PRONTA PARA SER MÃE?

- **Como estão sua saúde física e mental?**
  Um bebê irritado ou doente e noites sem dormir podem esgotar sua energia, especialmente se você tiver problemas de saúde. Para manter as forças, descanse e passe um tempo longe dele.

- **Você tem experiência com crianças?**
  Os bebês vão do sorriso ao choro angustiado em uma fração de segundo, e sem razão aparente. Se você nunca cuidou de uma criança pequena, poderá se desesperar quando se tornar mãe. Passe algum tempo com mães e seus filhos para desenvolver confiança em sua capacidade de cuidar de um bebê.

- **Ter um filho é prioridade para você e seu parceiro?**
  A gravidez e a chegada do bebê afetarão o tempo que vocês passam juntos. Se um dos dois estiver menos comprometido com a gravidez, as necessidades do bebê poderão gerar conflitos. Para manter o relacionamento nos trilhos, o ideal é contar com uma infra-estrutura confiável.

- **Quanta energia você investe na carreira?**
  Se você tem um trabalho estressante e dá longos expedientes, pode vir a descobrir que não tem tempo nem energia para cuidar da carreira e do bebê. Tente manejar a vida profissional de modo a poder cuidar de seu filho.

- **Dá para incluir uma criança em seus passatempos?**
  Os bebês precisam regularmente de comida, troca de fraldas e um local seguro para dormir. Se ir ao cinema, freqüentar museus ou andar de caiaque estão entre seus passatempos prediletos, será preciso alterar sua rotina ou contratar uma babá para estabelecer um equilíbrio aceitável entre vida social e maternidade.

- **Você está preparada financeiramente?**
  Você e seu parceiro devem considerar o aspecto financeiro da criação de um filho. O bebê vai precisar de roupas, brinquedos, berço, carrinho, cadeirão etc. Peça informações a quem já tem filhos e planeje suas despesas com cuidado.

alegremente de seus lindos bebezinhos. A realidade das noites insones, do choro e da frustração de não saber o que está errado com o filho raramente é mencionada. Os bebês exigem muito e são imprevisíveis. Como não sabem dizer de que precisam, você pode se sentir perdida e com uma sensação não muito agradável, especialmente se você se orgulha de ser organizada e eficiente.

Os bebês também consomem muito tempo e ditam as regras. Se estão com fome, sentem desconforto ou apenas querem colo, choram até a mãe entender o que desejam. O bebê será sua prioridade durante um tempo, e isso poderá dificultar sua carreira e o relacionamento com o parceiro, abalando sua auto-imagem de pessoa independente e capaz.

No entanto, as coisas às quais devotamos mais atenção costumam ser aquelas que mais valorizamos e consideramos enriquecedoras. Um bebê não vai apenas colocar seu mundo de ponta-cabeça, mas também lhe mostrará sua enorme capacidade de nutrir. Ele retribuirá seu amor fazendo-a sentir-se a pessoa mais especial que existe. E isso pode transformar a maternidade no melhor trabalho do mundo. Mesmo nos piores momentos, o sorriso do bebê poderá fazê-la esquecer o cansaço e o tempo que está deixando de passar com os amigos.

CUIDADOS ANTES DA GRAVIDEZ

Sentir-se física e emocionalmente disposta para a gravidez é importante para a mulher mais velha que planeja ser mãe, pois essa disposição afeta de forma significativa a fertilidade e a gestação. Durante a gravidez, seu corpo suprirá primeiro as necessidades do bebê. Para não esgotar suas forças, e acelerar a recuperação após o parto, é importante que você atinja suas melhores condições antes de engravidar.

seus relacionamentos

A fertilidade diminui com os anos, e os casais mais velhos demoram mais para conceber (veja pp. 24-25). Não deixe que os meses de espera façam você e seu parceiro se sentirem impotentes, pois essa sensação pode acabar em discórdia. Por isso, uma providência importante é manter a esperança de engravidar e o equilíbrio emocional.

CUIDE-SE

O ritual mensal de aguardar os melhores dias para a concepção e a espera pelo próximo ciclo podem esgotá-la emocionalmente. Você e seu parceiro podem empregar uma série de estratégias para se manterem equilibrados.

Crie uma rotina mensal Como a concepção pode demorar vários meses, crie uma rotina mensal minimamente aceitável para você e seu parceiro. É melhor optar por apenas um método de avaliação do período fértil, um que lhe pareça simples e natural. O método temperatura/muco funciona com algumas mulheres, mas há quem marque em um calendário as informações obtidas em calculadoras de ovulação informatizadas (veja pp. 24-25). Para evitar a preocupação obsessiva com a concepção, use apenas um método.

> reafirme a seu parceiro o **papel fundamental** que ele tem em sua vida

Procure apoio Após várias tentativas malsucedidas de engravidar, você pode vir a se sentir desapontada e incompetente. É possível até que comece a se perguntar se não teria algum problema de fertilidade. Uma idéia reconfortante é compartilhar tais emoções com mulheres que passaram ou estão passando pelo mesmo problema, pois os conselhos e o apoio delas poderá restabelecer uma expectativa positiva. Existem bons grupos de apoio para mulheres acima de 35 anos, na internet e, quem sabe, também em seu bairro. Outra alternativa é buscar ajuda profissional.

UMA EQUIPE

A paternidade vai gerar esperanças e temores em seu parceiro. Tradicionalmente, são as mães que cuidam mais de perto dos filhos, em especial na infância, e muitos homens temem que o amor da mulher seja totalmente desviado para o bebê. É sempre bom discutir os sentimentos, lembrar que o relacionamento de vocês é de fato importante e não perder isso de vista enquanto tentam constituir uma família.

Dedicação ao projeto Em um mundo ideal, o homem e a mulher seriam igualmente comprometidos com o planejamento e o desenrolar da gravidez. No entanto, às vezes é necessário que a parte mais engajada faça concessões para compensar o relutante investimento de tempo e empenho do parceiro. Nesse caso, o parceiro poderia ficar feliz se você procurasse a ajuda da sua família ou se permitisse que ele saísse com os amigos de vez em quando.

Como lidar com o sexo programado Se você estiver com dificuldade para engravidar, talvez seja realmente necessário começar a programar as relações sexuais de modo a aumentar suas chances. Tente evitar que o sexo planejado cause tensão em seu relacionamento. Transforme a idéia de "sexo com hora marcada" em algo excitante. Deixe um bilhete insinuante no bolso ou na agenda dele. Use esses momentos para pôr de lado as preocupações diárias e concentrar-se em seu parceiro. Lembre-se também de que não é preciso restringir a vida sexual ao período fértil do mês. Durante o sexo, tenha o cuidado de se concentrar no prazer de estar com seu parceiro e não na idéia de engravidar.

Os ciclos mensais de espera A espera mensal pela menstruação e a eventual constatação de "outro fracasso" podem esgotá-los emocionalmente. Planeje umas férias da fertilidade, um momento em que não estará "tentando" engravidar. Combine com seu parceiro alguns ciclos mensais (a cada 4 ou 6 meses, por exemplo) em que não se ocuparão com essa questão. Programe atividades longe de casa nessas semanas e permita-se uma trégua emocional.

Sozinha

A produção independente ainda choca algumas pessoas: ser uma desbravadora não é fácil. Quer você tenha escolhido a fertilização *in vitro* ou decidido não se casar com o pai de seu filho, você não está sozinha. Cada vez mais mulheres optam por não manter relacionamentos insatisfatórios apenas para ter um filho. Ainda assim, constroem uma relação especialmente próxima com a prole. Uma boa rede de apoio é vital. Dessa rede devem fazer parte uma equipe médica competente e compassiva, que trate seu corpo com gentileza e responda às suas perguntas com atenção e clareza. Você também pode compartilhar as desilusões e se aconselhar com mulheres que enfrentaram desafios semelhantes.

Talvez a sua cidade disponha de um serviço público para mães solteiras; procure informar-se na internet ou nos grandes hospitais. Os cursos para gestantes também podem sugerir grupos de apoio menores, adequados para o seu caso.

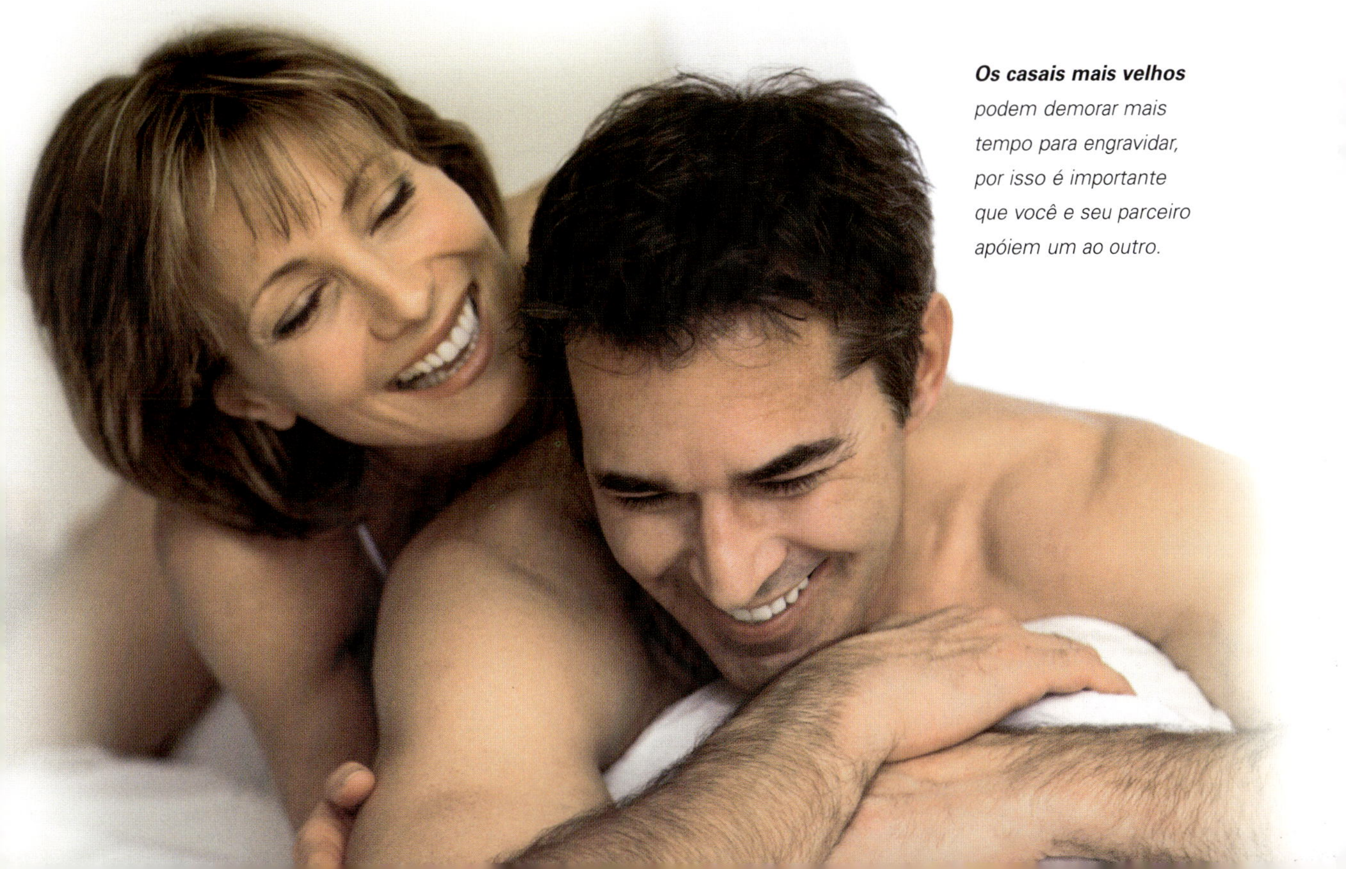

Os casais mais velhos *podem demorar mais tempo para engravidar, por isso é importante que você e seu parceiro apóiem um ao outro.*

sua carreira

A gravidez e a maternidade exercerão um impacto significativo em sua rotina diária de trabalho, sua carreira e suas finanças. Portanto, antes de engravidar é melhor se conscientizar daquilo que a espera e preparar-se para a vida de gestante e de mãe que trabalha fora.

O IMPACTO FÍSICO DA GRAVIDEZ

Quer você esteja em forma ou não, as mudanças físicas da gravidez a obrigarão a diminuir o ritmo, especialmente no primeiro e no terceiro trimestres. A principal queixa das mulheres na gravidez é um grande cansaço. Se a carreira for muito importante para você, também pode ser frustrante descobrir que não consegue mais trabalhar tanto quanto antes. Além disso, ao longo da gravidez você terá de arrumar tempo para os exames cada vez mais freqüentes do acompanhamento pré-natal. Por essas razões, vale a pena se preparar para o fato de que o ritmo de trabalho terá de diminuir.

Além disso, não há motivo para que você não continue a trabalhar com a mesma eficiência. Complicações como pressão alta são mais comuns em mulheres acima dos 35 anos, assim como o parto por cesariana. É preciso considerar também a possibilidade de ter de reduzir o expediente antes do que o fariam mulheres mais jovens.

O ambiente Se você se expõe a produtos químicos que podem prejudicar o bebê (veja pp. 20-21), pense na possibilidade de discutir a gravidez com o departamento de recursos humanos e tentar formular conjuntamente as mudanças necessárias para quando engravidar. Ou, então, aconselhe-se com uma colega que já tenha engravidado.

ASCENSÃO PROFISSIONAL

É preciso estar consciente das exigências da maternidade e do impacto que elas terão sobre

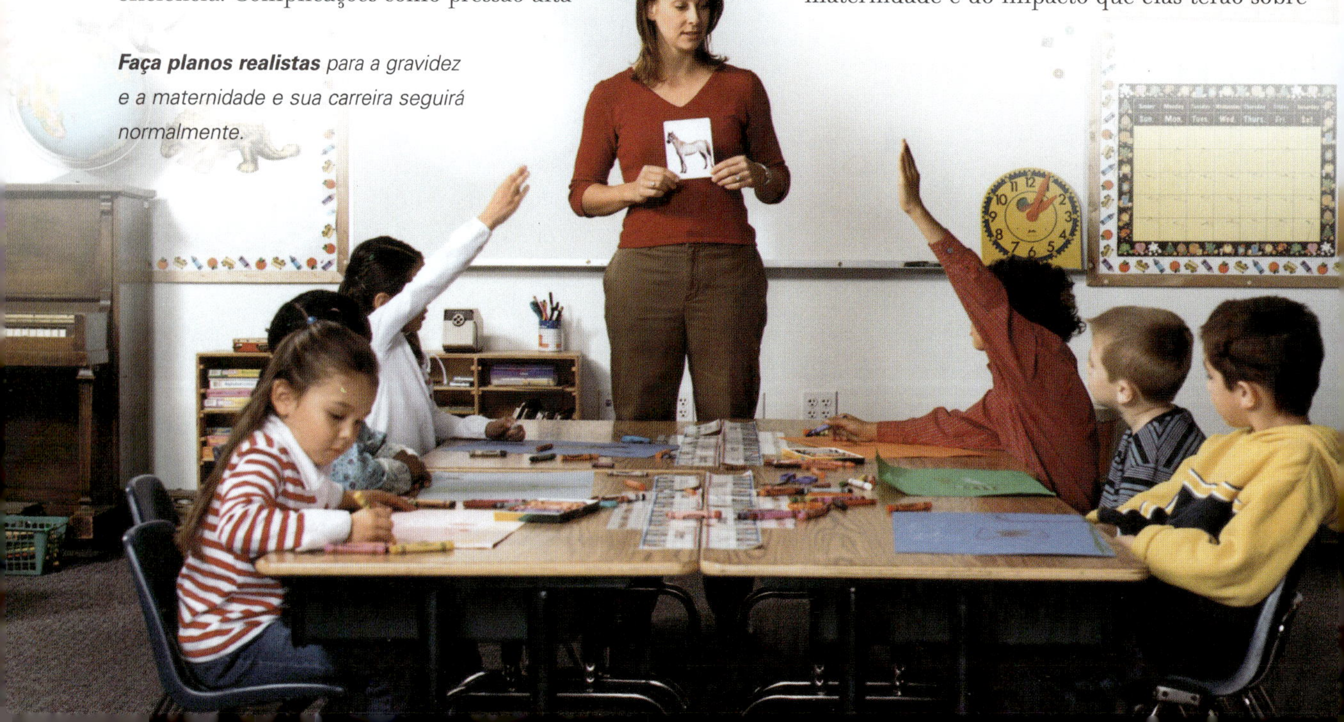

Faça planos realistas *para a gravidez e a maternidade e sua carreira seguirá normalmente.*

Licença-maternidade

No Brasil, as mulheres que contribuem para a Previdência Social têm direito a 120 dias de licença-maternidade, a contar do início do afastamento do trabalho ou da data do parto. O benefício foi estendido às mães adotivas. Em casos comprovados por atestado médico, o período de repouso poderá ser prorrogado por duas semanas antes do parto e ao final dos 120 dias de licença.

Salário-maternidade Para conceder o salário-maternidade, a Previdência não exige tempo mínimo de contribuição das trabalhadoras empregadas, das empregadas domésticas e das trabalhadoras avulsas, desde que elas comprovem filiação nessas condições na data do afastamento. A contribuinte facultativa e a individual têm de ter pelo menos dez contribuições para receber o benefício. A segurada especial receberá o salário-maternidade se comprovar no mínimo dez meses de trabalho rural. Atualmente, o pagamento do salário-maternidade das gestantes empregadas é feito diretamente pelas empresas, que são ressarcidas pela Previdência. As mães adotivas, as contribuintes individuais e facultativas e as empregadas domésticas têm de pedir o benefício nas Agências da Previdência. Para obter mais informações e saber o valor do benefício a que você tem direito, consulte o site www.previdencia.gov.br.

sua carreira. Só assim você estará preparada para equilibrar duas partes distintas, e muitas vezes conflitantes, de sua vida.

Com planejamento e bom senso não há razão para que sua carreira não progrida quando você se tornar mãe. Inspire-se em modelos reais para descobrir maneiras de realizar esse malabarismo complexo. Seguir o exemplo de mulheres bem-sucedidas nessa empreitada pode tornar o desafio mais positivo e ajudá-la a evitar armadilhas.

Empresas amigas da família Algumas empresas têm políticas liberais para as mães, mantêm uma creche com berçário (ou reembolsam as despesas com um berçário particular) e definem um esquema de trabalho flexível depois do retorno da licença-maternidade.

Se o seu empregador não tiver políticas desse gênero, talvez seja o caso de pensar em procurar um emprego com regras menos rígidas.

ENTRE O LAR E O ESCRITÓRIO

Muitas mulheres acabam descobrindo que elas e seus parceiros reassumem os papéis tradicionais no que diz respeito aos cuidados com os filhos: elas ficam com o grosso do trabalho, mesmo dando expediente no escritório em período integral.

Portanto, vale a pena avaliar da forma mais realista possível como um filho vai mudar a vida de vocês, e discutir com seu parceiro, desde já, de que maneira irão compartilhar as responsabilidades.

Repensando o equilíbrio Discuta os aspectos práticos com seu parceiro, estabeleça suas prioridades e suas expectativas em relação aos cuidados com o bebê e defina como vão conciliar a carreira de cada um com a vida familiar. Quem sabe essa seja a oportunidade ideal de um dos dois tirar a tão esperada folga do trabalho e ficar com o bebê o dia todo ou de arrumar um emprego de meio período e colocar o filho no berçário pelo resto do tempo. Ou talvez um de vocês tenha um patrão compreensivo, disposto a permitir um ritmo de trabalho mais flexível.

Esse também é um bom momento para definir quem se responsabilizará pelo quê – quem vai deixar o bebê no berçário pela manhã, quem vai dar o banho e a mamadeira à noite, quem vai acompanhar o bebê nas visitas regulares ao pediatra e quem vai deixar de trabalhar quando ele ficar doente por uma semana. Resolvendo essas questões antes da chegada do bebê, vocês dois saberão o que podem esperar de si próprios e um do outro. Além disso, poderão se planejar para extrair o máximo de suas horas de trabalho e sentir-se no controle da carreira.

avaliação médica

Mesmo que você seja saudável, o ideal é consultar um médico antes de tentar engravidar. Nessa consulta, o médico avaliará os remédios que você estiver tomando e pedirá exames para verificar seu estado geral de saúde. Ele também lhe dirá se a sua alimentação está adequada ou se haverá necessidade de tomar suplementos.

É importante conversar com o seu ginecologista antes de engravidar para que ele avalie os remédios que você toma e verifique se é preciso substituí-los ou não. Em todos os casos, é importante discutir com o médico os efeitos da interrupção da medicação sobre a gravidez em comparação ao efeito dos remédios sobre o feto. Muitas mulheres param de tomar seus medicamentos com medo de que eles façam mal ao bebê, mas se esquecem de que eles são vitais para a sua saúde e, portanto, para a de seu filho.

Outra razão para consultar o médico é a existência de doenças genéticas em sua família ou na de seu parceiro. Em muitos casos, é possível realizar testes para verificar se há riscos para o bebê.

Normalmente, o foco da consulta prévia ao médico é reunir bastante informação. Ele fará uma extensa lista de perguntas ou pedirá que

Informe-se

Nem todas as mulheres precisam de uma avaliação médica prévia, mas ela traz muitos benefícios. Você poderá descobrir:

- Como determinado problema de saúde pode afetar sua gravidez
- Se precisa trocar os remédios que vem tomando
- Se existe o risco de uma doença genética, e, em caso positivo, que exames você poderá realizar
- Que poderá evitar anomalias no tubo neural do bebê se começar a tomar suplemento de ácido fólico (veja p. 22)

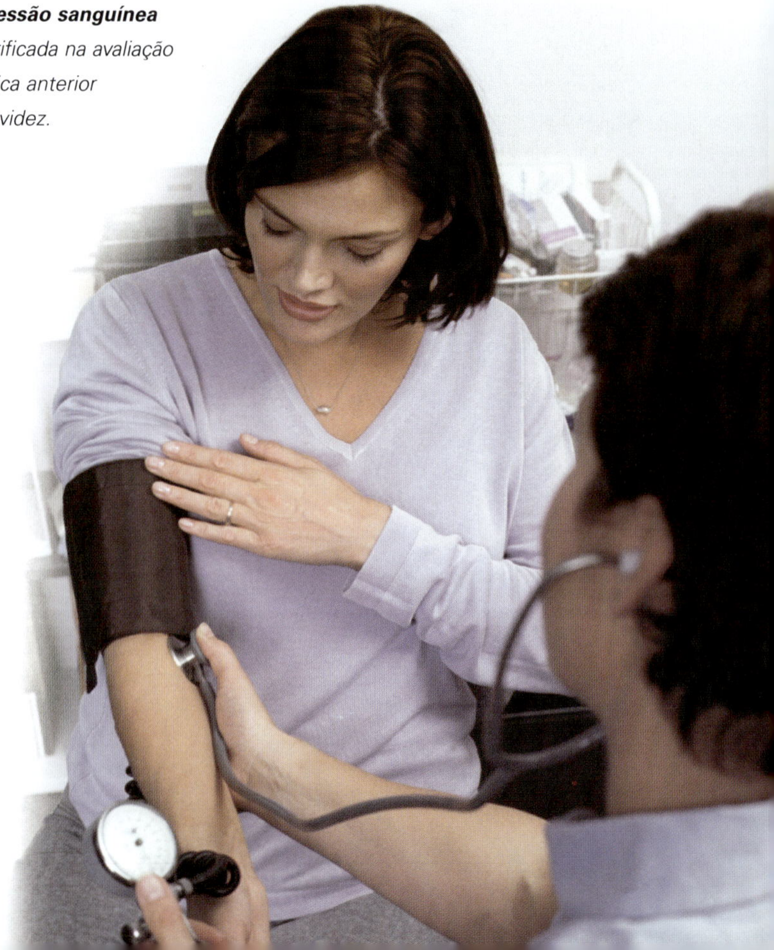

A pressão sanguínea *é verificada na avaliação médica anterior à gravidez.*

você preencha um questionário detalhado.

EXAMES DE ROTINA

É uma boa idéia fazer uma avaliação física com um clínico geral. Nessa consulta ele vai medir sua pressão, verificar se você precisa de alguma vacina, certificar-se de que não está anêmica e examinar sua tireóide. Visite também o ginecologista para atualizar seu Papanicolau e os exames pélvico e das mamas, pois seria um problema tratar qualquer anormalidade durante a gravidez.

Imunidade a doenças Também é importante fazer um exame de sangue para verificar se você é imune à rubéola. Se contraída durante a gestação, a doença é perigosa para o bebê. Caso você não seja imune a ela, tome a vacina e espere pelo menos três meses para tentar engravidar. Na gravidez, a rubéola pode causar surdez, catarata, doenças cardíacas e até mesmo a morte do feto.

Para detectar infecções Antes de engravidar é aconselhável também realizar exames para detectar infecções que podem ser prejudiciais à gestação ou ao bebê. Os testes de HIV, sífilis e de hepatites B e C são usuais em todas as formas de fertilização assistida e recomendados para todas as mulheres que pertencem a um grupo de risco e desejam engravidar (como usuárias de drogas e seus parceiros). São exames rotineiros no início da gravidez e fazem parte do acompanhamento pré-natal. O teste de imunidade à toxoplasmose (infecção que pode ser adquirida nas fezes dos gatos) também é rotineiro, já que a doença pode afetar o bebê. Se você não for imune e tiver gatos em casa, use luvas para lidar com eles. Os testes para detectar outras infecções, como herpes, não costumam ser necessários.

DIAGNÓSTICO GENÉTICO

Se houver casos de doenças hereditárias em sua família ou na de seu parceiro, como a doença de Huntington, você pode ser aconselhada a passar por um estudo genético.

Um médico geneticista pode informar se o seu bebê corre o risco de apresentar uma doença genética e quais são os exames disponíveis. A maioria dos casais receberá como opção a amniocentese ou a biópsia de vilocorial (veja pp. 58-59), mas em alguns casos pode-se optar por uma técnica nova, chamada "diagnóstico genético pré-implantação", na qual os óvulos são fertilizados *in vitro* (por FIV); selecionam-se somente os embriões saudáveis para ser implantados no útero.

Recomenda-se o diagnóstico genético para os seguintes grupos:

- Judeus ashkenazi, que sofrem risco maior de ter a doença de Tay-Sachs, a doença de Canavan, fibrose cística e outras moléstias.
- Negros, que sofrem risco maior de ter anemia falciforme.
- Casais de ascendência mediterrânea, que sofrem risco maior de doenças sanguíneas como a talassemia beta.
- Sul-asiáticos, que sofrem risco maior de doenças sanguíneas como a talassemia alfa.

DIETA E NUTRIÇÃO

Se estiver tentando engravidar, é importante que a sua alimentação seja saudável (veja pp. 22-23). O suplemento de ácido fólico (400 mcg/dia) será preciso para reduzir o risco de anomalias no tubo neural do bebê (veja p. 22). Se tiver problemas com a balança, é melhor tratar de perder peso antes de tentar engravidar.

Doenças de alto risco

Determinadas doenças podem influenciar suas chances de engravidar ou oferecer riscos à sua saúde ou à do bebê. Se você tem algum dos problemas a seguir, consulte um médico antes de tentar engravidar. Veja mais informações nas pp. 18-19 sobre:

- Diabetes
- Disfunções da tireóide
- Lúpus eritematoso sistêmico
- Hipertensão
- Epilepsia
- Asma
- Anemia
- Hepatite C ou infecção por HIV
- Obesidade, peso abaixo do normal ou disfunções alimentares

doenças preexistentes

Na avaliação médica anterior à concepção, você deve discutir todos os seus problemas de saúde. Alguns podem afetar sua capacidade de engravidar, outros podem ser afetados pela gravidez. Certas doenças exigem acompanhamento especial, e talvez seja necessário trocar medicamentos.

DIABETES

Se você tem diabetes, vai precisar de cuidados especiais durante a gravidez, e antes dela, para manter a taxa de glicose sob controle. O objetivo é que a taxa seja inferior a 99 mg/dl em jejum e inferior a 140 mg/dl duas horas após as refeições. Desde que você seja bastante rígida nesse controle, possui boas chances de ter uma gravidez tranqüila e um bebê saudável. Se o seu diabetes for muito antigo, você tem mais probabilidade de desenvolver determinadas complicações na gravidez, particularmente a pré-eclâmpsia (veja p. 113). Problemas de visão decorrentes do diabetes também podem piorar. É importante manter a taxa de glicose sob controle no momento da concepção, pois se ela estiver alta o desenvolvimento do bebê pode ser prejudicado – a probabilidade de aborto espontâneo, anomalia no tubo neural e doenças cardíacas congênitas é maior. Taxa de glicose alta durante a gestação retarda o desenvolvimento dos pulmões e pode causar problemas respiratórios no nascimento.

É importante verificar o estado do tubo neural do bebê no início da gravidez, seja por exame de sangue ou por ultra-som. Se você toma comprimidos para diabetes, é melhor trocá-los por insulina antes de engravidar, pois a insulina não atravessa a placenta. É essencial continuar o controle do nível de glicose. Também é importante fazer uma avaliação da vista e dos rins no primeiro trimestre. A partir da 28ª semana, o obstetra pode pedir mais ultra-sons para verificar o desenvolvimento do bebê. Em geral, eles são feitos a cada quatro semanas, mas a freqüência pode aumentar.

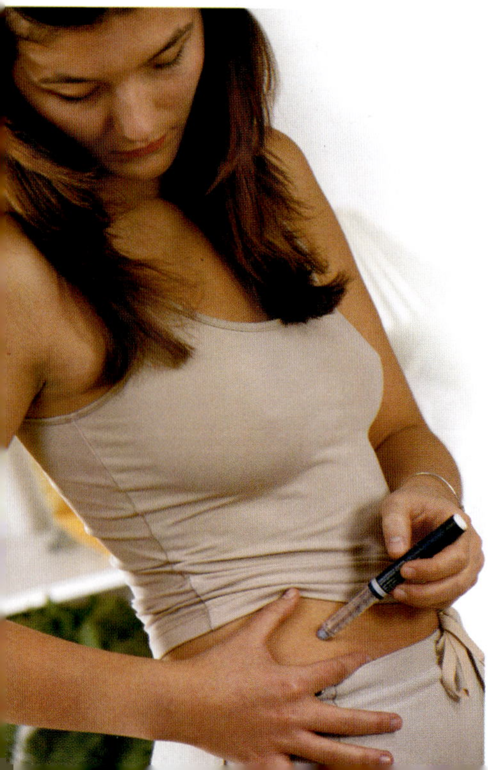

As injeções de insulina *são seguras na gravidez e importantes no controle dos níveis de glicose das diabéticas.*

LÚPUS ERITEMATOSO SISTÊMICO

As portadoras de lúpus podem ter uma gestação tranqüila, mas é melhor que a gravidez aconteça quando a doença estiver controlada. A maior parte dos remédios contra o lúpus são seguros durante a gestação – a doença é muito mais perigosa para o bebê do que as drogas utilizadas em seu tatamento.

Quem tem lúpus sofre um risco maior de aborto espontâneo e de dar à luz bebês pequenos. Cerca de 1 em cada 80 bebês nasce com problemas no coração. Você deverá fazer exames de sangue para detectar a síndrome do anticorpo antifosfolipídico. Essa moléstia aumenta o risco de surgirem coágulos sanguíneos e causa danos ao bebê. Se você tiver a síndrome, receberá injeções de anticoagulantes. Em torno da 32ª semana, seu médico deverá monitorá-la mais de perto, com ultra-sons, para verificar o desenvolvimento do bebê. É possível que o trabalho de parto seja induzido antes do tempo.

EPILEPSIA

A maior parte dos agentes anti-epilépticos está associada a um aumento do risco de anomalias congênitas. Para diminuir o risco, seu neurologista deverá reduzir a quantidade de medicamentos que você toma e a dosagem, para o mínimo indispensável, embora essas mudanças possam afetar sua capacidade de dirigir. Se você toma remédios anticonvulsivos, deve realizar um exame para detectar anomalias do tubo neural na 11ª semana e um ultra-som morfológico entre a 20ª e a 22ª semanas.

HIPOTIREOIDISMO

Na primeira metade da gravidez, a necessidade do hormônio tireoidiano aumenta dramaticamente. Esse aumento pode começar logo na 1ª semana de atraso da menstruação. Assim que confirmar a gravidez, você deve solicitar ao médico que examine sua tireóide.

É rotina nos exames de sangue iniciais da gestante verificar o nível do hormônio tireoestimulante (TSH), que dá uma boa idéia do funcionamento do órgão.

Sua tireóide será examinada três ou quatro vezes durante a gestação, e a medicação será modificada se for preciso. É muito importante tratar o hipotireoidismo durante a gravidez; até níveis limítrofes do hormônio tireoidiano podem afetar o desenvolvimento do cérebro e do sistema nervoso do bebê.

Nos casos de disfunção tireoidiana, o acompanhamento é feito em conjunto pelo obstetra e o endocrinologista, já que o obstetra não costuma avaliar sozinho a função tiroidiana.

OBESIDADE

Se você está obesa (índice de massa corporal acima de 30), possui mais chances de desenvolver problemas durante a gravidez, alguns deles possivelmente originários de um diabetes não diagnosticado. Existe também a probabilidade de apresentar diabetes, hipertensão e aborto espontâneo. Em geral, as mulheres obesas costumam dar à luz por cesariana e têm índices mais altos de complicações.

HIPERTENSÃO

Se você faz tratamento para hipertensão, deve consultar um médico antes de engravidar. Alguns remédios contra a hipertensão devem ser evitados – o médico lhe prescreverá um medicamento seguro. Existe o risco de você apresentar complicações como pré-eclâmpsia durante a gravidez (veja p. 113). É importante que o funcionamento dos rins seja verificado no primeiro trimestre. Se o exame apontar a presença de proteína na urina, você terá um ponto de referência no final da gravidez. O médico poderá sugerir o acompanhamento constante do bebê no final da gestação. É vital que você tome os remédios durante a gravidez: a hipertensão pode causar hemorragia na placenta e prejudicar o bebê.

DEPRESSÃO

A depressão pode piorar com a tensão da gravidez e com as alterações hormonais características do período. Por isso, você não deve interromper o antidepressivo abruptamente sem supervisão médica. Inibidores seletivos da recaptação de serotonina (SSRI), como fluoxetina e sertralina, podem ser tomados pelas gestantes. O obstetra deve conversar com seu psiquiatra antes de mudar a medicação.

ACNE

A acne pode se acentuar durante a gestação. Antes de engravidar, pergunte ao médico se os remédios que você vem tomando são seguros. A isotretinoína pode causar anomalias congênitas significativas, e as mulheres que se tratam com ela devem usar um contraceptivo eficaz. Não tome antibióticos sem consultar o obstetra.

riscos ambientais

Tudo aquilo a que você se expõe, sejam os alimentos que ingere, ou poluentes como a fumaça do cigarro, pode afetar seu corpo e, potencialmente, o bebê em gestação. Portanto, antes e durante as tentativas de engravidar é especialmente importante saber como o seu cotidiano pode afetar as suas chances de conceber e a saúde de seu filho.

Os cientistas ainda não estudaram adequadamente todos os efeitos que o ambiente exerce sobre a fertilidade humana. Uma das razões é a dificuldade de isolar um fator de risco, como a exposição a pesticidas, dos outros. Porém, o bom senso manda evitar os riscos que já são conhecidos.

ALIMENTOS E ÁLCOOL

Alguns alimentos podem ser prejudiciais, em especial pela possibilidade de estarem contaminados por poluentes (mercúrio, por exemplo) ou microorganismos que causam doenças (como a listeria). Este assunto é tratado com mais profundidade nas páginas 48-49. A ingestão excessiva de café e álcool também pode afetar a fertilidade.

Café É preciso tomar muito café para que ele possa influir na fertilidade: mais de cinco xícaras por dia. Limite a ingestão de cafeína a 250-300 mg diárias. Uma xícara "média" de café tem cerca de 90 mg de cafeína. Lembre que o chá preto, o mate e certos refrigerantes também contêm cafeína.

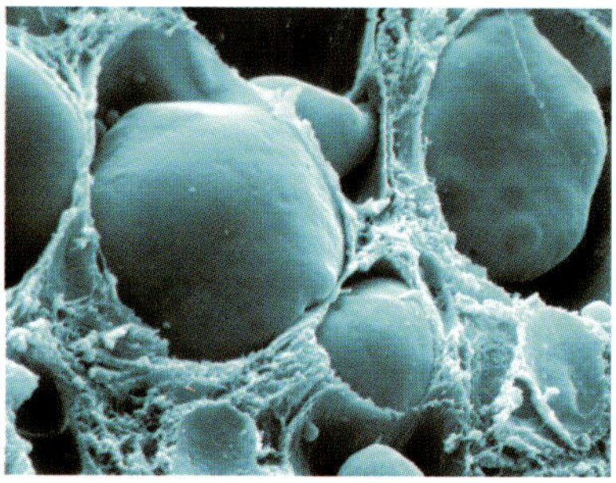

Toxinas como a fumaça do cigarro podem inibir o desenvolvimento do óvulo. *Esta ampliação mostra óvulos em maturação no ovário.*

Álcool O álcool está associado a certa redução da fertilidade, mas apenas se você tomar de 4 a 8 doses de bebida alcoólica por semana. Um drinque de vez em quando não deve afetar de forma significativa sua capacidade de engravidar. Porém, evite se exceder, principalmente para não ter de se preocupar com os efeitos do álcool sobre o bebê.

FUMO

O fumo causa um declínio significativo da fertilidade. Estima-se que cerca de 13% dos casos de infertilidade estejam ligados ao cigarro. Fumar também reduz o suprimento de oxigênio do bebê, além de poder antecipar o início da menopausa, o que sugere que o cigarro contribui para o esgotamento prematuro do estoque de óvulos. Infelizmente, nem sempre a infertilidade das fumantes pode ser tratada com a reprodução assistida (ART), pois o fumo pode afetar para sempre a capacidade dos ovários de responder ao tratamento.

A maconha também está associada ao decréscimo da fertilidade, particularmente quando combinada ao consumo de álcool. A melhor hora para deixar de fumar é agora, quando você ainda não engravidou.

este é o **momento ideal** para avaliar os **riscos** ambientais em sua vida

RADIAÇÃO DE RAIOS X

A radiação presente nos raios X comuns não deve afetar sua capacidade de engravidar no futuro. Porém, as mulheres que receberam radiação na pélvis para tratamento de câncer têm mais chances de encontrar dificuldade de conceber. Embora o nível de radiação dos raios X não aumente o risco de aborto espontâneo, é uma boa idéia avisar ao técnico que você está tentando engravidar, pois assim ele protegerá seu útero.

INFECÇÕES

Algumas infecções aumentam o risco de aborto espontâneo, mas as mais corriqueiras, como a gripe e o resfriado comum, não causam nenhum dano. A catapora e a rubéola são problemáticas se contraídas perto da concepção ou durante a gravidez. Se você não sabe se teve ou não essas doenças, peça ao médico que verifique sua imunidade. Você pode se vacinar antes de engravidar. A vacina da rubéola não deve ser tomada se você já estiver grávida ou tentando engravidar.

A maioria das mulheres acima de 35 anos já está imune ao parvovírus e à toxoplasmose. Não existe vacina para a toxoplasmose, mas o teste faz parte dos exames pré-concepcionais. Enquanto tenta engravidar (e durante a gestação), você pode reduzir o risco da doença pedindo ao seu parceiro para cuidar da caixa higiênica do seu gato e lavando as mãos escrupulosamente antes de mexer em carne crua.

O QUE É SEGURO?

- **Os pesticidas oferecem algum tipo de risco?**
Existem poucos estudos sistemáticos da relação entre fertilidade e exposição a pesticidas caseiros. Porém, certamente vale a pena comprar produtos orgânicos e sempre lavar cuidadosamente as frutas, verduras e os legumes enquanto você estiver tentando engravidar. Evite também, o uso de pesticidas e herbicidas no jardim.

- **O fumo passivo é perigoso para o bebê?**
Embora o fumo passivo seja um risco para a sua saúde ao longo do tempo, é provável que os riscos da fumaça ocasional sobre a fertilidade e a gravidez sejam bem pequenos. Porém, é bom evitar áreas fechadas com alto nível de fumaça, como os bares, e pedir que ninguém fume em sua casa. Além disso, odores fortes como o da fumaça do cigarro podem aumentar as náuseas e os vômitos durante a gravidez.

- **E o risco de envenenamento por mercúrio?**
Altos níveis de mercúrio já foram associados à diminuição da fertilidade e podem trazer problemas ao bebê em desenvolvimento.
A maior parte do mercúrio que ingerimos origina-se de determinados tipos de peixe. A agência de inspeção de qualidade alimentícia do Reino Unido (UK Food Standards Agency) aconselha as gestantes e as mulheres que estão tentando engravidar a evitar cação, marlim e peixe-espada. Você também deve reduzir a ingestão de atum – não coma mais do que duas postas médias de atum por semana. O mercúrio fica no organismo por muito tempo, por isso comece a prestar atenção aos peixes que come seis meses antes de engravidar.

- **Devo evitar microondas e computador?**
Nenhum estudo encontrou um vínculo convincente entre o uso desses aparelhos e baixos índices de fertilidade ou aborto espontâneo. Eles emitem muito pouca radiação – menos do que fontes naturais como o sol. As microondas não penetram na pele mais que uma fração de centímetro.

- **É seguro tingir o cabelo?**
O couro cabeludo absorve muito pouco da tintura que você usa, portanto, pintar o cabelo não deve afetar sua fertilidade.

- **Que outros produtos químicos devem ser evitados?**
Produtos de cheiro forte, como tintas, solventes e material de limpeza, devem ser evitados se você estiver grávida ou tentando engravidar. Se não puder evitá-los, use luvas, máscara e roupas protetoras ao manuseá-los.
Além disso, trabalhe sempre em um ambiente bem ventilado.

alimentação e exercícios

Boa alimentação e exercícios adequados durante os meses que antecedem a fecundação podem ajudar a melhorar seu estado físico e mental. Ao reabastecer suas reservas, você não apenas facilitará a concepção como também garantirá um parto mais fácil.

Ácido fólico

O ácido fólico é um nutriente importante para a concepção. Embora ele esteja presente em muitos alimentos, recomenda-se que as mulheres tomem suplemento de ácido fólico, pois ele diminui o risco de anomalias congênitas do tubo neural, que afetam o cérebro e a medula espinhal. As anomalias do tubo neural podem ocorrer nos primeiros 28 dias depois da concepção, antes, portanto, do tempo que a maioria das mulheres leva para perceber que está grávida. A quantidade correta de ácido fólico antes da concepção chega a reduzir em até 70% o risco de anomalias do tubo neural.

- O ideal é começar a tomar o suplemento pelo menos três meses antes de engravidar.
- A dose recomendada é de 5 mg por dia.
- Procure incluir em sua dieta duas porções de frutas e legumes ricos em ácido fólico, como mamão-papaia e aspargos. A maioria dos pães, grãos e cereais matinais também é enriquecida com ácido fólico.

Se você estiver saudável e em boa forma física, terá o máximo de controle possível sobre a gravidez e o parto. A melhor hora de entrar em forma é antes de engravidar; com uma dieta sensata e exercícios regulares você colherá bons frutos mais tarde.

COMA BEM

Uma alimentação saudável exerce um impacto muito positivo sobre a saúde geral e o equilíbrio hormonal e dá a seu corpo melhores chances de engravidar. A ingestão de uma boa variedade de alimentos frescos e de refeições balanceadas garante todos os nutrientes necessários.
Tente incluir os principais grupos alimentares – carnes e peixes, cereais e grãos, frutas, legumes e laticínios – e reduzir a ingestão de alimentos processados, refeições congeladas e açúcar refinado. Prefira as gorduras insaturadas às

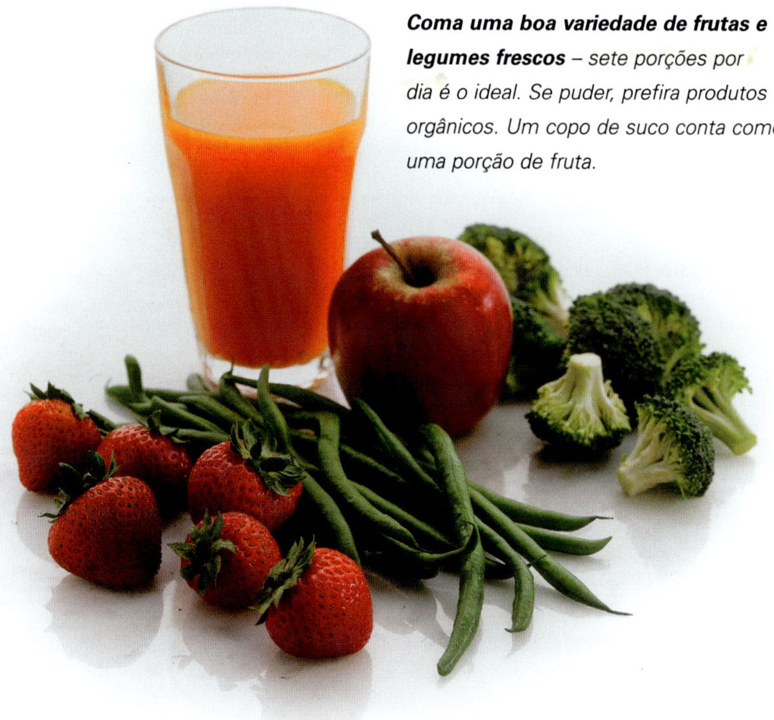

Coma uma boa variedade de frutas e legumes frescos *– sete porções por dia é o ideal. Se puder, prefira produtos orgânicos. Um copo de suco conta como uma porção de fruta.*

saturadas e coma carboidratos regularmente, mas com moderação. Prefira os carboidratos complexos (cereais integrais, leguminosas, verduras e frutas) aos simples (como farinha branca e açúcar refinado, que têm muitas calorias mas poucos nutrientes).

As fibras são essenciais a uma dieta saudável, e a ingestão de proteínas é obrigatória. Não se deve subestimar, tampouco, a importância da água – beba pelo menos seis copos por dia.

Você pode se exercitar muito?

Exercícios moderados não diminuem suas chances de engravidar nem trazem risco de aborto espontâneo. De modo geral, as atletas tendem a ovular de forma irregular ou a não ovular. Portanto, se você se exercita com muita intensidade e por várias horas ao dia, preste atenção especial à ovulação todos os meses (veja p. 24). Se descobrir que ovula normalmente, o treinamento intensivo não diminui suas capacidade de engravidar.

SEU PESO

O peso anterior à gravidez afeta tanto o seu bem-estar durante a gestação como o peso do bebê.

Homens e mulheres acima do peso tendem a ser menos férteis. Além disso, as mulheres obesas têm mais chances de sofrer um aborto espontâneo e de ter complicações na gravidez, como diabetes gestacional e hipertensão. São também mais propensas a enfrentar dificuldades durante o parto.

Estar abaixo do peso pode igualmente ser um problema. Mulheres nessas condições não ovulam com regularidade, o que diminui a chance de engravidar. Elas são mais propensas a dar à luz bebês abaixo do peso. É melhor corrigir o problema antes de conceber – você ficará mais saudável e aumentará as chances de ter uma gestação tranqüila.

PLANO DE EXERCÍCIOS

A lista de benefícios de se exercitar antes e depois de engravidar é extensa: boa saúde física geral, controle do peso, auto-imagem positiva, equilíbrio emocional e redução do estresse estão entre os principais. As mulheres em boa forma física também apresentam índices menores das complicações mais comuns em gestantes mais velhas, como hipertensão e diabetes, além de terem partos mais fáceis e de se recuperarem mais rapidamente.

Comece um programa de exercícios A fadiga intensa que se costuma sentir logo no início da gravidez torna mais difícil iniciar um programa de exercícios nesse ponto. Assim, o melhor momento para começar a ginástica é agora. Se você for obesa ou diabética, consulte um médico antes.

O programa de exercícios ideal deve incluir atividades aeróbicas, ginástica com pesos e alongamento. Juntos, esses exercícios deixarão seu corpo saudável.

Atividades aeróbicas Exercícios como caminhada, natação e ciclismo melhoram as funções pulmonar, cardíaca e circulatória. Eles também afetam positivamente as emoções e garantem um sono mais reparador.

Para serem eficazes, os exercícios aeróbicos devem durar pelo menos 30 minutos e aumentar a freqüência cardíaca apropriadamente. A maneira mais fácil de saber se você atingiu a melhor freqüência é prestar atenção ao seu fôlego durante o exercício. Conseguir conversar enquanto se exercita é sinal de que a intensidade do trabalho está correta. Você também pode usar um monitor cardíaco para checar a freqüência.

Ginástica com pesos Exercícios com pesos e Pilates tonificam a musculatura. E músculos abdominais fortes ajudam a evitar dores nas costas não só durante a gravidez como pelo resto da vida.

Alongamento O alongamento previne as lesões porque relaxa os músculos, proporciona flexibilidade e amplia os movimentos. Ele também combate a irritação e aumenta o bem-estar, contribuindo para o relaxamento e uma ativação maior dos sistemas respiratório e circulatório. Ioga e dança são boas opções.

entenda a fertilidade

A fertilidade da mulher começa a declinar depois dos 35 anos, devido a uma série de fatores, entre os quais a diminuição da quantidade e da qualidade dos óvulos, o aumento da probabilidade de doenças como diabetes e a menor freqüência das relações sexuais. Entender o funcionamento de seu corpo pode ajudá-la a aumentar as chances de conceber.

As estatísticas sobre saúde e estilo de vida podem não se aplicar ao seu caso. Portanto, embora seja necessário contar com a possibilidade de não engravidar rapidamente, é melhor presumir que você conceberá em mais ou menos um ano e se preparar para alcançar esse objetivo.

A maioria dos casais engravida dentro de um ano de relações sexuais sem contraceptivos. Entretanto, os casais que adotam a relação programada concebem duas vezes mais rápido.

A relação programada consiste em determinar o momento exato em que a mulher está ovulando e manter relações sexuais nessa hora.

PREVISÃO DA OVULAÇÃO

Existem vários métodos para determinar o período fértil (ovulação). A melhor estratégia é descobrir de qual você gosta mais e ater-se a ele.

Método rítmico (tabelinha) e calculadoras de ovulação

Os dois métodos determinam o período fértil pelos intervalos dos ciclos menstruais (em geral de 28 a 30 dias). Para encontrar o seu, subtraia 14 dias do seu ciclo. Por exemplo, se o seu ciclo tem 30 dias contados do primeiro dia da menstruação, subtraia 14 de 30; o resultado é 16. Portanto, o 16º dia do ciclo é a data estimada da sua ovulação.

As calculadoras de ovulação baseiam-se no mesmo princípio: apenas fazem as contas para você. O método rítmico não é confiável para ciclos menores de 21 dias e maiores de 35, mas pode ser imperfeito até para mulheres com ciclos regulares de 28 dias.

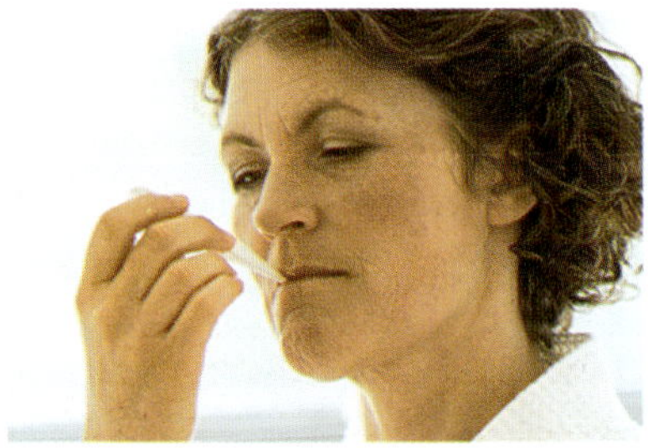

Medir a temperatura basal durante todo o ciclo é uma forma de prever a data provável da ovulação. *Um termômetro especial capta variações mínimas de temperatura.*

Otimize o sexo para engravidar

Variando a freqüência e as posições da relação sexual, é possível aumentar as chances de engravidar.

- **Freqüência** As sugestões sobre a quantidade de relações variam. Algums especialistas sugerem o sexo em quatro dos seis dias mais férteis, outros recomendam sexo dia sim dia não. Porém, sexo diário ou esporádico (menos de duas ou três vezes por mês) são prejudiciais à contagem de espermatozóides.
- **Posição sexual** Alguns recomendam que a mulher fique deitada por 20 minutos depois do ato sexual, mas não existe nenhuma prova de que isso aumente a chance de concepção.
- **Prazer sexual** As mulheres que chegam ao orgasmo durante o sexo engravidam mais rápido – os espasmos do orgasmo ajudam o esperma a chegar ao útero e às trompas.

Temperatura basal Em descanso, a temperatura do corpo (temperatura basal) aumenta cerca de 0,3°C logo após a ovulação. Essa variação pode ser detectada com precisão por um termômetro especial, vendido nas farmácias, que capta alterações mínimas de temperatura. A temperatura basal deve ser medida todas as manhãs, no mesmo horário, antes de você se levantar. Registre-a durante três ou quatro meses para descobrir qual é o seu padrão de ovulação.

Muco cervical A consistência e a aparência do muco cervical mudam ao longo do ciclo menstrual (veja à direita). Perto da metade do ciclo o muco deixa de ser opaco e pegajoso. Nos dias mais férteis ele se torna claro, elástico e aquoso. Para testar o seu muco cervical, retire um pouco de secreção da vagina com o dedo. Se ela estiver clara e formar um filamento entre o indicador e o polegar, você está no período mais fértil.

Kits de previsão da ovulação Eles detectam a elevação dos níveis do hormônio luteinizante (LH) de dois a três dias antes da ovulação. Como você precisa calcular os dias em que estará mais fértil, teste o LH durante vários dias seguidos (antes, durante e depois do provável período fértil). Cada teste oferece um resultado positivo ou negativo apenas para aquele dia. Esses *kits* são caros e nem sempre muito confiáveis.

As fases do ciclo menstrual

O ciclo menstrual é o resultado de uma interação complexa de hormônios. Altos níveis de hormônio folículo-estimulante (FSH) fazem o óvulo amadurecer em folículos presentes nos ovários. O FSH também promove a produção de estrógeno. Uma onda de hormônio luteinizante (LH) libera o óvulo maduro e ao mesmo tempo aumenta a temperatura do corpo. Na segunda metade do ciclo (após a ovulação), a progesterona (produzida pelo folículo do óvulo liberado) interrompe a produção de FSH e LH e continua a engrossar a mucosa do útero para que este receba o óvulo fertilizado. O muco cervical muda ao longo do ciclo.

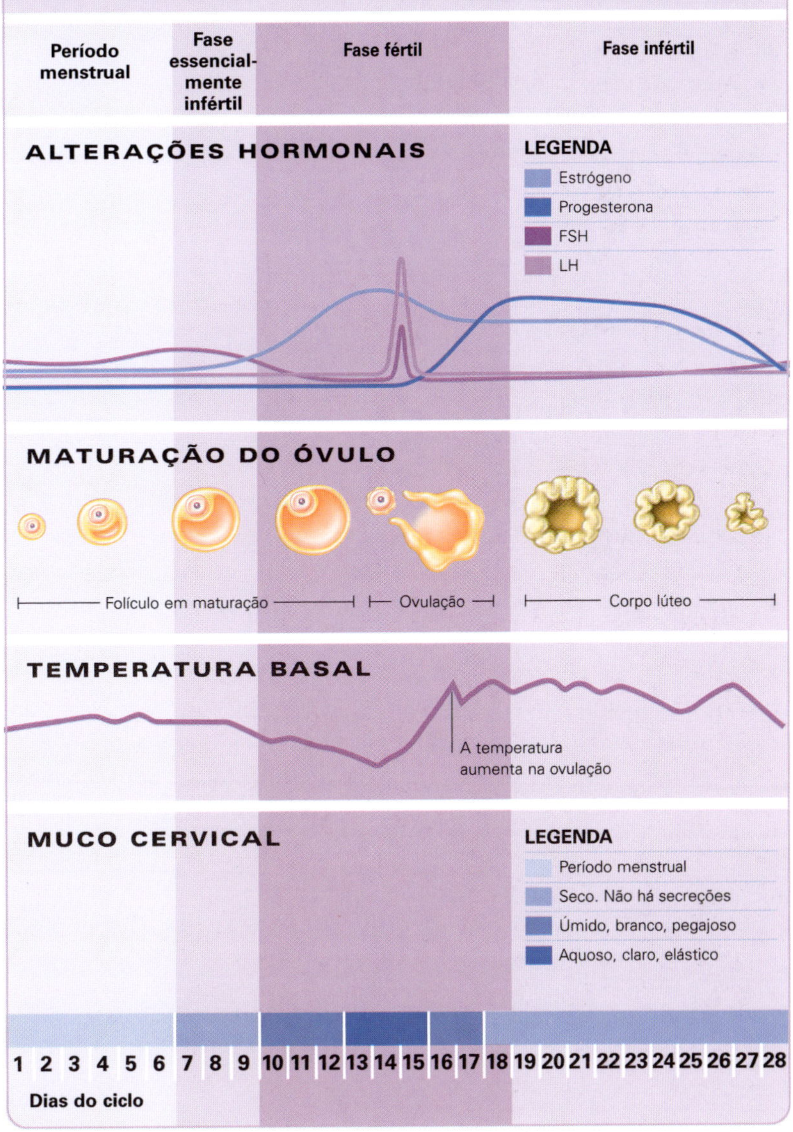

dificuldade de engravidar

É perfeitamente normal que as mulheres mais velhas demorem mais para engravidar. Porém, em vez de esperar que a natureza siga seu curso, vale a pena procurar um médico se você está tentando engravidar há mais ou menos seis meses sem sucesso.

É verdade que a fertilidade diminui com os anos. As mulheres que esperam até os 35 para ter um filho têm mais dificuldade de conceber do que as mais jovens. Porém, ter mais de 35 anos não significa que você não vai conseguir engravidar.

A diminuição da fertilidade em mulheres mais velhas se deve a uma série de fatores. Primeiro, é maior o risco de um aborto espontâneo causado por problemas nos cromossomos. Às vezes o aborto nem é percebido. Na verdade, ciclos menstruais irregulares ou atrasados podem significar um aborto nos estágios iniciais da gravidez. Segundo, o envelhecimento afeta o útero. Por exemplo, as mulheres mais velhas são mais propensas a ter fibromas (nódulos na parede uterina resultantes do crescimento anormal do tecido uterino), que diminuem a chance de um óvulo fertilizado conseguir se implantar.

Entenda a concepção

O óvulo maduro liberado pelo ovário segue pela tuba uterina em direção ao útero. Normalmente, a fertilização ocorre na tuba, onde um entre milhões de espermatozóides penetra no óvulo. Nesse momento, o núcleo do espermatozóide se funde ao núcleo do óvulo. Fertilizado, o óvulo se divide em dois, depois em quatro, depois em oito, e assim por diante. O óvulo fertilizado se implanta no útero entre 5 e 7 dias depois.

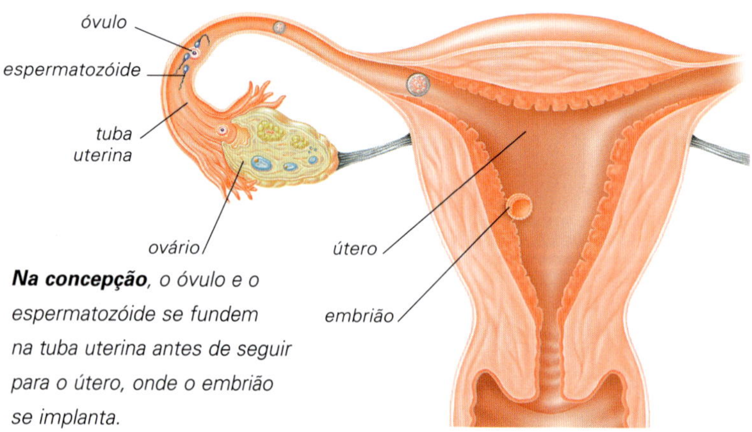

***Na concepção**, o óvulo e o espermatozóide se fundem na tuba uterina antes de seguir para o útero, onde o embrião se implanta.*

PLANEJE-SE PARA CONSEGUIR

Mesmo que você jamais tenha engravidado, é provável que ainda consiga. Apenas 1% dos casais é infértil e jamais conseguirá conceber. Se você vem tentando há meses, talvez seja o caso de reavaliar seu estilo de vida e seu padrão de ovulação, mas não espere muito para procurar ajuda.

Reavalie seu padrão de ovulação A relação sexual programada aumenta de forma significativa a chance de engravidar. Porém, você só terá sucesso se souber calcular seu período fértil (veja pp. 24-25).

Leve uma vida saudável É provável que o estilo de vida exerça pouca influência sobre a fertilidade, mas se você está com dificuldade de engravidar deve maximizar suas chances,

eliminando tudo o que possa ter efeitos deletérios. Contabilize quanto ingere de cafeína e álcool e certifique-se de que não está muito exposta ao perigo. Tome providências para reduzir o nível de estresse, muito mais para preservar sua sanidade do que para aumentar a fertilidade. Exercitar-se com regularidade ajuda. Aumente seu bem-estar com uma dieta saudável (veja pp. 22-23).
É muito fácil retomar os velhos hábitos. Por isso, tente fortalecer seu comprometimento com uma vida saudável. Concentre-se nas mudanças que pode realizar com pouco esforço e naquelas que pode fazer junto com seu parceiro.

QUESTIONÁRIO DE SAÚDE

- **Você tem problemas com o ciclo menstrual?**
Se os seus ciclos forem irregulares ou imprevisíveis, será preciso realizar exames para saber se você ovula regularmente. Se sentir cólicas fortes, deve verificar se não tem endometriose, doença que pode afetar a fertilidade.
Na endometriose, o tecido que reveste o útero se aloja em outras partes da região pélvica, como as tubas uterinas e os ovários.

- **Você já teve inflamação pélvica?**
Essa doença pode resultar no bloqueio das tubas uterinas.
Se você estiver com dificuldade de engravidar, suas tubas deverão ser examinadas (veja p. 28).
Confirmado esse bloqueio, talvez seja necessária a fertilização *in vitro*.

- **Você ou seu parceiro já fizeram tratamento para câncer?**
Alguns tratamentos para câncer, especialmente a radioterapia, podem afetar a produção de óvulos e de espermatozóides. Em alguns casos, é possível extrair óvulos e espermatozóides antes do tratamento e utilizá-los mais tarde, em uma concepção assistida.

- **Você acha que não ovula?**
Uma avaliação médica é indicada se, por exemplo, sua temperatura basal e seu muco cervical não sofrem alterações ao longo do ciclo menstrual.

- **Você já sofreu mais de dois abortos espontâneos?**
Nesses casos os médicos sugerem a análise dos cromossomos do casal e outros exames.

QUANDO PROCURAR AJUDA

Os médicos levam muito a sério a idade das futuras mães. Enquanto esperam até um ano no caso de mulheres com menos de 30, a maioria deles começa a examinar e a tratar mulheres acima de 35 anos depois de seis meses de tentativas infrutíferas de conceber. As mulheres com mais de 40 anos podem ter a fertilidade verificada logo de início. As chances de conceber naturalmente diminuem de modo considerável depois dos 35 anos. Aos 40, cerca de um terço dos casais tem dificuldade de engravidar. Depois dos 40, dois terços das mulheres têm problemas de fertilidade.

Você também pode procurar a ajuda de grupos de apoio (veja pp. 152-153), que oferecem recursos e aconselhamento. Reunir informações sobre os tratamentos disponíveis também pode fazê-la sentir-se no controle da situação. Em geral, o conhecimento aprofundado dos tratamentos deixa a mulher menos ansiosa.

Se você optar por uma consulta com um especialista em fertilidade, procure alguém que a escute com atenção e que lhe ofereça várias opções.

Muitos médicos recomendam uma terapia psicológica para os casais com dificuldade de engravidar, especialmente se a fertilização *in vitro* (FIV) for uma das opções de tratamento.
Se a montanha-russa de esperança e desilusão tiver resultado em uma grande frustração, ou se o sexo programado estiver destruindo seu relacionamento, talvez seja bom fazer terapia, mesmo sem tratar a infertilidade.

O INÍCIO DO TRATAMENTO

Dependendo de sua idade e seu estado de saúde, você deve consultar um especialista em fertilidade rapidamente. Diversas circunstâncias aconselham essa atitude (veja acima). Considere o

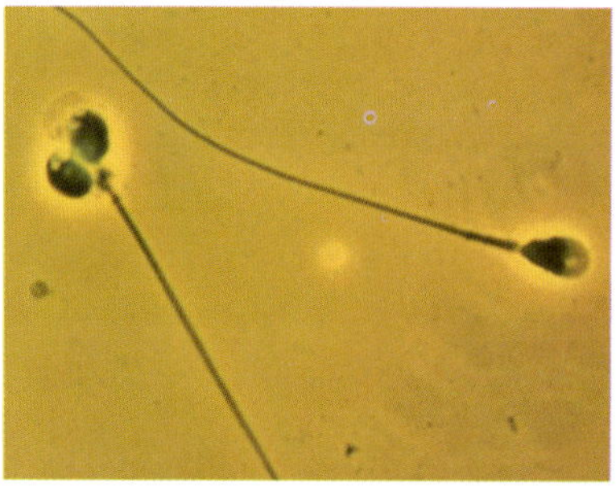

***Espermatozóides anômalos**, como o de duas cabeças à esquerda, são uma das possíveis causas da infertilidade masculina.*

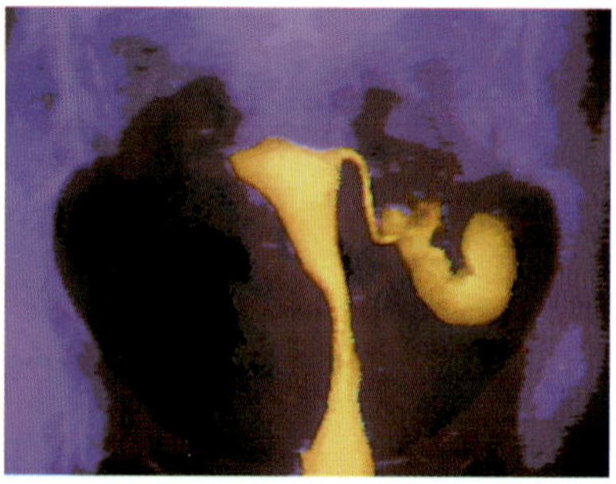

***Tubas uterinas bloqueadas** podem causar infertilidade. A substância de contraste chegou à tuba direita, mas a esquerda está obstruída.*

impacto de cada tratamento em sua agenda, suas finanças e suas emoções.

EXAMES E INVESTIGAÇÕES

A investigação da infertilidade começa com exames para verificar se o sêmen de seu marido é normal, se você está ovulando e se as suas tubas uterinas estão desobstruídas. Quase metade dos casos de infertilidade se deve a problemas relacionados à produção de espermatozóides, que podem apresentar formato anormal ou baixa contagem. A investigação da infertilidade masculina é feita através de uma amostra de sêmen. Para confirmar se você ovula normalmente, o médico fará perguntas detalhadas sobre seus ciclos menstruais. Um dos melhores sinais da ovulação são os ciclos menstruais regulados, mas o médico também solicitará exames de sangue para verificar seus hormônios. Um dos exames mais eficazes é o que determina o nível de hormônio folículo-estimulante (FSH) no terceiro dia após o início da menstruação. O FSH estimula os ovários, por isso um nível alto de FSH no início do ciclo pode indicar que os ovários têm menos reservas do que o normal ou que a qualidade dos óvulos é menor.

Se o sêmen de seu parceiro e sua ovulação estiverem normais, o médico precisará buscar outra explicação. Ele poderá realizar um exame chamado histerossalpingografia para avaliar o interior do útero e a passagem para as tubas. Através de um cateter, injeta-se no útero uma substância de constraste que sobe até as tubas e revela a existência de bloqueios ou problemas uterinos.

Os outros exames possíveis são a histeroscopia (um endoscópio verifica o interior do útero) e a laparoscopia (por meio de uma incisão cirúrgica, um laparoscópio é introduzido no abdômen da paciente para verificar o útero, os ovários e as tubas).

Quando a avaliação estiver completa, o médico discutirá os resultados com você e seu parceiro. Se os exames revelarem que seus ovários não funcionam, uma das opções será receber óvulos de outra mulher (veja p. 31). Em cerca de 15% dos casos a infertilidade é inexplicável, mas ainda assim o tratamento pode funcionar.

Como escolher um especialista em infertilidade

Muitas clínicas tentam impressionar os clientes com seus índices de sucesso, mas outros fatores são igualmente importantes.

- Consulte um especialista em infertilidade.
- Se o índice de sucesso da clínica for importante para você, faça algumas comparações. Descubra o índice de sucesso entre mulheres de sua idade e a taxa de nascimentos múltiplos. As clínicas que realizam mais ciclos de tratamento têm índices melhores, mas não é preciso ir à clínica mais procurada. Acima de 138 ciclos por ano os índices não melhoram.
- Você deve se sentir à vontade com o médico e toda a equipe. O tratamento da infertilidade é estressante; o processo fica mais fácil quando se é tratada com respeito, quando existe abertura para perguntas e quando estas são respondidas.

concepção assistida

Graças aos avanços da medicina, mais mulheres conseguem ter filhos – mesmo as que há muitos anos tentam engravidar. Como os problemas de fertilidade aumentam com a idade, as mulheres com mais de 35 anos são as principais candidatas à concepção assistida.

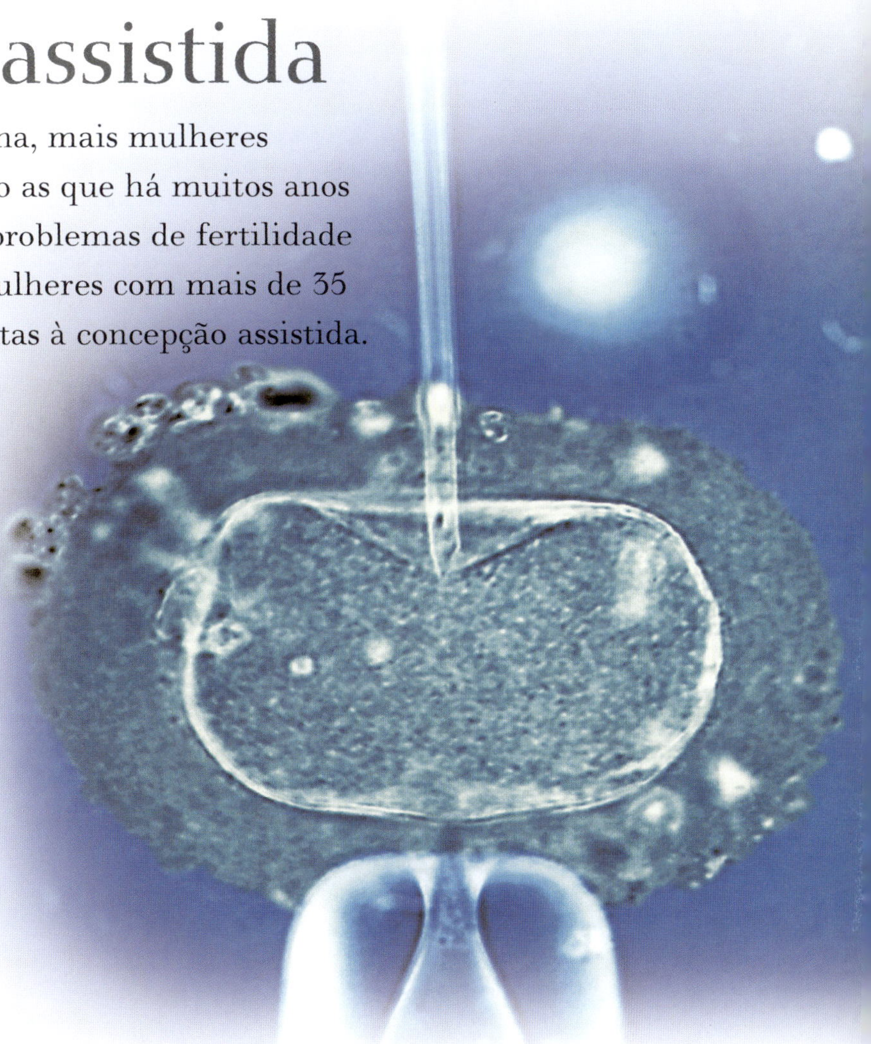

***Fertilização com injeção** intracitoplasmática: o espermatozóide é colocado dentro do óvulo.*

A pedra fundamental da reprodução assistida é a indução da ovulação. A estimulação dos ovários pode ser feita sozinha ou combinada à fertilização assistida. Em mulheres com síndrome de ovários policísticos, o tratamento com comprimidos de citrato de clomifeno com ou sem uma medicação chamada metformin pode ser o bastante para garantir a gravidez.

No caso das mulheres que não respondem apenas aos comprimidos, o próximo passo é uma combinação de injeções de hormônios (gonadotropinas) e fertilização assistida. Normalmente, as injeções podem ser aplicadas em casa, pelo próprio parceiro, por exemplo.

Durante o tratamento hormonal, sua produção de óvulos será cuidadosamente monitorada com exames de ultra-som. Se os seus ovários responderem bem, você receberá gonadotropina coriônica humana (hCG), que dispara a ovulação. Ao mesmo tempo, o médico introduzirá o esperma de seu parceiro em seu útero – procedimento conhecido como inseminação intra-uterina (IUI).

Se as tubas uterinas estiverem obstruídas, se a contagem de espermatozóides de seu parceiro for muito baixa ou se você já tiver passado por outros tratamentos sem sucesso, é provável que o médico sugira a fertilização *in vitro*.

Nessa técnica, os ovários são estimulados com os tratamentos hormonais anteriores, mas os óvulos são extraídos com uma agulha conduzida por ultra-som (veja p. 30). Na fertilização *in vitro* padrão, os óvulos são misturados ao esperma em uma placa de Petri, em laboratório.

Se não consegue engravidar devido a problemas com os espermatozóides de seu parceiro, um único espermatozóide é injetado em cada óvulo, numa técnica conhecida como injeção intracitoplasmática (ICSI).

Depois da fertilização, os embriões sadios são colocados no útero com um cateter. A partir da transferência dos embriões, o progresso da gravidez será monitorado regularmente com exames de sangue e de ultra-som.

Cada procedimento de estimulação hormonal, extração do óvulo, fertilização e transferência do embrião é chamada de ciclo de fertilização *in vitro*.

EFEITOS COLATERAIS

O tratamento com hormônios não é nada fácil. Além de você ter de tomar uma injeção todos os dias, a combinação de hormônios com a preocupação pelo sucesso do procedimento poderá deixá-la mal-humorada e irritada.

Como é a fertilização *in vitro*

Na fertilização *in vitro*, a mulher recebe hormônios para estimular a produção de óvulos, que são então extraídos com um cateter flexível guiado por um aparelho de ultra-som. Dependendo do sucesso da estimulação hormonal, 10 ou 12 óvulos podem ser extraídos. A seguir, eles são misturados ao esperma do parceiro em uma placa de Petri, em laboratório. Outra possibilidade é a injeção intracitoplasmática, que deposita um espermatozóide em cada óvulo extraído. Depois da fertilização, os embriões saudáveis são transferidos para o útero com a ajuda de outro cateter, pela vagina. A seguir o cateter é retirado lentamente.

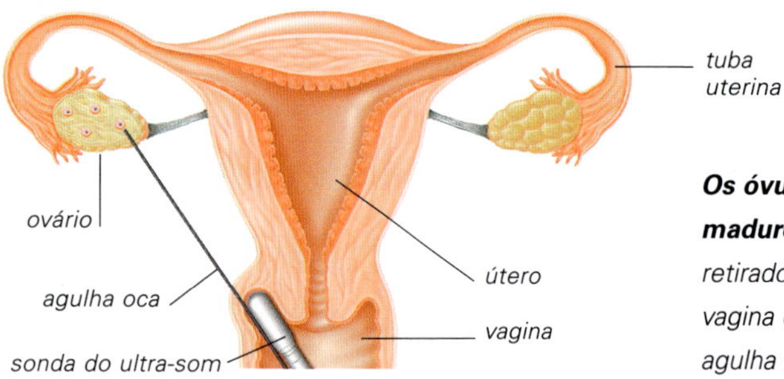

Os óvulos maduros *são retirados pela vagina com uma agulha guiada por ultra-som.*

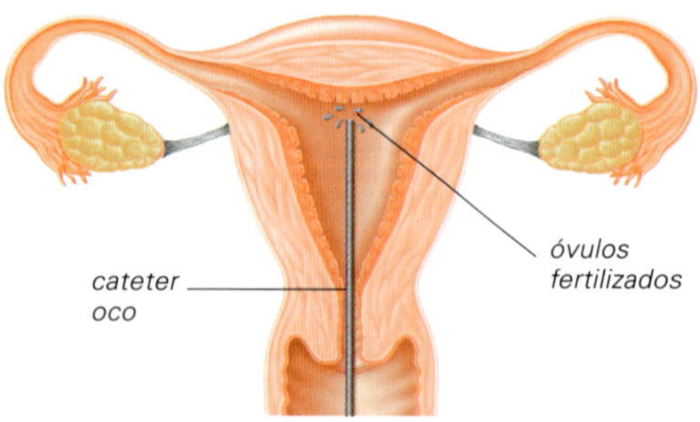

Os óvulos fertilizados *são injetados no útero com um cateter oco inserido no útero pela vagina.*

O tamanho de seus ovários vai aumentar consideravelmente, deixando-a inchada e, às vezes, causando desconforto abdominal. Há casos em que os ovários são superestimulados e o ciclo tem de ser cancelado – ou seja, o médico não realiza a extração do óvulo. O ciclo também pode ser cancelado se os ovários não responderem aos tratamentos hormonais. Isso é mais comum em mulheres com mais de 35 anos.

ÍNDICE DE SUCESSO DO TRATAMENTO

O sucesso da reprodução assistida depende de vários fatores. Em geral, o médico não consegue prever suas chances antes de avaliar a resposta de seu corpo à estimulação hormonal. Para obter uma estimativa, verifique o índice de sucesso entre as mulheres da sua idade. No Brasil e nos EUA, o índice de sucesso de cada ciclo de fertilização *in vitro* é de 27% entre 35-37 anos; 18,5% entre 38-40 anos; e 7,3% depois dos 40 anos. No Reino Unido esses índices variam muito.

RISCOS

O maior risco da reprodução assistida é a gravidez múltipla. Quanto mais bebês você gerar, maior a probabilidade de vir a apresentar complicações. Isso vale especialmente para a gestação de três ou mais bebês. As complicações mais sérias da gravidez múltipla são o aborto espontâneo e o parto muito prematuro (com menos de

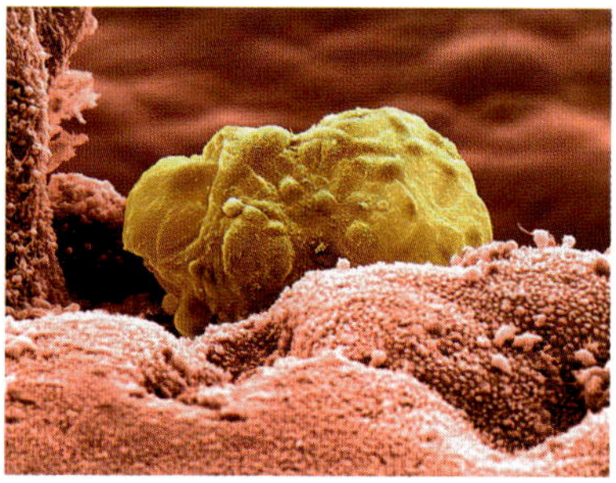

Um óvulo recém-fertilizado *começa a se fixar no útero.*

28 semanas de vida), que pode resultar em um ou mais bebês muito doentes a longo prazo. É importante discutir esses problemas abertamente com o especialista em infertilidade. O tratamento com citrato de clomifeno pode, sozinho, resultar em trigêmeos, mas, se você vai passar por uma fertilização *in vitro*, discuta os riscos e os benefícios com o médico. Com o objetivo de reduzir a chance de uma gestação com três ou mais bebês, vários especialistas limitam o número de embriões transferidos a dois.

Muitas mulheres também têm medo de ter um bebê com doenças congênitas como conseqüência da fertilização *in vitro*.

Cerca de 4% dos bebês concebidos naturalmente nascem com alguma anomalia congênita. Entre os bebês gerados por fertilização *in vitro*, o risco é maior – 9% segundo um estudo. Porém, esse número pode não ter relação com a técnica em si, mas com o fato de os casais tratados com ela serem propensos a ter problemas com espermatozóides e óvulos. A boa notícia é que de 91 a 95% dos "bebês de proveta" são saudáveis.

Antigamente, temia-se que a estimulação repetida dos ovários pudesse aumentar o risco de câncer. No entanto, pesquisas mais recentes mostram que, embora o risco de câncer no ovário seja maior entre as mulheres inférteis, ele não é aumentado pela fertilização *in vitro*.

ÓVULOS DOADOS

Por que o médico recomenda os óvulos doados?
Em diversos países, a demanda por óvulos doados é muito maior do que a oferta. Eles podem ser recomendados por várias razões: menopausa precoce ou ausência de ovulação; risco de doença hereditária grave; má qualidade dos óvulos da paciente.

Como os óvulos doados são selecionados?
É possível optar pela doação anônima, na qual a doadora é escolhida pela idade, pelo grupo étnico e pela escolaridade, ou recorrer a alguém da família ou a uma amiga.

Em que esse procedimento difere da fertilização *in vitro*?
Os óvulos doados são fertilizados com o esperma do parceiro da paciente e transferidos para o útero dela em um processo semelhante à fertilização *in vitro*.

Quais são os custos e as implicações legais?
Em geral não é preciso se preocupar com questões legais, pois as doadoras são obrigadas a abdicar de seus direitos de mãe. Usar óvulos doados é caro, e o procedimento não é coberto pelos planos de saúde.

Quais são as vantagens de usar óvulos doados?
Eles diminuem o risco de o bebê ter anomalias cromossômicas (as doadoras costumam ter menos de 30 anos). Os óvulos doados aumentam substancialmente as chances de gravidez das mulheres acima de 40 anos. A criança não terá seus genes, mas ela poderá viver todas as fases de uma gravidez, inclusive o parto. Algumas mulheres, no entanto, podem considerar difícil conviver com a idéia de que o filho não compartilhe sua herança genética.

CUSTO FINANCEIRO

A fertilização *in vitro* é um procedimento caro, e os planos de saúde não costumam oferecer cobertura para ela. Se você decidir procurar uma clínica particular, não se envergonhe de fazer perguntas sobre o custo financeiro do tratamento. Peça informações sobre o preço exato de cada fase do procedimento.

aborto espontâneo

O aborto espontâneo, que preocupa tantas mulheres, é de fato comum. Entre 10% e 20% dos casos confirmados de gravidez terminam em aborto. Apesar de o risco aumentar com a idade, a maioria das mulheres com mais de 35 anos tem gestação normal. O aborto espontâneo costuma acontecer nas primeiras 12 semanas da gravidez; depois desse período você poderá começar a relaxar.

O aborto espontâneo nem sempre apresenta sintomas, mas o sangramento vaginal é um deles. Isso não significa, porém, que você deva entrar em pânico se tiver um sangramento. Chame o médico e lembre-se de que a gestação continua normalmente em metade dos casos de sangramento nos três primeiros meses. Sintomas como dor nos seios e náuseas, em geral, são sinais de que a gravidez transcorre bem.

Se o médico conseguir detectar batimentos cardíacos normais, as chances de aborto espontâneo são baixas mesmo que você tenha um pouco de sangramento. No feto, 100 batimentos cardíacos por minuto na sexta semana de gestação é um sinal muito bom de que tudo vai bem. Se você fizer um exame para detectar a síndrome de Down nos três primeiros meses e o resultado for negativo, a probabilidade de aborto espontâneo será ainda menor.

AS CAUSAS DO ABORTO ESPONTÂNEO

O principal fato a levar em consideração é que a maioria das gestações que terminaram em aborto espontâneo não era normal. O aborto espontâneo no início da gravidez costuma indicar problemas genéticos ou de desenvolvimento do feto. Não é culpa sua. Você não provocou um aborto porque tomou um cálice de vinho, porque dançou a noite inteira, porque subiu correndo um lance de escadas, porque fez amor com o parceiro ou trabalhou muito. No início da gravidez, é improvável que o bebê sofra danos mesmo diante de um trauma direto no abdômen, que pode acontecer em um acidente de carro, por exemplo, pois o útero está bem protegido pelos ossos da pélvis.

Anomalias genéticas Elas são a principal causa de aborto espontâneo e em geral estão presentes desde o

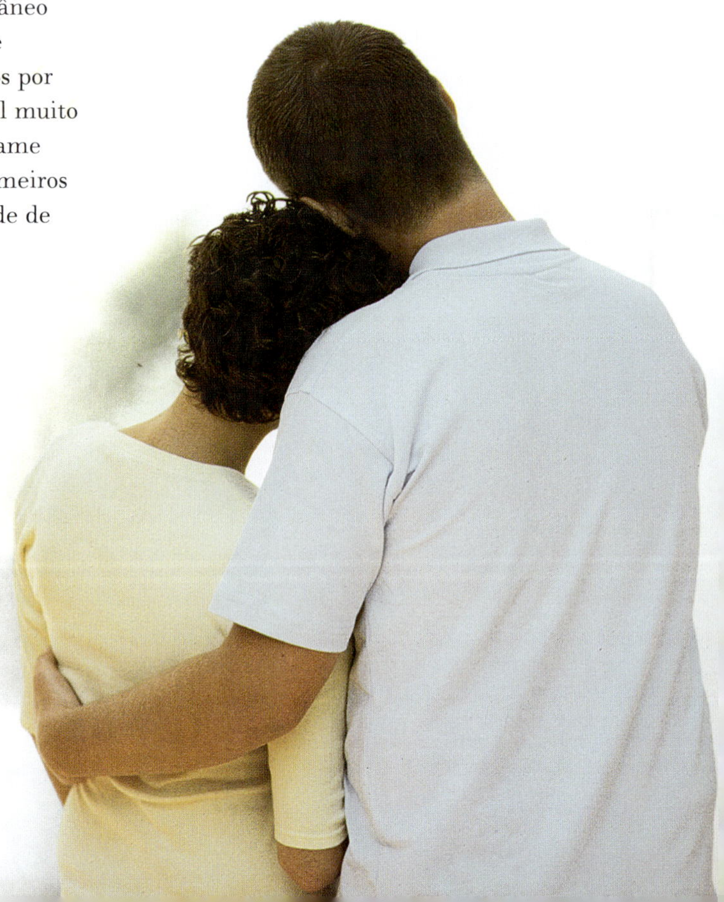

O aborto espontâneo *pode causar muito sofrimento. O apoio do parceiro é fundamental para superar a perda.*

Abortos recorrentes

Como o aborto espontâneo é muito comum, uma única ocorrência não basta para convencer o médico de que isso vai acontecer novamente por causas genéticas. Se você já passou por um aborto, tente não se consumir de ansiedade; o mais provável é que uma nova gestação seja tranqüila. Se já teve dois abortos ou mais, ainda assim é provável que você seja totalmente normal. Porém, a maioria dos especialistas recomenda que você procure um ginecologista para averiguar se não existe nenhuma razão médica para a ocorrência dos abortos.

momento da concepção. Como os problemas genéticos são mais comuns entre as mulheres mais velhas, o aborto espontâneo relacionado a fatores genéticos está diretamente associado à idade. Porém, o risco de aborto espontâneo depois dos 35 anos é apenas pouco maior do que entre as mulheres mais jovens.

Problemas de desenvolvimento
O desenvolvimento normal é um processo complexo. Em alguns casos, o aborto espontâneo é resultado de uma "falha" no processo, mais comum em mulheres com diabetes descompensado ou que tomam certos tipos de medicamento.

Fatores maternos A síndrome dos ovários policísticos e a obesidade aumentam os riscos de aborto espontâneo.

Incompetência cervical Nessa condição, o colo do útero se abre antes do tempo. O problema não é comum, mas pode provocar perdas tardias da gestação, ou partos prematuros (veja p. 111).

RECUPERAÇÃO EMOCIONAL

A interrupção abrupta e não desejada de uma gravidez pode representar uma perda terrível, especialmente se você tentou conceber durante vários meses e já sentia o bebê. Embora muitas pessoas não reconheçam sua dor, é importante que você o faça e tome medidas para se recuperar antes de tentar uma nova gravidez. Muitas pessoas não sabem o que dizer nessa hora – querem levantar o seu astral, mas acabam fazendo comentários ofensivos. Tente não se zangar; talvez seja difícil para elas entender o que essa perda significa para você.

Permita-se chorar O luto é um processo pessoal, cada um tem um jeito de passar por ele. Entretanto, todo luto tem fases facilmente reconhecíveis. Em geral, ele começa com a negação, que nos permite seguir em frente a despeito da dor. A seguir, quando estamos preparados para lidar com a perda, permitimo-nos sentir a dor aos poucos. Nesse estágio, podemos nos sentir profundamente tristes, zangados ou culpados. Reconhecer esses sentimentos é a chave da recuperação e da aceitação da perda. Esse processo demora: o mais sensato a fazer é dar-se tempo para lidar com as emoções.

Você e seu parceiro Vocês dois sentem e administram a perda de forma muito diferente. Como carregou o bebê e esteve muito mais consciente dessa nova vida, sua perda parece maior. Além disso, você chora abertamente e se consola com o apoio dos outros, enquanto seu parceiro demonstra muito menos sentimentos. Lembre-se de que os homens costumam mergulhar em seus afazeres para fugir da dor, mas isso não significa que eles não a sentem. Aceitar as diferenças e conversar abertamente são boas maneiras de passar juntos pelo luto e de planejar uma nova gravidez.

Rituais de superação Reconhecer a existência do bebê pode ajudar no processo de cura. Realize um ritual simbólico, como uma cerimônia à luz de velas, ou crie uma lembrança física, como uma caixa onde você pode guardar o exame de ultra-som, uma roupinha, um brinquedo e algo escrito, um poema ou os seus pensamentos. Algumas mulheres acham que dar um nome ao bebê que perderam torna a experiência mais concreta e as ajuda a enfrentar a vida mais facilmente.

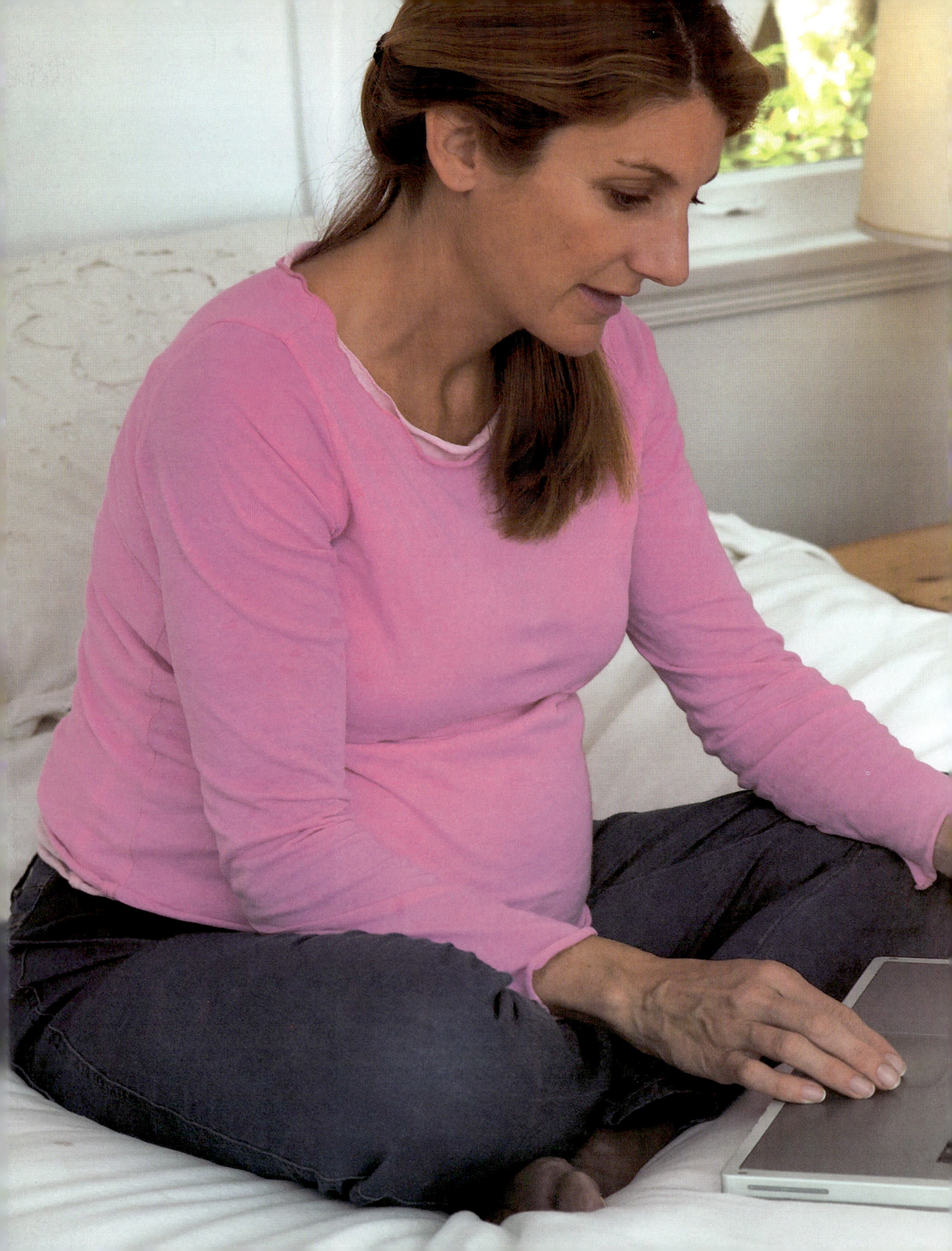

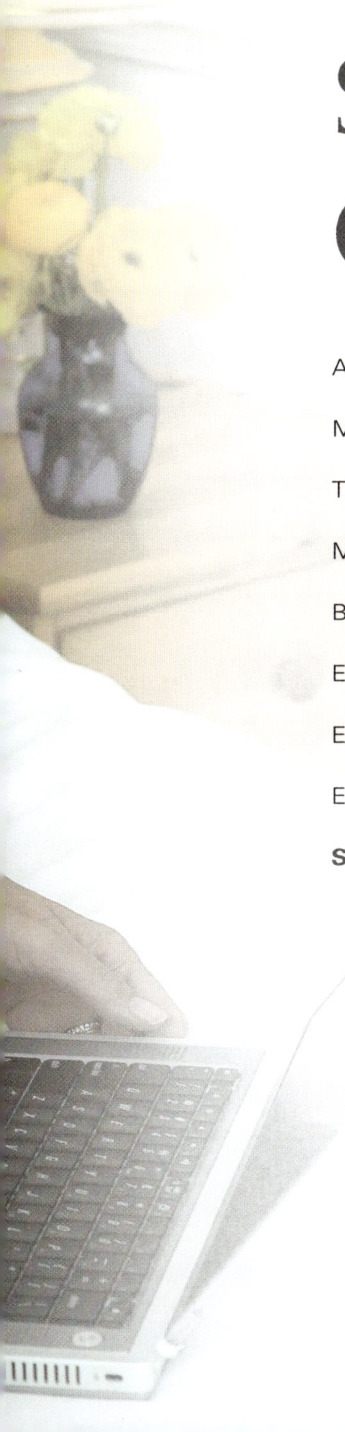

SUA GRAVIDEZ

A GRAVIDEZ DEPOIS DOS 35 ANOS TENDE A SER MUITO **ESPECIAL** E **PRECIOSA**. VOCÊ VAI SE SENTIR TÃO ANIMADA QUANTO UMA MULHER DE 20, MAS **VIVERÁ** ESSE MOMENTO DE UMA FORMA BEM DIFERENTE. PARA QUE A EXPERIÊNCIA SEJA EXATAMENTE COMO VOCÊ DESEJA, É IMPORTANTE ENTENDER COMO O **SEU CORPO** REAGIRÁ **À GRAVIDEZ** E **SABER O QUE FAZER** PARA QUE ELA SEJA TÃO **SAUDÁVEL** E **RELAXADA** QUANTO POSSÍVEL.

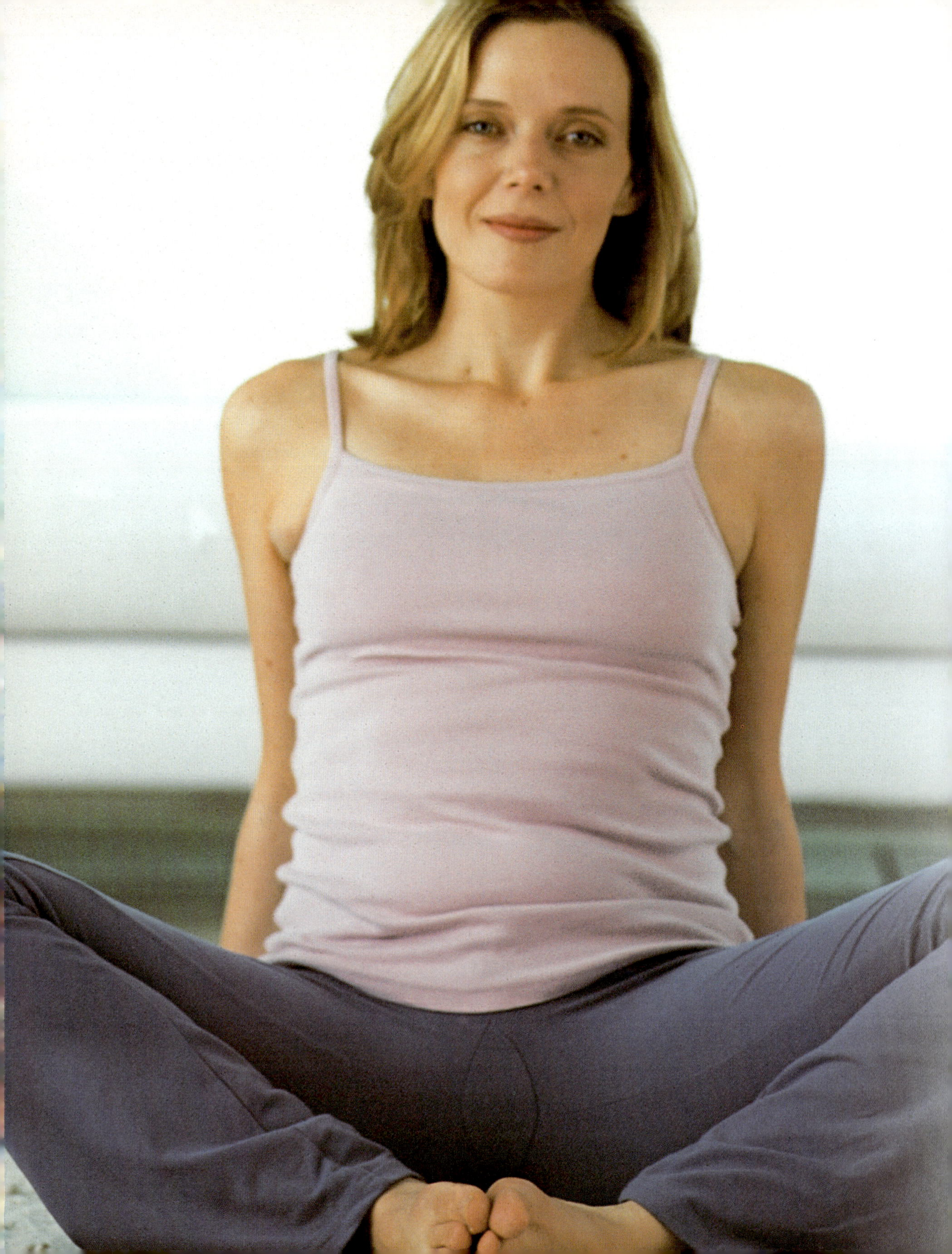

DO 1º AO 3º MÊS
o que esperar

Este é um período de grandes mudanças físicas e emocionais. Seu corpo começará a gerar o ambiente onde o bebê vai crescer. Você se sentirá cansada e dominada pelas emoções.

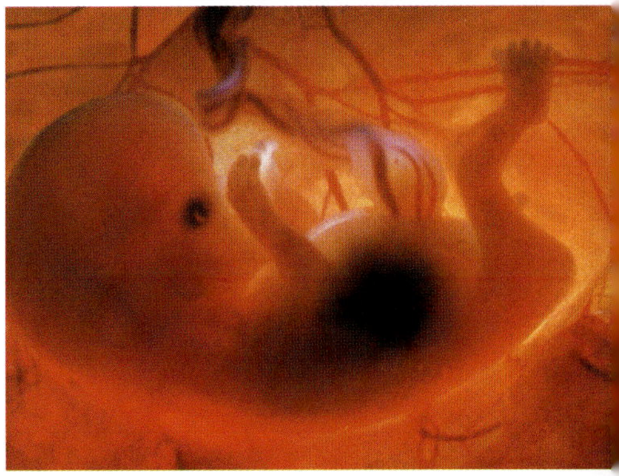

***Com nove semanas de vida**, este feto já tem feições humanas. Os membros se formaram, e já dá para ver os dedos. Os vasos sanguíneos do cordão umbilical também são visíveis.*

MUDANÇAS FÍSICAS

A alteração física mais importante nas primeiras semanas da gravidez é o cansaço, e, embora ele não acometa apenas mulheres acima de 35 anos, quem teve filho aos 20 e depois no final dos 30 confirma que a fadiga aumenta com a idade.

Muitas mulheres também experimentam enjôos diários e acessos de fome. A intensa alteração hormonal provocada pela gravidez pode causar ainda um turbilhão de emoções. A irritação e o cansaço diários trazem novos desafios para a vida amorosa, familiar e profissional.

Durante os primeiros meses da gestação, um programa de exercícios leves pode ajudar a restaurar o equilíbrio emocional e aumentar a energia. É preciso incluir na dieta alimentos que preencham a necessidade crescente de proteína e que ajudem a passar pelos enjôos (veja pp. 48-49).

Esse é também o momento de decidir qual médico vai cuidar de você nos próximos nove meses e ajudá-la a dar à luz. Entendendo a finalidade do acompanhamento pré-natal, você saberá que perguntas fazer ao médico e poderá esclarecer todas as suas dúvidas.

Acima dos 35 anos, costuma-se passar por mais exames do que as mulheres mais jovens. Para que sua experiência seja sempre positiva, é bom se informar sobre os prós e contras do aconselhamento genético, sobre os testes para diagnosticar a síndrome de Down (veja pp. 56-57) e sobre a biópsia de vilocorial (CVS), um dos primeiros exames feitos para detectar anomalias no desenvolvimento do feto (veja pp. 58-59).

O BEBÊ

Através da placenta, o bebê estabelece uma relação vital com a mãe. Todos os órgãos principais se formam nesse período, inclusive o coração, a coluna vertebral e os rins. O coração começa a bater, e a freqüência cardíaca pode ser observada no ultra-som seis semanas depois de sua última menstruação. Os braços e as pernas do bebê se formam e ele começa a se mexer, embora nesse estágio os movimentos ainda sejam imperceptíveis para a mãe.

Há **mais testes** disponíveis para mulheres **acima de 35 anos** do que para **as mais jovens**.

seu corpo

Seu corpo passará por grandes mudanças poucos dias após a concepção. Na primeira semana você pode sentir-se inexplicavelmente cansada, e com o tempo notará os seios mais sensíveis. Também é possível que venha a experimentar um dos piores sintomas do início da gravidez: os enjôos. Essas alterações físicas se devem a uma dramática elevação hormonal.

ALTERAÇÕES HORMONAIS

Logo depois da concepção, quando o óvulo fertilizado se implanta no útero, os níveis de dois hormônios da gravidez começam a se elevar. Esses hormônios são a progesterona, que é importante para manter a gestação, e a gonadotrofina coriônica humana (hCG). A progesterona provoca vários efeitos no corpo, como por exemplo o relaxamento da musculatura lisa. Esses músculos existem em órgãos internos como o intestino e o útero. O relaxamento dos músculos lisos é fundamental para a gravidez porque o útero precisa se expandir, caso contrário suas contrações podem causar trabalho de parto prematuro ou aborto espontâneo. A progesterona também afeta vários outros músculos lisos do corpo. Um dos primeiros sintomas da ação desse hormônio é o relaxamento dos músculos intestinais, que provoca inchaço e gases. A progesterona influencia significativamente a respiração da gestante, tornando-a mais rápida e mais profunda. Mesmo que esteja em forma, você deverá ficar sem fôlego ao subir escadas. Os hormônios da gravidez ainda deixam os seios muito sensíveis e fazem seu tamanho aumentar.

O primeiro trimestre de gestação é também o início de um profundo conjunto de alterações no coração e no sistema circulatório. A quantidade de sangue bombeada pelo corpo começa a aumentar muito, obrigando o coração a trabalhar mais. À medida que o útero aumenta, passa a pressionar a bexiga, e a vontade de urinar fica mais freqüente.

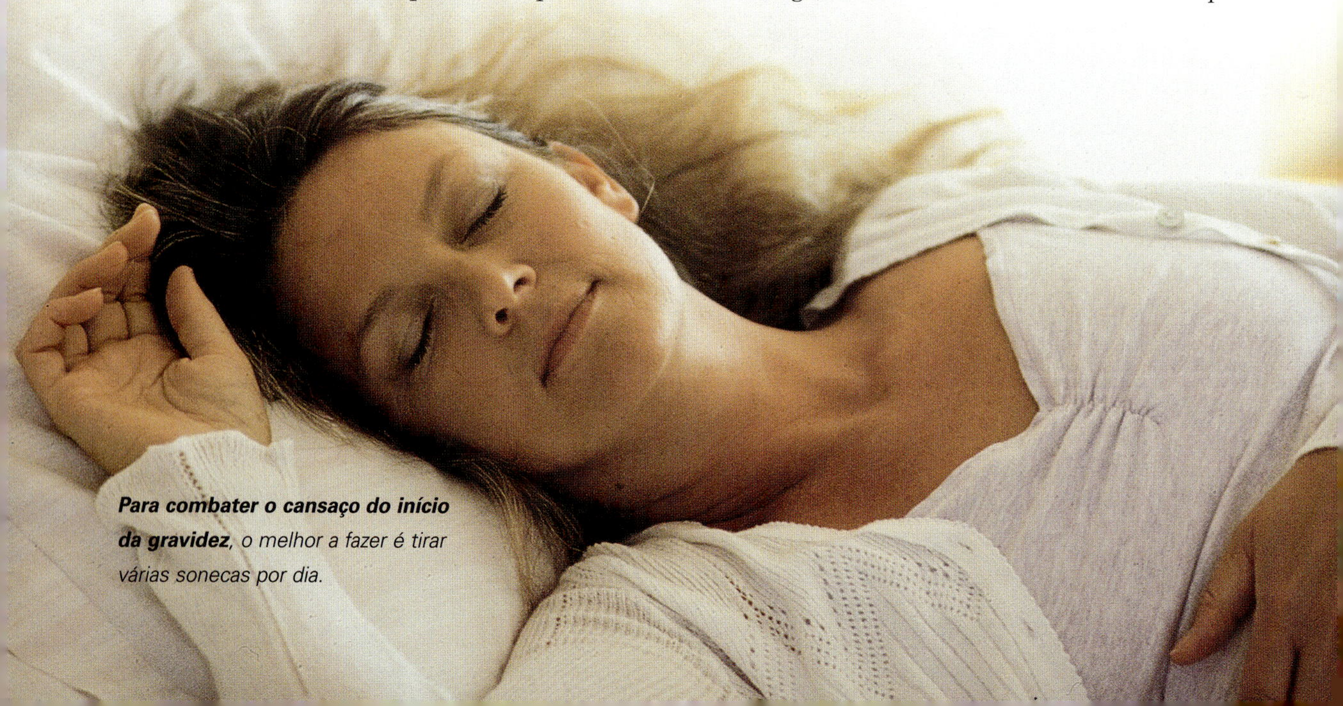

***Para combater o cansaço do início da gravidez**, o melhor a fazer é tirar várias sonecas por dia.*

Como lidar com o enjôo

Existem muitas maneiras de aliviar os enjôos da gravidez; talvez você tenha de experimentar várias para descobrir qual funciona melhor no seu caso.

- **Mudança na dieta** Há evidências de que refeições pequenas e ricas em proteínas ajudam a reduzir o enjôo causado pela gravidez. Experimente diversos alimentos para saber quais você tolera melhor. Talvez seja preciso evitar comida condimentada, por exemplo. É muito importante alimentar-se entre os episódios de enjôo para não perder peso nos três primeiros meses. Beba bastante líquido. Não se preocupe muito com a alimentação nas primeiras semanas; desde que você não perca peso, sua nutrição está adequada para a gravidez. Se estiver emagrecendo, coma o que conseguir segurar no estômago e converse com o médico.

- **Remédios** Várias medicações são úteis no alívio dos enjôos da gravidez. O mais importante é tratar o problema no início em vez de tentar suportá-lo. A demora no tratamento pode fazer os vômitos piorarem com o tempo. A piridoxina (vitamina B_6) pode ajudar. E os comprimidos à base de prometazina, usados para combater o enjôo de viagens, têm se mostrado eficientes e seguros na gravidez. Outra alternativa é tomar quatro cápsulas de gengibre (250 mg). Se nada disso funcionar, peça a seu médico que lhe prescreva um medicamento antiemético seguro.

- **Acupressão** Existem diversos tipos de pulseiras de acupressão, mas todos são basicamente um mecanismo usado no pulso para estimular o ponto P6 (na acupuntura, ponto relacionado ao enjôo). As pulseiras são vendidas sem receita médica.

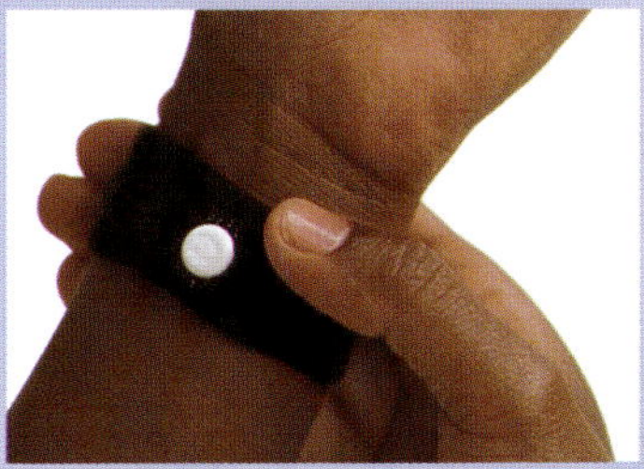

Apesar do desconforto, não caia na tentação de ingerir menos líquidos. Em vez disso, vá ao banheiro regularmente e procure usar roupas confortáveis, fáceis de tirar e de vestir.

CANSAÇO

Nos primeiros meses, a maioria das mulheres se sente exausta na maior parte do tempo. Embora isso seja absolutamente normal, pode causar frustração. Mesmo que você esteja dormindo o suficiente, pode ser que sinta vontade de tirar uma soneca às 10 horas da manhã! Por essa razão, dar expediente no trabalho e cuidar da família passam a ser atividades trabalhosas.

Num mundo perfeito, a gestante deveria se render à situação e tirar várias sonecas. Mas isso não é possível para a maioria das mulheres. Diminua o ritmo tanto quanto puder. Não se sinta culpada de ir para a cama cedo e não comparecer a todos os eventos sociais para os quais é convidada. Deixe que seu parceiro organize as refeições e cuide bem de si mesma.

ENJÔOS

Nenhuma gravidez é igual, mas um pouco de enjôo é comum em todas. Cerca de 50% das mulheres apresentam enjôos e vômitos, 25% sentem apenas enjôos e 25% não sentem absolutamente nada. Cerca de dois terços das mulheres que sentem muito enjôo na primeira gravidez apresentam o mesmo sintoma nas gestações subseqüentes.

Se o enjôo for forte a ponto de você não conseguir ingerir líquidos, avise o médico. As gestantes de gêmeos ou trigêmeos têm níveis mais altos de hormônio e, por isso mesmo, são mais propensas a sentir enjôos e náuseas.

Para a maioria das mulheres, os enjôos começam a desaparecer após a 12ª semana; porém, no início da gravidez parece que nunca irão cessar. Apenas uma pequena porcentagem das mulheres tem enjôo durante toda a gestação. O fator positivo a respeito do enjôo é que ele é um indicativo de que a gravidez está correndo bem.

suas emoções

Enquanto seu corpo passa por intensas mudanças para acomodar o bebê em desenvolvimento, a gravidez traz à tona emoções surpreendentes, que podem abalar sua auto-imagem e trazer um certo desconforto. As mudanças físicas e psicológicas podem deixá-la um pouco irritada, e talvez seja difícil relaxar nos três primeiros meses.

O início da gravidez é marcado por mudanças no tipo e na quantidade dos hormônios que circulam por seu corpo. Algumas mulheres não sentem nenhum efeito da flutuação hormonal, enquanto outras vivem uma gangorra emocional que desafia explicações. Se você está enfrentando essa batalha, saiba que não vai "enlouquecer". Apesar de desconcertante, essa é apenas uma fase de adaptação à gestação.

COMO LIDAR COM AS MUDANÇAS FÍSICAS

É bastante difícil conviver com os dois principais problemas do início da gravidez – o cansaço e os enjôos. Eles têm um impacto direto sobre o cotidiano e podem acentuar os altos e baixos emocionais. A fadiga e os enjôos contínuos podem prejudicar seu desempenho no trabalho e nas tarefas de casa e interferir um pouco na vida social, no contato com os amigos e o parceiro. Com o tempo, muitas mulheres chegam à conclusão de que é melhor resistir à idéia de lutar contra o próprio corpo. Permita-se diminuir o ritmo e descansar tanto quanto possível. Entenda que seu corpo está passando por mudanças incríveis – uma nova vida está sendo gerada dentro de você. E lembre-se de que a volubilidade, a baixa energia e os enjôos tendem a desaparecer após a 12ª semana de gestação. Aceitando que essa fase é temporária, você se sentirá menos culpada de descansar pelo tempo necessário. Em poucos meses poderá voltar à rotina.

Por conta própria

Os três primeiros meses, cheios de emoções imprevisíveis e mudanças físicas, podem ser particularmente difíceis se você estiver sozinha. Sem a ajuda de um parceiro, você poderá começar a pensar se vai conseguir cuidar de si mesma e do bebê pelos próximos meses. Lembre-se de que os primeiros meses costumam ser os mais difíceis. Para começar, tente reorganizar seu esquema de trabalho (presumindo-se que você não se importa que os outros saibam que está grávida) para atender à sua necessidade de descanso. Tente encontrar pelo menos uma pessoa que possa ajudá-la nos momentos em que se sentir realmente sem energia, e comprometa-se a descansar regularmente.

GRAVIDEZ NÃO-PLANEJADA

Entre as mulheres com mais de 35 anos, um terço das gestações não é planejado; depois dos 40 anos esse número sobe para a metade. Às vezes a gravidez inesperada é bem recebida, às vezes não. Neste caso, quando a mulher tem mais de 35 anos as coisas são mais complicadas. A gravidez tardia acarreta alguns riscos à saúde que talvez você não estivesse disposta a enfrentar. Como se isso não bastasse, ela impõe mudanças profissionais e pessoais significativas e muito possivelmente indesejadas. Talvez você sinta raiva, desespero e tristeza. No entanto, como está lendo este livro, deve ter tomado a decisão de ter o bebê. Permita-se lamentar por tudo aquilo de que terá que se privar, mas lembre-se de que ainda dispõe de muitas opções. A maternidade não é o fim da realização pessoal de muitas mulheres e com certeza não tem de representar o fim para você.

RELAXAMENTO

Durante a gravidez, o relaxamento pode reduzir o estresse, preservar o equilíbrio emocional e ajudar a administrar a dor durante o parto. Acrescente momentos de relaxamento à sua rotina, como um passeio no parque na hora do almoço ou uma soneca de dez minutos assim que chegar do trabalho. Períodos curtos de relaxamento espalhados pelo dia ajudam a manter o nível de energia alto e a combater os enjôos em um trimestre especialmente conturbado para o corpo.

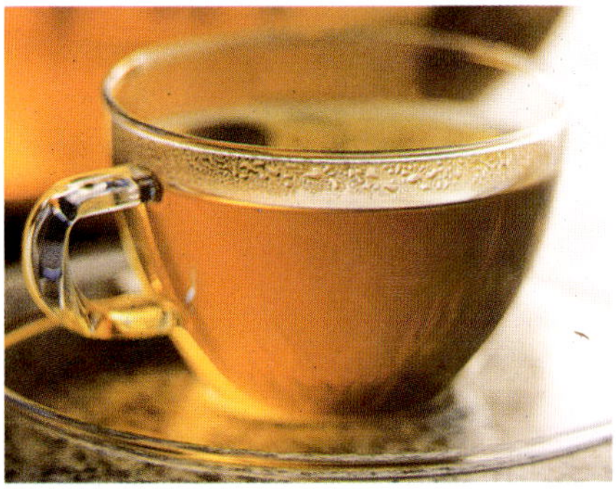

Os chás de erva *são uma boa alternativa à cafeína.*

Técnicas de respiração Respirar profundamente é uma boa maneira de ganhar tranqüilidade. O exercício a seguir pode ser realizado sempre que você se sentir tensa ou cansada. Reserve cerca de três minutos e sente-se confortavelmente, com as mãos sobre o abdômen. Inspire pelo nariz, contando até quatro. Sinta o abdômen se expandir à medida que os pulmões se enchem de ar e empurram o diafragma para baixo. Pare um momento e expire pela boca, contando até quatro. Aos poucos, passe a inspirar contando até quatro e a expirar contando até seis. Assim você esvazia os pulmões completamente antes do próximo ciclo.

Visualize a serenidade Quase todo mundo tem um canto favorito, nas montanhas, na praia ou na cidade. Nesta técnica você deve visualizar-se descansando em seu local favorito. Esse processo estimula seu cérebro a produzir serotonina, substância que nos torna relaxados e positivos. Reserve de 5 a 15 minutos por sessão. Quando terminar, espere um ou dois minutos para retomar suas atividades.

Sente-se ou deite-se confortavelmente, feche os olhos e inspire fundo. A seguir, imagine-se em seu local favorito. Se for uma paisagem nas montanhas, sinta o perfume das flores, ouça o canto dos pássaros e perceba a relva sob os pés descalços. Quando o tempo terminar, abra os olhos devagar e usufrua da sensação de estar totalmente relaxada. A visualização pode ser estimulada com sons e fragrâncias apropriados, como ouvir um CD com os ruídos da natureza ou sentir o perfume de uma vela aromática.

Uma boa noite de sono Quando o nível de energia está baixo, é fundamental dormir o necessário para recuperar as forças. Provavelmente, na gravidez, você precisará dormir mais do que antes. Descanse, pois esse sono extra é uma contribuição valiosa para o seu bem-estar emocional.

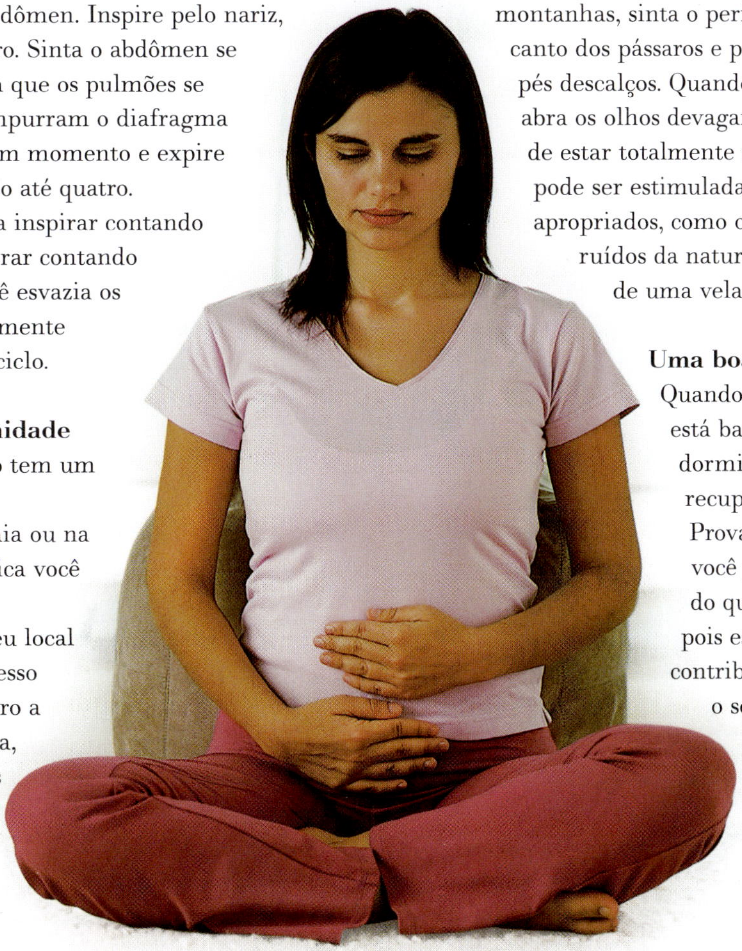

Os exercícios de respiração *podem ajudá-la a relaxar durante a gravidez.*

seus relacionamentos

A falta de energia, as flutuações de humor e o enjôo matinal dos três primeiros meses de gravidez podem afetar o relacionamento com seu parceiro. Você vai querer mais atenção, mas deve comunicar isso a ele, que não tem como saber exatamente como você se sente. Se você já tem filhos, não se esqueça de explicar a eles o que está acontecendo.

SEU PARCEIRO

Devido às mudanças físicas e emocionais acarretadas pela gravidez, é provável que nos três primeiros meses você fique totalmente concentrada na sua barriga. Porém, as mudanças não serão tão grandes para seu parceiro, e ele poderá ter alguma dificuldade para entender os seus sentimentos.

O comportamento de seu parceiro Como ele não experimenta nenhuma alteração física e como é improvável que você sequer pareça grávida neste estágio, seu parceiro poderá não entender as mudanças que estão acontecendo com você e agir como faria normalmente. Muitos homens parecem esquecer a necessidade da mulher grávida de descansar e receber mais atenção.

Para dar mais apoio, seu parceiro precisará fazer alguns ajustes. Dependendo de quanto a gravidez afetar você, ele poderá ter de aprender a viver com uma companheira inteiramente nova. Por exemplo, para controlar o enjôo, você terá de se levantar bem devagar, ao passo que ele permanecerá com as manhãs corridas. Talvez você se sinta cansada demais para continuar participando das atividades esportivas que praticava junto com ele ou tenha de se deitar mais cedo, o que reduzirá o tempo que vocês passam juntos. As alterações hormonais poderão fazê-la chorar ou brigar com o parceiro sem razão aparente, o que poderá confundi-lo e perturbá-lo. Você não será uma companhia tão previsível e divertida quanto antes, e isso poderá deixar seu parceiro tenso.

Entendimento Administrar em conjunto essa imensa mudança de vida aproximará vocês dois. Como é difícil para o parceiro prever ou perceber o estado físico e emocional da mulher, compartilhe com ele seus sentimentos e comunique-lhe suas necessidades. Explique-lhe que você precisa de mais compaixão e atenção do que o normal. Afinal, nesse momento é você quem arca com a maior parte da responsabilidade de colocar um filho no mundo. Os homens não conseguem imaginar o que fazer para ajudar a mulher a se sentir melhor, e as mulheres – independentes, auto-suficientes – acham difícil admitir que chegaram ao limite das forças. Para que o seu parceiro tenha a oportunidade de apoiá-la nesses meses difíceis, informe-o desde cedo que você precisa descansar e peça-lhe para cuidar de tarefas domésticas que normalmente ficariam sob sua responsabilidade.

para ajudar o parceiro a **entender suas necessidades,** explique como a gravidez afeta seu corpo

Baixa energia O baixo nível de energia é um fator previsível no início da gravidez. Portanto, sua rotina terá de ser adaptada. Em vez de discutir quem vai ficar com as tarefas domésticas, converse com seu parceiro e definam as prioridades do casal. Dessa maneira vocês poderão esclarecer as tarefas e as atividades que são importantes e aquelas que podem ser eliminadas de imediato. Às vezes, é mais fácil chegar a um acordo se vocês concordarem em eliminar uma tarefa por certo tempo e se alternarem entre as outras tarefas e atividades.

Bebês não-planejados Permanecer unido é particularmente difícil para o casal se a gravidez não tiver sido planejada. As adversidades são mais bem administradas em conjunto, e o trabalho em equipe pode fortalecer o relacionamento. Depois do choque inicial, a maior parte dos casais descobre que é capaz de se adaptar à chegada de um bebê e começa a desejar o nascimento desse filho.

O sexo nos primeiros três meses Muitos casais temem que o sexo nos primeiros meses possa causar um aborto espontâneo. Além disso, em geral os homens têm medo de machucar o bebê durante a relação sexual. Porém, nenhum desses temores é justificado. Lembre que você pode esclarecer com seu médico qualquer dúvida a respeito do sexo durante a gravidez. Não se envergonhe de fazer perguntas desse gênero, pois elas são bastante corriqueiras.

Algumas mulheres de fato apresentam redução da libido nos três primeiros meses. É óbvio que cansaço, seios doloridos e náusea não estimulam o desejo sexual. Abraços e carinho podem ser importantes substitutos temporários para a intimidade de que vocês desfrutavam com o sexo. Um pouco de gentileza pode até mesmo despertar o seu desejo.

OS OUTROS FILHOS

Se você já tem outros filhos e faz malabarismos para cuidar deles e da carreira, os três primeiros meses de uma nova gestação poderão ser difíceis. As crianças logo vão perceber sua fadiga, os enjôos e a impaciência. Crianças pequenas ficam assustadas com a idéia de que a mãe não está bem, em especial se não houver uma razão aparente. Diga-lhes que você está mesmo cansada, mas que logo vai ficar bem.

Lembre que seu parceiro poderá ser uma grande fonte de satisfação para os filhos nos momentos em que você se sentir indisposta ou não conseguir brincar com eles com a mesma energia de antes.

Os adolescentes podem ser especialmente difíceis para alguém que está passando por flutuações hormonais. Informe seu filho adolescente sobre a gravidez logo no início. Talvez ele reaja com desgosto ou indiferença, mas, assim que se adaptar à idéia, ficará animado e se envolverá com a gestação.

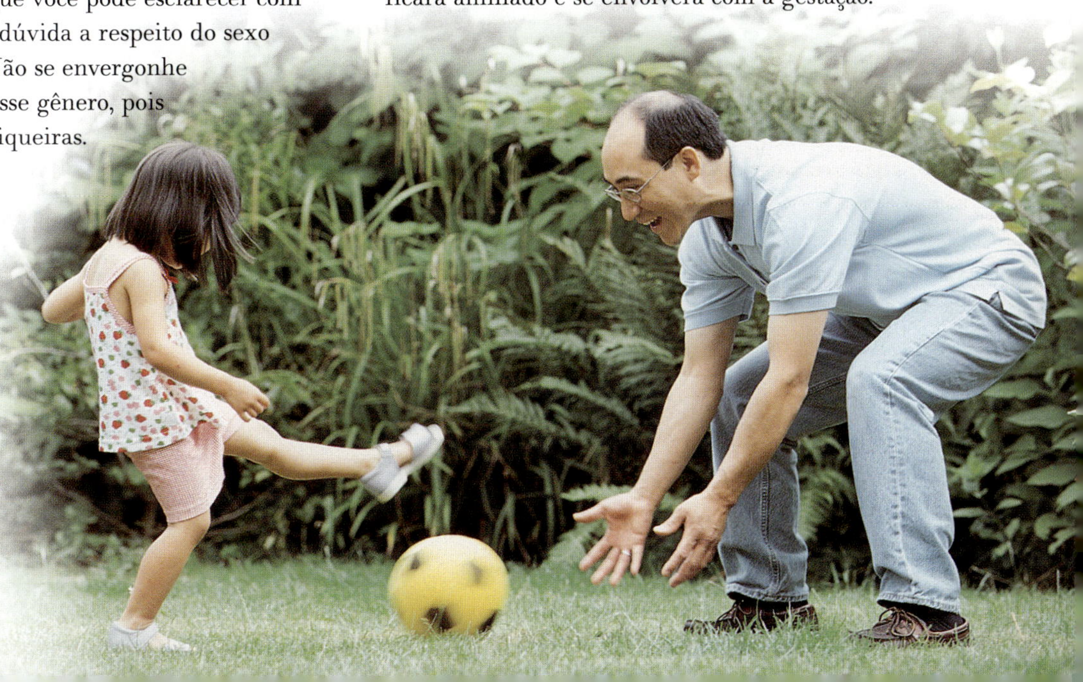

Brincar com o pai *ajuda a criança a superar o fato de a mãe não estar se sentindo bem.*

sua carreira

Muitas mulheres consideram os primeiros três meses de gravidez os mais difíceis no trabalho, pois às vezes têm de lutar contra a fadiga e os enjôos ao mesmo tempo em que tentam esconder a gravidez do chefe e dos colegas. Para superar esse período, você pode tomar várias medidas práticas.

SEGURA E CONFORTÁVEL NO TRABALHO

A emoção de estar grávida pode se dissipar com os enjôos matinais e a fadiga dos primeiros meses de gestação. Isso é ainda mais verdadeiro se você estiver tentando manter a compostura no trabalho, em especial se ninguém souber que está grávida. Você pode tomar algumas providências para manter o máximo possível de conforto – e de produtividade – e cuidar do bebê em desenvolvimento.

Enjôos matinais Algumas mulheres têm enjôos o dia inteiro, mas a alimentação correta (veja pp. 48-49) e algumas intervenções médicas (veja pp. 38-39) podem ajudar a controlar os enjôos matinais. Se você tem dificuldade para se aprontar de manhã, negocie com seu empregador para chegar uma hora mais tarde no trabalho e sair depois do horário normal. Assim você também evita os congestionamentos do fim do expediente. Fazer lanches com alimentos de alto valor protéico, como castanhas, barras de cereais, queijo ou uma vitamina com frutas, podem aliviar o problema. Preste atenção aos odores que a deixam nauseada, assim você poderá tentar evitá-los.

Falta de energia Muitas mulheres consideram avassaladora a falta de energia do início da gravidez. Faça o possível para preservar as forças. A gravidez será muito mais prazerosa se você conseguir realizar a maior parte das tarefas pelas quais é responsável e se puder manter-se igualmente produtiva. Mantendo o profissionalismo nesse período tão importante da vida, você passará ao chefe e aos colegas a mensagem de que a carreira também lhe é essencial. Uma impressão favorável no início dará a eles a certeza de que você continuará produtiva e bem-sucedida depois de dar à luz e influenciará a maneira como irão tratá-la.

Perto do final da gestação, período em que você vai precisar diminuir o ritmo, o chefe e os colegas provavelmente se mostrarão mais compreensivos se você tiver se esforçado para ser uma funcionária valiosa mesmo estando grávida.

Avalie a sua produtividade com equilíbrio e escute seu corpo. Se estiver exausta, passe a trabalhar menos. Lembre que, provavelmente, você irá se sentir muito melhor e mais animada no próximo trimestre, quando poderá tirar o atraso. Descanse tanto quanto possível para suportar o trabalho extra que seu corpo tem de realizar para sustentar o bebê.

Faça várias refeições saudáveis e balanceadas durante o dia para manter as forças. Além disso, faça pausas e relaxe o corpo e a mente inspirando

apesar das **concessões** que você terá de fazer, a gravidez não a impedirá de ser uma **profissional confiável**

profundamente duas ou três vezes. Aproveite a hora do almoço para descansar.

Tente não trabalhar muito além do horário, pois assim será possível relaxar e aproveitar a companhia de seu parceiro. Vá para a cama cedo, durma o máximo todas as noites, pois isso a ajudará a manter alto o nível de energia.

O estresse do trabalho pode ser inevitável, mas ele é cansativo e sugará suas forças. Faça o que estiver ao seu alcance para diminuir a tensão diária. Exercícios regulares e boa alimentação ajudam, assim como massagens e reflexologia.

COMO LIDAR COM O CHEFE

Se você contou ao pessoal do escritório que está grávida, logo vai descobrir se o chefe, os colegas e a própria empresa são flexíveis ou se lidam de forma rígida e impessoal com as necessidades de quem vai ter um filho. Nessa hora você poderá passar a ver o local de trabalho sob um ângulo totalmente diferente e prever o que terá de fazer para conciliar maternidade e carreira. A maneira pela qual a empresa atende às suas necessidades no início da gravidez indica como ela se comportará no futuro, depois que o bebê tiver nascido.

O momento de comunicar A maioria das mulheres espera até o final do terceiro mês para comunicar a gravidez ao chefe. A essa altura o risco de aborto espontâneo é pequeno e você já poderá ter realizado os exames que acusam a síndrome de Down (veja p. 58) ou outras anomalias genéticas (veja p. 54) e estar segura de que terá uma gravidez normal. Segundo a lei brasileira, você deve, de posse do atestado médico, informar o empregador sobre a gravidez e a data do início do afastamento do emprego, que poderá ocorrer entre o 28º dia antes do parto e o nascimento do bebê. Se você tem enjôos matinais e se sente muito cansada, ou se o trabalho é muito estressante, converse logo com seu chefe e negocie alguns ajustes em sua rotina para sentir-se mais confortável e produtiva. A melhor hora para abordar o assunto vai depender de como seu chefe resolveu casos anteriores de gravidez de funcionárias. Se você prevê uma reação negativa, espere até provar que, mesmo grávida, você pode ser produtiva. Uma ocasião perfeita para associar a gravidez à sua capacidade de trabalho seria, por exemplo, a conclusão bem-sucedida de um projeto.

Leve em conta as necessidades do chefe e dos colegas Informe-se sobre a legislação que regula a licença-maternidade (veja pp. 14-15) e procure seu chefe quando tiver uma estratégia para a saída do trabalho, o tempo que passará afastada e o retorno. Na maioria das vezes, os chefes gostam de ver que a funcionária pensou nele e na empresa e não apenas nas próprias necessidades. Dessa forma, você estará em posição favorável para negociar um horário de trabalho flexível durante a gravidez.

Em sua ausência, todas as tarefas sob sua responsabilidade serão redistribuídas aos colegas, e é possível que eles temam que você não retorne para reassumir suas funções. Garanta-lhes que está ciente dessa preocupação e que tem todo o interesse em promover uma transição tranqüila.

Dicas para mães que trabalham fora

Algumas providências práticas podem fazer bastante diferença na maneira como você se sente no trabalho e, conseqüentemente, na sua produtividade. Tente seguir as dicas abaixo:

- Divida a hora do almoço em intervalos menores, de 15 ou 20 minutos
- Descanse durante os intervalos. Feche os olhos e permita-se tirar uma soneca
- Leve frutas e vários lanchinhos para o escritório. Alimentar-se com freqüência ajuda a combater os enjôos do início da gravidez
- Beba água o dia todo. Tente beber quatro copos em um período de oito horas e vá ao banheiro com freqüência
- Ande o máximo possível para ajudar a circulação, reduzir o inchaço e prevenir tromboses nas pernas, muito comuns na gravidez
- Se você passa a maior parte do dia em pé, tente sentar-se com os pés para cima por pelo menos uma hora

programa de exercícios

Nos primeiros meses da gravidez, é importante prestar atenção aos sinais do corpo e diminuir o ritmo. Embora as mudanças visíveis sejam poucas, o organismo da gestante passa por ajustes imensos. Exercícios pesados podem esgotá-la física e emocionalmente, por isso exercite-se com moderação.

Exercitar-se todos os dias por 30 minutos é muito benéfico para a gestante. A atividade física reduz o estresse, melhora o sono e o equilíbrio hormonal (e, portanto, o emocional), aumenta a energia e a boa forma física e reduz as indisposições da gravidez. As mulheres que se exercitam regularmente têm postura melhor, o que ajuda a reduzir ou evitar as dores nas costas. Elas também tendem a ter menos inchaço e trombose e engordam menos durante a gravidez.

Se você está começando a se exercitar, pense em atividades leves como caminhada, ioga ou ginástica própria para gestantes. O estímulo para dar continuidade ao programa de exercícios virá dos resultados e do prazer que você vai sentir. A atividade física é também essencial para a eficácia da dieta.

INTENSIDADE E DURAÇÃO

Os exercícios devem deixá-la mais ativa. Se ao final do treinamento você se sentir cansada e sem ânimo, faça exercícios mais leves e com menos freqüência. Se você já realiza atividades físicas, adapte-as à gravidez.

A intensidade correta

Você deve conseguir falar sem perder o fôlego durante os exercícios moderados (especialmente se estava fora de forma antes de engravidar). Isso será difícil nos exercícios aeróbicos. Se dispuser de um monitor de freqüência cardíaca, mantenha-se na sua freqüência de treino.

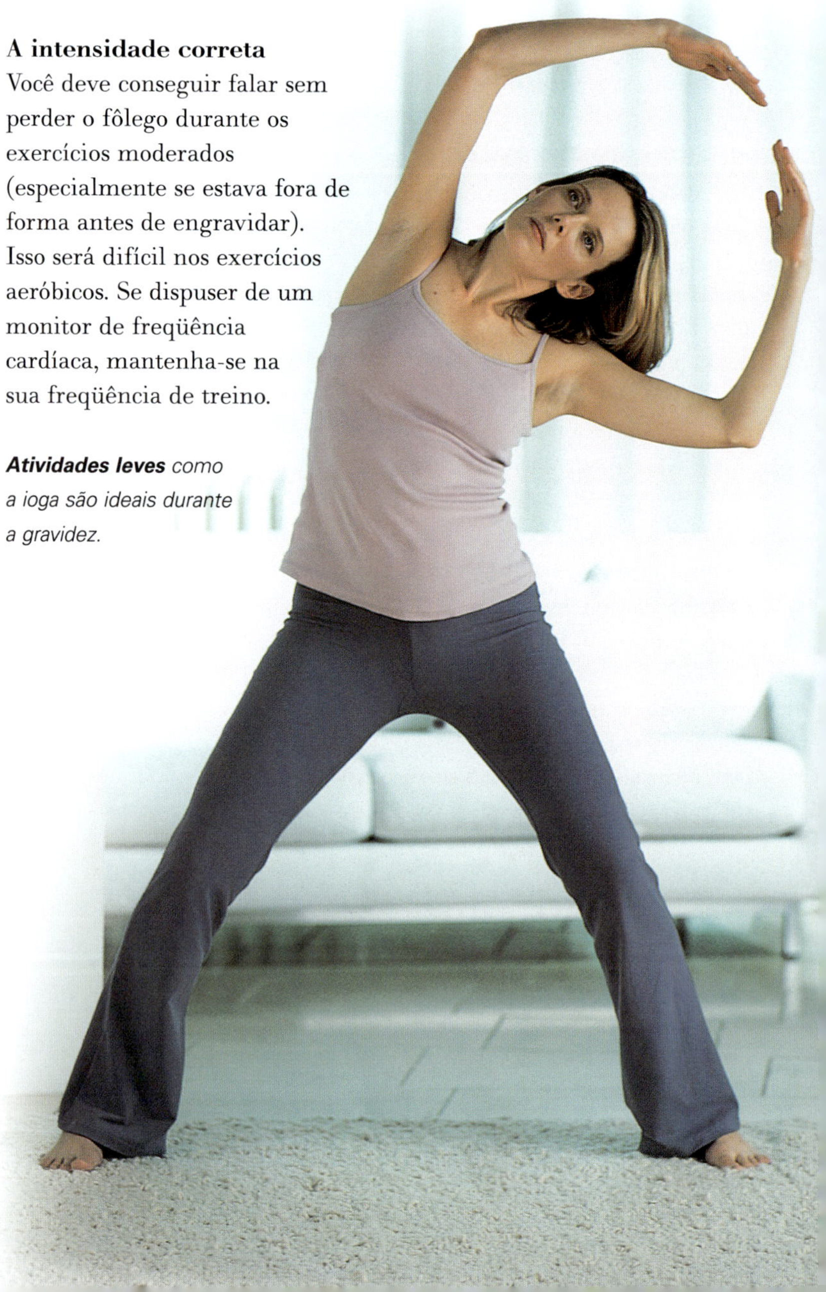

***Atividades leves** como a ioga são ideais durante a gravidez.*

Duração Limite o trabalho aeróbico a 30 minutos, sem esquecer do aquecimento antes e do período de descanso ao final. As atividades anaeróbicas (trabalho com pesos, por exemplo) podem durar uma hora, desde que sejam moderadas. Para manter os níveis de glicose durante os exercícios anaeróbicos, beba suco de frutas.

FREQÜÊNCIA CARDÍACA Para que o exercício seja seguro e eficaz é preciso calcular a freqüência cardíaca máxima (FCM) e, a partir dela, a freqüência de treinamento durante a gravidez. Para saber a FCM, subtraia sua idade de 220. Na gravidez é aceitável ter como meta de 60 a 80% da FCM. Entre as mulheres fora de forma, um bom limite é de 50 a 60% da FCM. Entre as mulheres em boa forma, é seguro ter como meta de 70 a 80% da FCM. Por exemplo, se você tiver 35 anos e estiver em boa forma física, deverá manter a freqüência cardíaca entre 130 e 148 batimentos por minuto. Se estiver fora de forma, mantenha a freqüência cardíaca entre 93 e 111 batimentos por minuto.

EXERCÍCIO SEGURO
Evite o superaquecimento, que pode prejudicar o desenvolvimento do sistema nervoso central do bebê neste trimestre. Use roupas folgadas e sutiãs com boa sustentação. Beba água pelo menos 30 minutos antes do treinamento. Não faça atividades pesadas se estiver com febre nem se exercite em ambientes quentes ou úmidos. Evite a exaustão. Preste atenção aos sinais do corpo e, em qualquer estágio da gravidez, interrompa os exercícios e chame um médico se você sentir:

- contrações freqüentes ou incômodas longe da data do parto
- sangramento vaginal ou perda de líquido amniótico
- dor de cabeça persistente
- taquicardia ou batimentos cardíacos mais fortes
- tontura
- diminuição ou ausência de movimentos do bebê
- intensa falta de fôlego
- intensa fraqueza muscular
- dor ou inchaço na panturrilha.

Durante a gravidez, evite esportes de contato, mergulho, equitação e todo exercício que possa causar impactos ou quedas.

EXERCÍCIOS PRÓPRIOS PARA OS PRIMEIROS TRÊS MESES DE GRAVIDEZ

Exercício	Benefícios e sugestões	Freqüência e duração
Caminhada	Adapte a caminhada ao seu nível de energia a cada dia. Escolha um local – desde parque tranqüilo a uma rua agitada – que atenda suas necessidades. Se possível, vá com seu parceiro ou com uma amiga.	Se puder, caminhe diariamente entre 20 e 30 minutos.
Alongamento	Os exercícios de alongamento diminuem a tensão muscular, ativam a circulação, liberam os movimentos e aumentam a consciência corporal.	Duas a três vezes por semana, entre 30 e 60 minutos.
Hidroginástica	A companhia de outras pessoas e um horário fixo são bons motivadores. Além disso, a água é relaxante e facilita a movimentação.	Duas a três vezes por semana, por 50 minutos.
Ioga	Os movimentos lentos e suaves da ioga podem ajudá-la a respirar mais fundo. Eles também fortalecem os músculos e dão mais flexibilidade.	Diariamente, se as séries forem leves; ou três vezes por semana.

alimentação

Durante a gravidez, costuma-se dizer que é preciso "comer por dois". Isso não é verdade – você comerá apenas um pouco mais do que o normal. Porém, sua dieta deverá ser rica em proteínas, vitaminas e minerais. Só assim o bebê receberá os nutrientes essenciais para se desenvolver com saúde.

NUTRIENTES VITAIS

Até certo ponto, aquilo que você come determina o bom desenvolvimento do bebê em gestação. Uma alimentação balanceada proporciona ao bebê todos os nutrientes necessários.

Proteína Ao longo da gravidez, as mulheres devem ingerir pelo menos 60 g de proteínas diariamente, e as gestantes com mais de 35 anos precisam de 4 ou 5 g a mais. As proteínas são alimentos construtores que promovem o crescimento do útero, da placenta, das mamas e o desenvolvimento dos tecidos do bebê. Inclua em sua dieta alimentos com alto teor protéico (veja na página ao lado).

Ferro Durante a gestação, a necessidade de ferro dobra para 30 mg. O ferro é necessário para a formação dos glóbulos vermelhos, e você vai precisar de boas reservas no início da gravidez para manter um bom nível de energia.

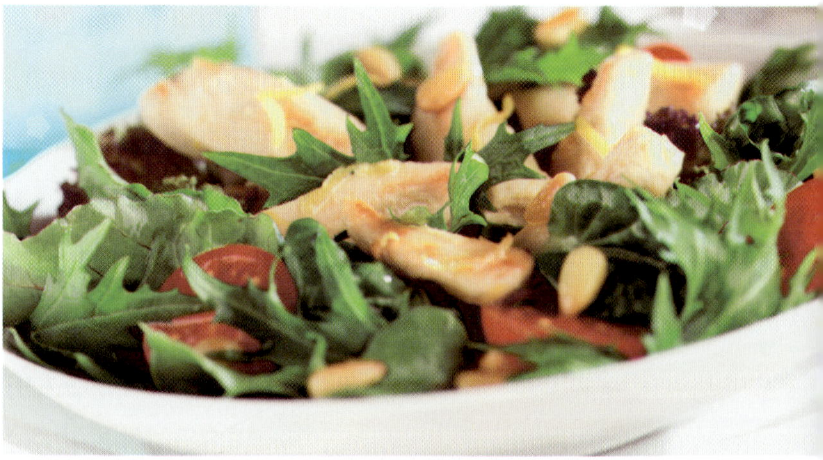

***A salada de frango** é uma refeição leve que fornece nutrientes variados e muita proteína.*

A anemia (baixos níveis de ferro) pode deixá-la cansada e fraca demais para o trabalho de parto. Ingerir alimentos ricos em ferro (veja na página ao lado) ajuda a manter a energia durante os três primeiros meses, que exigem muito da gestante.

Muitas mulheres começam a gravidez com níveis inadequados de ferro. Como o organismo necessita de mais ferro durante a gestação, é possível que nesses casos apenas a alimentação não dê conta do recado. Talvez o médico receite um suplemento desse mineral além das outras vitaminas normalmente prescritas às gestantes.

Vitaminas e suplementos minerais

Apesar de a necessidade de vitaminas ser maior na gravidez, o excesso de suplementos é perigoso. Megadoses de vitaminas A e D, por exemplo, que são lipossolúveis, são potencialmente prejudiciais ao bebê. As fórmulas especiais para gestantes contêm doses menores dessas vitaminas. Não tome suplementos que não sejam específicos para gestantes; peça uma prescrição ao seu médico.

ALIMENTOS A EVITAR

As mulheres grávidas devem evitar certos alimentos devido ao risco de contrair doenças causadas por micróbios, como o da toxoplasmose, a *Escherichia coli* e a listeria, que podem afetar o bebê.

A toxoplasmose é causada por um parasita. A doença não é prejudicial para a mãe, mas pode provocar anomalias congênitas no bebê se ela for contaminada durante a gestação ou pouco antes de conceber.

A listeriose é causada por uma bactéria capaz de atravesssar a placenta e atingir o bebê. Essa infecção pode ocasionar aborto espontâneo, parto prematuro e até a morte do feto. As gestantes são mais propensas a contrair listeriose, por isso evite alimentos que possam estar contaminados (veja abaixo).

A contaminação por salmonela não deve prejudicar o bebê, mas pode destruir as reservas da mãe, cujo corpo já está sobrecarregado.

Carne malcozida ou crua e peixe cru A ingestão desses alimentos pode causar contaminação por *Escherichia coli* e por salmonela, por exemplo. Evite comer todos os tipos de carne crua.

Refeições prontas Os pratos prontos podem estar contaminados com listeria. Coma-os apenas se puder aquecê-los totalmente. Evite cachorro-quente e patês.

Fígado e outras vísceras O fígado é riquíssimo em vitamina A, e grandes quantidades dessa vitamina já foram associadas à presença de doenças congênitas. As vísceras podem conter altos níveis de toxina animal, por isso é melhor evitá-las.

Leite não-pasteurizado Tome apenas leite pasteurizado para evitar a contaminação por listeria.

Queijos moles Podem conter listeria. Coma queijos feitos com leite pasteurizado. Evite queijo-de-minas, camembert, brie e gorgonzola.

Ovo cru Ovos crus ou pouco cozidos podem conter salmonela. Evite pratos como maionese.

Peixes contaminados Níveis perigosos de mercúrio já foram detectados em certos peixes. O mercúrio pode afetar o cérebro do bebê. Evite marlim, cação e peixe-espada. Diminua também a ingestão de atum (veja p. 21).

ALIMENTAÇÃO E ENJÔOS MATINAIS

Muitas mulheres têm enjôos nos três primeiros meses, o que quase certamente interfere no apetite. Algumas sentem enjôos o dia inteiro. Experimente as dicas a seguir para driblar o problema e conseguir ingerir os nutrientes de que precisa.

- Coma alimentos magros, com alto teor de carboidratos, como bolachas de água e sal, cereais ou torradas.
- Ingira porções pequenas de alimentos ricos em proteínas.
- Faça várias refeições pequenas ao dia.
- Beba bastante água.

Fontes de proteína

As proteínas são fundamentais para a sua saúde e a do bebê por uma série de razões. Os alimentos a seguir são ricos em proteína:

- Frango e carne de vaca magra
- Peixes e frutos do mar (evite peixes que possam estar contaminados com mercúrio, veja p. 21)
- Laticínios: leite, iogurte, queijo
- Ovos
- Leguminosas, como lentilha, feijão, ervilha, grão-de-bico, soja
- Sementes e castanhas
- Tofu e produtos de soja
- Cereais como granola e arroz integral contêm alguma proteína

Fontes de ferro

O ferro é importante na formação dos glóbulos vermelhos, e as gestantes precisam ingerir duas vezes mais ferro do que o normal. São boas fontes de ferro:

- Carnes vermelhas, especialmente de vaca
- Aves, carne escura
- Ovos
- Frutas secas, como damasco, ameixa e figo
- Folhas verde-escuras: brócolis, couve, espinafre e ramas de nabo
- Cereais enriquecidos com ferro
- Sementes e castanhas, como castanha-de-caju e semente de girassol
- Leguminosas

o pré-natal

Confirmada a notícia da gravidez, é preciso escolher quem cuidará de você mês a mês e realizará o parto. A tranqüilidade e a segurança dos pais e do bebê dependerão dessa decisão, que deve ser tomada tendo em vista o tratamento que vocês desejam e os recursos financeiros de que dispõem.

A ESCOLHA DO MÉDICO

A primeira coisa a fazer é conversar com as amigas que tiveram filhos nos últimos anos e verificar se os médicos sugeridos atendem pelo seu convênio.

Se você não conseguir nenhuma indicação ou não gostar das indicações, consulte a lista de obstetras de seu plano de saúde e tente descobrir em que hospitais esses profissionais prestam atendimento. Os bons médicos costumam trabalhar nos melhores centros de saúde.

Além de boa formação técnica, o obstetra precisa demonstrar disposição de atendê-la a qualquer hora do dia. Tente descobrir se o profissional escolhido viaja demais e se, por isso, existe um risco razoável de você ser atendida pelo plantonista da maternidade.

TIPOS DE PARTO

Muitas mulheres acima de 35 anos têm filho com parto normal, embora a cesariana seja uma opção bastante utilizada. A decisão dependerá das circunstâncias médicas na hora do nascimento.

Parto normal No parto normal, o bebê nasce pela vagina. Em geral, é feito um pequeno corte no períneo e a mulher toma anestesia peridural.

Cesariana Se o bebê não está bem posicionado, se não há dilatação suficiente para a expulsão ou se há algum tipo de risco para a mãe ou o filho, é feita uma cesariana – incisão na parte inferior do ventre para a retirada do bebê. Costuma-se usar a anestesia peridural.

Parto em casa De maneira geral, o médico só concordará com o parto em casa se a sua gravidez tiver transcorrido sem problemas

PLANOS DE SAÚDE

Se você planeja engravidar e não tem assistência médica particular, é hora de pensar em adquirir um plano de saúde, pois a carência para parto é de 300 dias. As operadoras de saúde são campeãs de reclamações, por isso, antes de contratar um plano, informe-se sobre a situação delas junto aos órgãos de defesa do consumidor. Existem quatro modalidades; contrate uma que atenda à sua necessidade.

Ambulatorial	Cobre consultas em número ilimitado, exames e procedimentos realizados em ambulatórios, consultórios e clínicas, além de procedimentos de urgência e emergência nas primeiras 12 horas. Não inclui internações.
Hospitalar sem obstetrícia	Inclui atendimento em unidade hospitalar com número ilimitado de diárias, inclusive em UTI, e os procedimentos necessários no período de internação. Os atendimentos de urgência e emergência que evoluírem para internação ou que sejam necessários à preservação da vida são cobertos. Assegura exames complementares realizados durante a internação e procedimentos em hemodinâmica.
Hospitalar com obstetrícia	Proporciona também consultas, exames e procedimentos relativos ao pré-natal, assistência ao parto e ao recém-nascido durante os primeiros 30 dias de vida. Garante a inscrição do recém-nascido como dependente isento do cumprimento de carência, desde que a inscrição ocorra até 30 dias após o nascimento. Nessa modalidade estão incluídos os mesmos exames do plano hospitalar.
Referência	É a modalidade mais completa e compreende assistência médico-hospitalar para todos os procedimentos clínicos, cirúrgicos e os atendimentos de urgência e emergência. Inclui todos os exames e todos os procedimentos especiais previstos nos planos ambulatorial e hospitalar.

e se a possibilidade de parto normal for predominante.

Parto de cócoras Facilita a saída da cabeça do bebê e propicia menos intervenções, como o corte do períneo. Também beneficia o bebê, pois é mais rápido.

Parto na água A gestante é colocada numa banheira com água entre 36-37°C. Ela pode ficar na água durante as contrações e sair para ter o bebê ou ficar ali até o fim. A água relaxa e alivia a dor.

Parto Leboyer O médico francês defendia uma forma mais amena de nascer e criou um ambiente com pouca luz, silêncio e delicadeza, para o parto normal. Ao nascer, o bebê é colocado imediatamente no colo da mãe, ainda preso a ela pelo cordão umbilical.

A MATERNIDADE

Nas grandes cidades do país, as maternidades de ponta estão cada vez mais parecidas com hotéis de luxo. Elas oferecem desde serviço de cabeleireiro e manicure a cardápio preparado por *chefs* estrelados. Não se deixe impressionar e tenha em mente o que realmente importa: a qualidade do atendimento médico. Verifique se a maternidade está equipada com UTI neonatal e preparada para emergências. Visite o berçário e conte a quantidade de incubadoras e de berçaristas. Procure ver como as enfermeiras cuidam dos recém-nascidos. Elas são sorridentes, tranqüilas e carinhosas ou parecem agitadas e impacientes? Quem é o médico responsável pelo berçário? Se você deseja que um pediatra de sua estrita confiança cuide de seu bebê no hospital, verifique se o obstetra escolhido dispõe desse profissional na equipe. Em geral, embora não façam alarde, as operadoras de saúde cobrem esse gasto.

Outro item importante a ser observado é o tipo de alojamento oferecido. Algumas maternidades dispõem de alojamento conjunto, que permite o contato contínuo do bebê com os pais desde o início e incentiva o aleitamento materno. Discuta essa opção com o médico.

Por fim, procure informar-se sobre a maternidade com mulheres que deram à luz nela. Com certeza, elas saberão avaliar a qualidade dos serviços oferecidos.

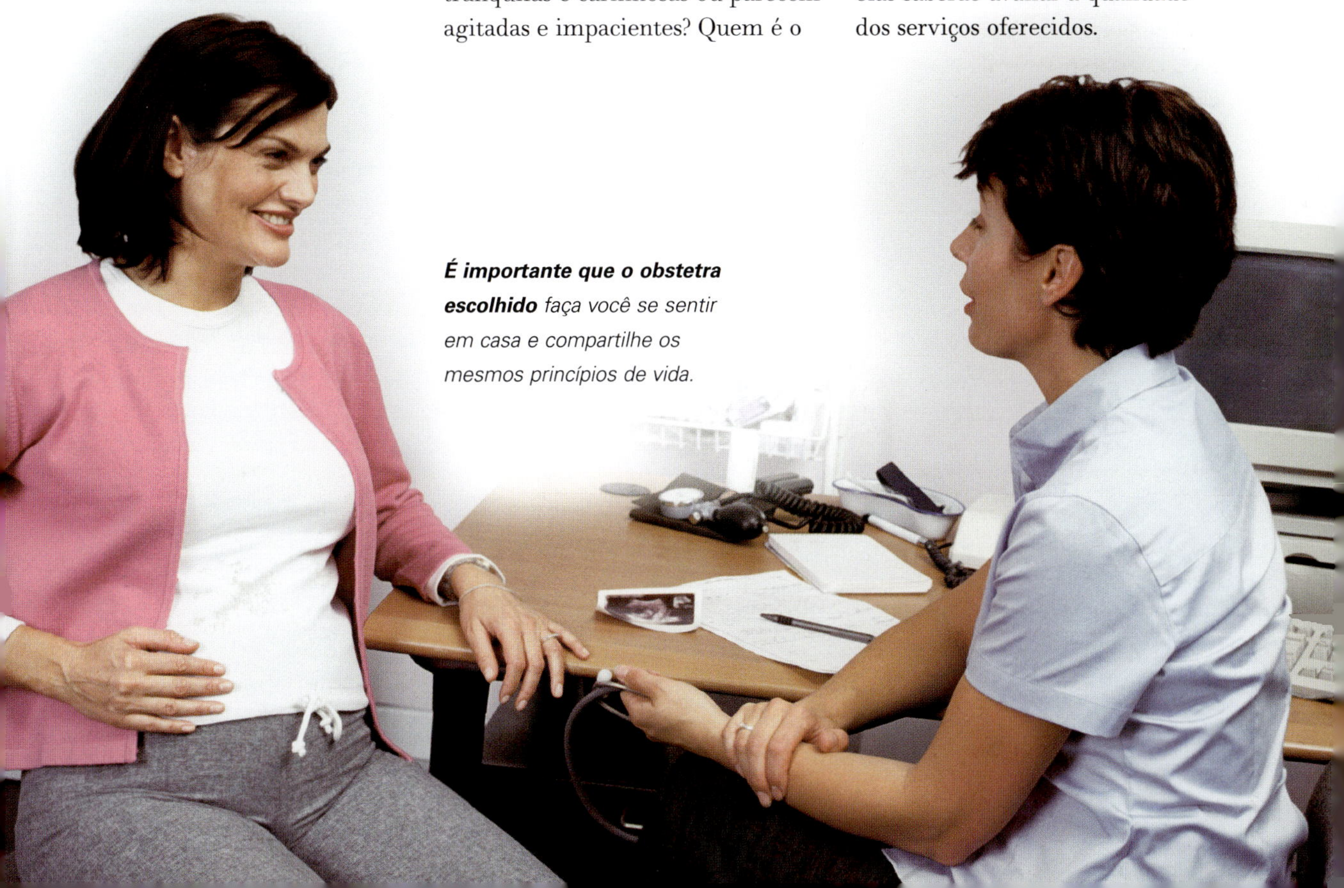

É importante que o obstetra escolhido *faça você se sentir em casa e compartilhe os mesmos princípios de vida.*

a primeira consulta

A primeira consulta ao obstetra é muito importante. Ele fará um levantamento completo do seu histórico médico e avaliará se existe algum problema de saúde latente. Além disso, verificará o histórico de doenças em sua família e na de seu parceiro.

A menos que você tenha um problema de saúde preexistente, o médico irá tratá-la como qualquer outra gestante, no que diz respeito à primeira consulta. Ainda assim, recomenda-se que essa consulta inicial seja feita logo que for confirmada a gravidez. A razão disso é que, mesmo que a gestação venha a resultar num aborto espontâneo, o que é bastante comum nos primeiros dias de gravidez, a realização de exames pode determinar com algum grau de precisão se há possbilidade de o aborto ocorrer.

PREPARE-SE PARA A CONSULTA

Se o seu parceiro não acompanhá-la na primeira consulta, é importante que vocês discutam antes possíveis problemas de saúde na família que possam ser transmitidos ao bebê, pois muitos deles podem ser diagnosticados por exames. Se você tiver qualquer problema, como pressão alta ou diabetes, leve ao obstetra os últimos exames e os medicamentos que toma. Dessa forma, as suas perguntas serão respondidas de imediato.

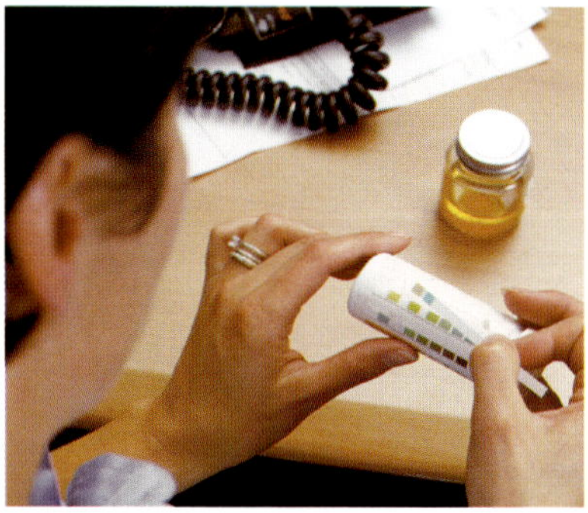

O exame de urina *verifica se há uma infecção não diagnosticada ou diabetes.*

É possível que o médico lhe faça perguntas constrangedoras, mas necessárias, sobre uso de drogas, doenças sexualmente transmissíveis e interrupção de gravidez anterior. É fundamental que você não minta sobre o seu histórico médico. Se o seu parceiro não souber do seu passado, providencie para conversar com o médico em particular.

EXAMES MAIS COMUNS

Além de lhe fazer uma porção de perguntas, provavelmente o obstetra a submeterá a uma avaliação física completa, além de verificar seu peso e sua altura. Ele também deverá discutir os exames existentes para detectar anormalidades cromossômicas. Esses exames são realizados entre a 10ª e a 14ª semanas (veja pp. 54-59). Dependendo do estágio da gravidez, você poderá escutar o coração do bebê nessa consulta. Finalmente, o médico solicitará exames de sangue e de urina e medirá a pressão sanguínea (veja na página ao lado).

OUTROS EXAMES

Além dos exames de rotina, você poderá realizar outros, adicionais, dependendo do seu histórico médico. É provável que o obstetra peça um ultra-som para determinar o número exato de semanas da gestação e para excluir a possibilidade de uma gravidez múltipla ou de aborto "retido" (quando o bebê morreu mas você ainda não apresentou sintomas). O primeiro ultra-som costuma ser realizado no período entre a 8ª e a 12ª semanas.

Também é provável que o médico peça um teste de HIV (o vírus que causa a aids). Hoje, esse exame é recomendado a todas as gestantes. Se você tiver o vírus, as chances de transmiti-lo ao bebê

EXAMES DE ROTINA

Exames de sangue

- **Citomegalovírus** Feito para indicar se a mulher tem esse herpes-vírus. O vírus passa da mãe ao bebê pela placenta, mas nem sempre a criança nasce infectada.
- **Glicemia** Mede o nível de glicose no sangue e detecta o diabetes na gravidez.
- **Hemograma completo** Identifica a anemia, que é muito comun na gravidez. A anemia pode ser causada por baixos níveis de ferro ou ter um componente genético, como na talassemia.
- **Hepatites B e C** Detectam os vírus ativos das hepatites B e C, infecções virais do fígado que podem ser transmitidas ao bebê durante a gestação e o trabalho de parto.
- **Pesquisa de anticorpos** (Coombs indireto) Verifica se você tem anticorpos capazes de atravessar a placenta e causar anemia ao bebê.
- **RS Toxoplasmose** Detecta a toxoplasmose congênita. A toxoplasmose é doença parasitária, e o gato doméstico é seu principal hospedeiro; a contaminação se dá no contato com as fezes.
- **Rubéola** O exame detecta se você já teve a doença. Em caso negativo, a vacina deve ser tomada logo após o parto. Não se pode tomar a vacina durante a gravidez.
- **Sífilis** Esta doença sexualmente transmissível nem sempre causa sintomas na mãe, mas pode prejudicar seriamente o feto.
- **Tipo sanguíneo e fator Rh** Este exame mostrará se o seu sangue é A, B, O ou AB e se o seu Rh é positivo (Rh+) ou negativo (Rh-). Se você tiver Rh negativo, provavelmente receberá uma medicação chamada soro anti-Rh depois de qualquer procedimento médico, como uma amniocentese, por exemplo, ou se apresentar sangramento vaginal. Uma dose extra costuma ser dada entre a 28ª e a 34ª semanas.

- **Exame de urina** Acusa a presença de proteína na urina e sinais de infecção do trato urinário. O excesso de proteína na urina pode ser indício de uma doença renal. As infecções urinárias são tratadas com antibióticos para evitar problemas que possam trazer complicações para a gravidez.
- **Peso** Determinando o peso inicial, o médico poderá verificar quanto você engordará ao longo da gestação.
- **Pressão sanguínea** Em geral, a pressão sanguínea diminui na metade da gravidez. As mulheres que apresentam pressão alta ou de normal a alta no início da gestação são mais propensas a desenvolver problemas mais tarde.

podem ser muito reduzidas com a ingestão de medicamentos anti-retrovirais.

Se você não sabe se teve ou não catapora, fique longe de pessoas infectadas enquanto estiver grávida. Se não for imune e acabar exposta à doença, existem tratamentos para prevenir o desenvolvimento de uma catapora severa durante a gestação.

Se sua ascendência for afro-caribenha, africana, mediterrânea ou hispânica, você poderá realizar uma exame que detecta a talassemia, um anemia congênita.

A DATA DO PARTO

Por fim, o médico calculará a data provável do seu parto.

Essa data é baseada no último período menstrual. Mesmo que você pense saber a data em que concebeu, a última menstruação é a maneira mais precisa de estimar a data provável do nascimento do bebê. Esse cálculo só não será possível se você não se lembrar da data da última menstruação ou se os seus ciclos forem irregulares. Nesses casos, o ultra-som é o meio mais preciso de saber a idade gestacional do feto. Não se prenda muito a essa data – ela é apenas uma estimativa. Em geral, você passará por uma nova consulta dentro de quatro a seis semanas para discutir os resultados dos exames. Entretanto, se houver qualquer anormalidade, o médico deverá entrar em contato com você antes da segunda consulta.

recursos da medicina fetal

As mulheres mais velhas apresentam risco maior de ter um bebê com problemas causados por excesso ou falta de cromossomos. Os exames que detectam essas doenças melhoraram muito nos últimos anos e são realizados por um número crescente de mulheres. Entretanto, a decisão de realizá-los ou não ainda é puramente pessoal.

ANOMALIAS CROMOSSÔMICAS

Os exames do primeiro trimestre têm por objetivo detectar anomalias cromossômicas no bebê. A anomalia mais conhecida é a síndrome de Down, causada pela presença de um cromossomo 21 extra. O risco de doenças cromossômicas aumenta de forma notável à medida que envelhecemos e é particularmente grande quando chegamos aos 40 anos. A avaliação de anomalias do tubo neural é feita a partir do primeiro ultra-som, da 11ª à 14ª semana de gestação, pela medida da translucência nucal e outros marcadores.

A síndrome de Down é causada pela presença de um cromossomo 21 extra. O nível de deficiência é variável, mas todos os bebês portadores de Down têm algum grau de dificuldade de aprendizagem. São comuns problemas cardíacos e de visão.

A trissomia do 18 é causada por um cromossomo 18 extra e afeta cerca de uma criança em 3 mil nascimentos. A maioria dos fetos com trissomia do cromossomo 18 morre no útero, mas os sobreviventes podem durar anos com retardamento mental severo. A maior parte dos fetos com esse problema apresentará anomalias significativas, que podem ser detectadas pelo ultra-som.

A trissomia do 13 afeta cerca de uma criança em 5 mil nascimentos e é causada pela presença de um cromossomo 13 extra. A maioria dos fetos com trissomia do 13 apresenta anomalias que podem ser detectadas no ultra-som, como defeitos cardíacos, lábio leporino e problemas no cérebro. Grande parte dos bebês nesta condição morre até três meses depois do parto.

A síndrome de Turner ocorre quando um feto feminino não tem um cromossomo X ou parte dele. Diferentemente das outras trissomias, a síndrome de Turner não é mais comum em mulheres mais velhas. As malformações são comuns e podem incluir defeitos cardíacos e problemas nos rins. A doença causa aborto espontâneo na maioria dos casos; porém, cerca de uma em 2.500 mulheres é afetada. Elas costumam ter porte pequeno e ser incapazes de engravidar.

A síndrome de Klinefelter ocorre quando um feto masculino tem um cromossomo X extra. Ela afeta de uma criança em 500 a uma em 800. Os meninos portadores da síndrome de Klinefelter têm problemas de desenvolvimento, especialmente demora para falar, apesar de serem tão ou mais inteligentes que a média.

RISCO DE ANOMALIAS CROMOSSÔMICAS

Idade da mãe no parto	30	35	38	42	44	46
Risco de síndrome de Down no nascimento	1 em 952	1 em 385	1 em 175	1 em 64	1 em 38	1 em 23
Risco de qualquer anormalidade no nascimento	1 em 384	1 em 204	1 em 103	1 em 40	1 em 25	1 em 15

EXAMES OPCIONAIS DOS TRÊS PRIMEIROS MESES

Nome do exame	Resultado	Como funciona
Exame de sangue (veja p. 56)	Risco estimado de síndrome de Down ou de trissomia do cromossomo 18.	Uma amostra de sangue é analisada para detectar o nível de dois hormônios. Quando combinado à translucência nucal, o exame estima o risco de síndrome de Down.
Translucência nucal (veja p. 57)	Risco estimado de síndrome de Down.	O ultra-som mede a espessura de uma prega de pele na nuca do bebê. A translucência nucal costuma ser combinada a um exame de sangue.
Biópsia de vilocorial (veja pp. 58–59)	Diagnóstico definitivo de síndrome de Down e outras anomalias cromossômicas.	Uma amostra da placenta é extraída, e os cromossomos são analisados em laboratório.

EXAMES: FAZER OU NÃO?

Submeter-se ou não a exames para detectar anomalias genéticas no feto é uma decisão pessoal. A primeira coisa que as mulheres costumam levar em consideração é o que fazer com as informações que receberem. Não existe cura para as doenças genéticas. Se você descobrir que seu bebê está afetado, só há duas escolhas: continuar ou não a gestação, e no Brasil a lei só permite o aborto em caso de estupro ou risco de morte da gestante. Trata-se de uma situação muito difícil. Algumas mulheres têm certeza de que continuariam com a gravidez fosse qual fosse a natureza do problema encontrado. Outras sofrem demais com essa possibilidade. O melhor a fazer é provavelmente informar-se o máximo possível.

A realização dos testes traz algumas vantagens. As mulheres que sabem que o feto que carregam na barriga não é normal geralmente têm uma atitude mais positiva quando finalmente dão à luz. Tiveram tempo de se informar sobre a doença do filho, de conversar com outras mães na mesma situação, de juntar-se a grupos de apoio e de preparar a família. Por essa razão, ninguém deve desconsiderar os exames antes de pesar os prós e os contras.

AS OPÇÕES DE EXAMES

Se você decidir submetar-se a exames, terá duas opções: exames não-invasivos e exames conclusivos. A sua idade, por exemplo, já indica o risco inicial de problemas genéticos no feto (veja página ao lado). A avaliação possível nos três primeiros meses cruza a idade da mãe com o resultado de um exame de sangue e de um ultra-som. No segundo trimestre, a avaliação é feita a partir da idade da mãe e de um exame de sangue. Essas duas avaliações geram um perfil de risco pessoal, que pode ser superior ou inferior ao risco inicial oferecido pela idade materna.

A principal desvantagem dos exames não-invasivos é o fato de eles não oferecerem um resultado conclusivo. Em outras palavras, eles não dizem se o seu filho tem síndrome de Down, informam apenas o risco estatístico. A única maneira de ter certeza é realizar um exame conclusivo e invasivo – a biópsia de vilocorial (veja pp. 58-59), nos primeiros três meses, ou a amniocentese (veja pp. 78-79), entre a 15ª e a 18ª semanas. Os dois exames podem causar aborto.

Muitas vezes, as mulheres com mais de 35 anos são aconselhadas a realizar os exames invasivos de pronto. Entretanto, é possível que as opções não-invasivas revelem um risco significativamente menor de doença genética. Nesse caso, talvez não seja necessário realizar um exame que pode fazê-la perder o bebê.

exames do início da gravidez

Nos primeiros três meses, as mulheres que desejam conhecer o risco de ter um bebê com síndrome de Down, mas não querem se submeter a um exame invasivo como a biópsia de vilocorial (veja pp. 58-59) ou a amniocentese (veja pp. 80-81) dispõem de uma opção não conclusiva.

A avaliação dos três primeiros meses acontece entre a 10ª e a 13ª semanas de gravidez. São realizados exames de sangue e de ultra-som. O cruzamento dos resultados determina o risco de o bebê nascer com síndrome de Down ou outras doenças genéticas. O ultra-som mede a espessura da pele localizada na nuca do bebê – chamada de prega nucal –, que é mais grossa em fetos portadores da doença. No mesmo dia do ultra-som você pode fazer um exame de sangue para verificar o nível da proteína plasmática A associada à gravidez (PAPP-A) e da gonadotropina coriônica humana (hCG). Cruzando o resultado do exame de sangue, sua idade e a medida da translucência nucal, o médico poderá calcular o risco de o bebê nascer com síndrome de Down. O resultado demora alguns dias e será comparado ao risco de anomalias cromossômicas entre as mulheres da sua idade. Esse novo número poderá ser menor, maior

Um ultra-som no início da gravidez *ajuda a mãe a se certificar de que está tudo bem com o bebê.*

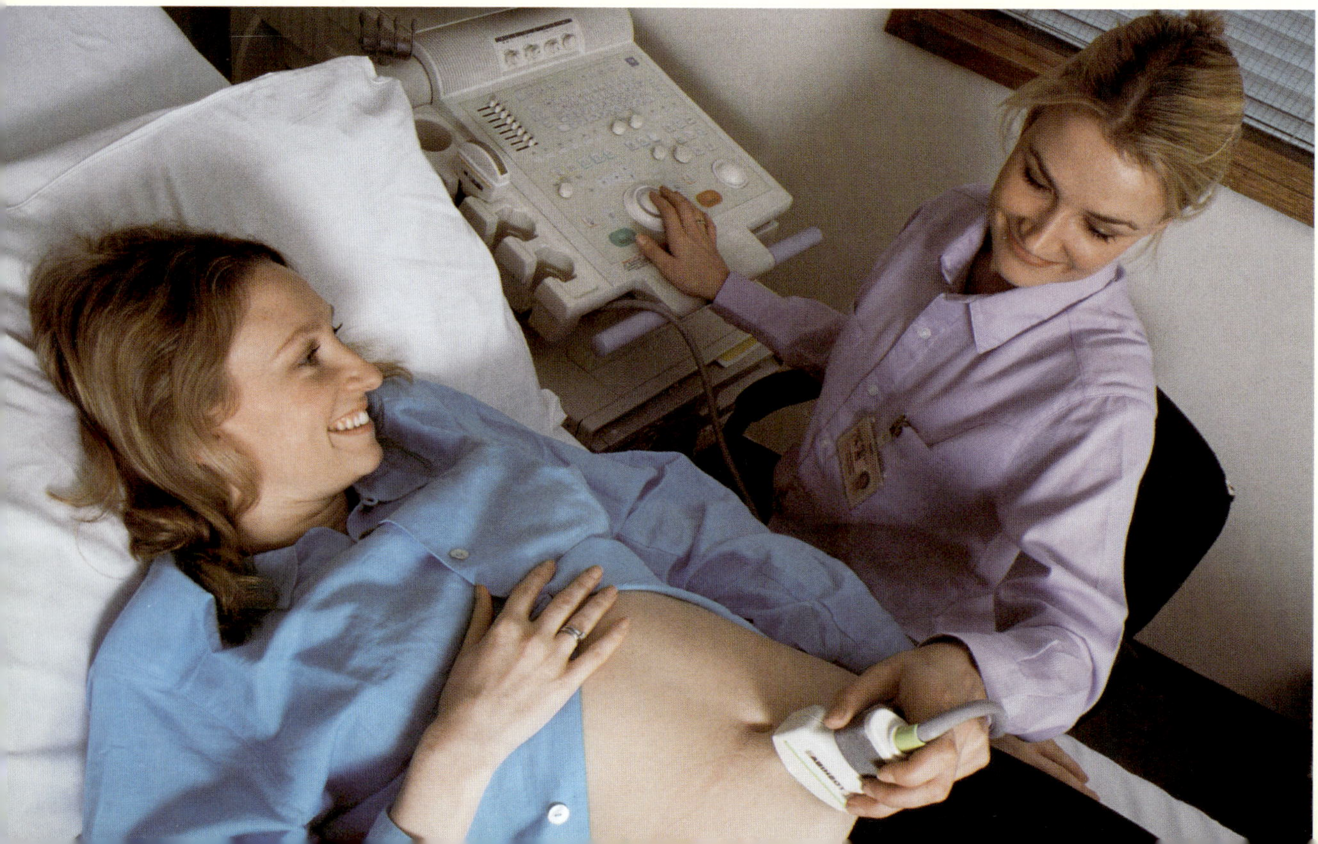

Translucência nucal

Este exame costuma ser realizado entre a 11ª e a 14ª semanas de gestação. O médico responsável coloca a sonda de um ultra-som na barriga da gestante e procura uma área na parte de trás do pescoço do feto chamada de translucência nucal.

O médico marca dois pontos e mede a espessura do local. Se o número encontrado for pequeno, o risco de síndrome de Down é baixo (a medida exata depende do tamanho do bebê). Se esse local for muito espesso, o risco de o bebê apresentar síndrome de Down é maior do que o normal.

Para obter o perfil de risco do bebê em gestação é preciso cruzar o resultado do ultra-som com translucência nucal e os exames de sangue da mãe. O resultado da translucência nucal depende muito da habilidade do médico que opera o aparelho de ultra-som. Um exame malfeito pode não detectar a síndrome ou, por outro lado, dar um falso positivo.

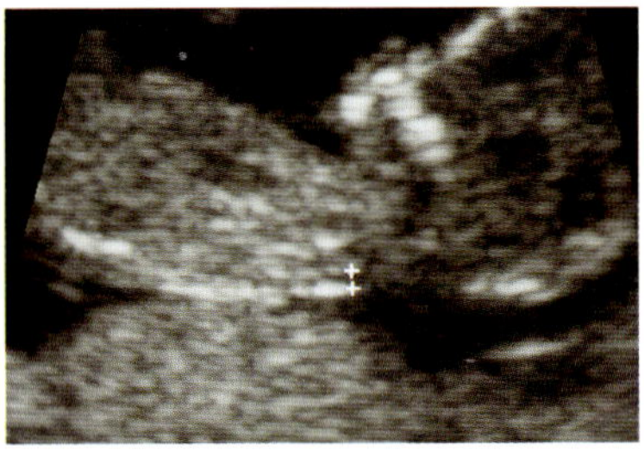

O ultra-som mostra o perfil do bebê. *As cruzes indicam a nuca do bebê. Um vão estreito sugere baixo risco de síndrome de Down.*

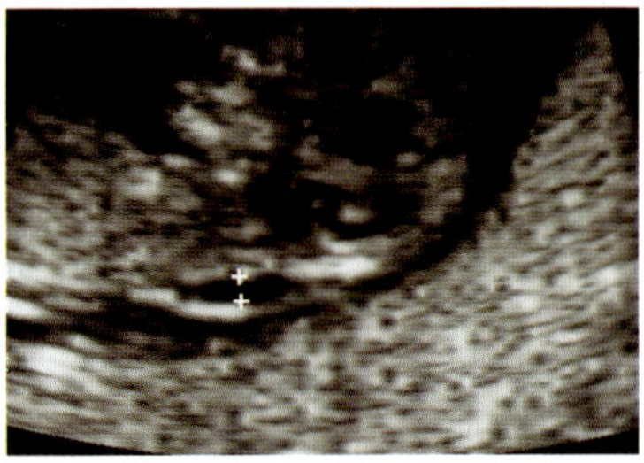

Este ultra-som *mostra uma espessura maior do que o normal. Quanto mais espesso o local, maior o risco de síndrome de Down.*

ou igual ao risco baseado apenas na idade. O resultado é considerado positivo se o risco de síndrome de Down for superior a um ponto de corte predeterminado, em geral um em 250. O teste positivo não significa que o bebê tenha síndrome de Down, mas apenas que o risco é maior. Os exames dos três primeiros meses também detectam a maioria dos bebês com trissomia do cromossomo 18.

A PRECISÃO DO EXAME

Entre as mulheres com mais de 35 anos, esses exames detectam de 85% a 95% dos bebês portadores de síndrome de Down. Entretanto, eles também podem dar um falso negativo (sugerindo que o risco é baixo quando o bebê apresenta de fato a doença). Entre 5% e 15% dos resultados são falsos negativos.

COMO A IDADE AFETA O RESULTADO

A probabilidade de o teste dar positivo aumenta com a idade. Entre as mulheres com mais de 35 anos, um quarto dos resultados é positivo. Embora a maior parte dessas mulheres venha a ter bebês normais, o resultado positivo pode transformar a biópsia de vilocorial e a amniocentese em opções a serem consideradas. Porém, os 75% restantes, que recebem um resultado negativo, podem evitar os exames invasivos com certa calma.

RESULTADOS

Se o exame der positivo Mesmo que o resultado seja positivo, a chance de o seu bebê ter síndrome de Down é muito pequena. Você irá saber o risco estatístico de ele nascer com a doença. Compare esse número com o risco de aborto causado pela biópsia de vilocorial e pela amniocentese – os únicos exames conclusivos.

Se o exame der negativo Se este exame der negativo, a chance de o seu bebê nascer com síndrome de Down é muito, muito pequena. Porém, se nem isso a tranqüilizar, você poderá submeter-se a uma biópsia de vilocorial ou a uma amniocentese. Esses dois exames darão uma resposta definitiva às suas dúvidas.

biópsia de vilocorial

Hoje as mulheres têm a opção de saber logo no início se o bebê que esperam tem síndrome de Down. Na biópsia de vilocorial, um pequeno fragmento da placenta é removido e passa por análise cromossômica. A vantagem desse exame é que ele pode ser feito cinco semanas antes da amniocentese.

A biópsia de vilocorial vem se tornando um método muito comum de detectar anomalias genéticas, pois pode ser realizada cinco semanas antes da amniocentese. Ela costuma ser feita entre a 10ª e a 14ª semanas de gravidez.

O QUE É A BIÓPSIA DE VILOCORIAL?

Nesse exame, uma pequena quantidade de tecido placentário é extraída e enviada para análise. Como a placenta se desenvolve a partir do óvulo fertilizado, seus cromossomos são iguais aos do bebê em gestação.

A biópsia de vilocorial aponta se o bebê tem doenças genéticas como a síndrome de Down. Ela não detecta anomalias do tubo neural (estas são descobertas através de um exame de sangue – AFP, veja pp. 76-77 – entre a 15ª e a 18ª semanas, ou por ultra-sonografia).

Se você for portadora de alguma doença genética (como fibrose cística), o tecido retirado na biópsia de vilocorial também poderá ser analisado para detectar o gene que causa o problema. Os pesquisadores estão desenvolvendo baterias de exames que fazem a triagem de um grande número de anomalias genéticas ao mesmo tempo. Esses exames, porém, não são comuns. Verifique se o seu plano de saúde oferece cobertura, ou se eles estão sendo pesquisados em algum hospital-escola. De modo geral, os planos de saúde cobrem o exame de translucência nucal.

A DECISÃO

Há algumas questões a considerar antes de você decidir se submeter a uma biópsia de vilocorial. A maior vantagem é que ela pode ser feita cinco semanas antes da amniocentese.

Além disso, como maior quantidade de material é recolhida na biópsia de vilocorial, o resultado fica pronto mais depressa que o da amniocentese (entre uma semana e dez dias, contra duas semanas na amniocentese). Se a idéia de ver uma agulha introduzida no seu abdômen (como na amniocentese) a preocupa, tente fazer a biópsia transcervical, que não utiliza agulha.

O problema da biópsia de vilocorial é o risco, ainda que pequeno, de você perder o bebê. Por isso é muito importante que o médico que vai realizar o exame seja experiente. Em mãos habilidosas, o risco de a biópsia de vilocorial terminar em aborto é de cerca de um em 100 a um em 300. Esse número é ligeiramente maior que o risco de aborto durante a

RESULTADOS

- **O que vou descobrir sobre a saúde do bebê?**
  O exame dirá se o bebê tem ou não anomalias cromossômicas como síndrome de Down ou trissomia dos cromossomos 18 ou 13. Uma amostra retirada durante a biópsia detecta anomalias genéticas em um só gene, como a fibrose cística.

- **O que mais o exame diz?**
  Se você quiser saber, este exame também pode dizer se o bebê é menino ou menina.

- **Em quanto tempo os resultados ficam prontos?**
  O resultado da biópsia de vilocorial sai entre sete e dez dias.

amniocentese (de um em 200 a um em 400). O índice de aborto é o mesmo nas duas modalidades de biópsia de vilocorial. Muitos anos atrás havia relatos de um pequeno risco de o bebê nascer com problemas nos membros, inclusive sem os dedos dos pés ou das mãos. Porém, a maioria desses casos acontecia em exames feitos antes da 10ª semana de gestação; por isso, o exame não costuma mais ser realizado antes disso. O risco normal de um bebê nascer com defeitos nos membros é de cerca de um em 1.700. Depois de uma biópsia de vilocorial ele passa a ser de cerca de um em mil.

Como é feito o exame

A biópsia de vilocorial é feita em ambulatório. O procedimento deve levar de uma a duas horas e inclui também aconselhamento genético e ultra-som.

Para você O exame é realizado com auxílio de ultra-som, para que o médico veja a localização exata da placenta. O procedimento pode ser feito pelo abdômen (transabdominal) ou pela vagina e pelo colo do útero (transcervical). Na modalidade transabdominal, a agulha que coleta o tecido placentário é introduzida pela parede abdominal. Na modalidade transcervical, um tubo fino é inserido pelo colo do útero. O médico decide a abordagem, dependendo da posição da placenta e de seu treinamento. Em cerca de 2% a 3% dos casos o exame não pode ser realizado devido à localização da placenta. Quando isso acontece, a gestante tem a opção de submeter-se a uma amniocentese na 15ª semana.

A maioria das mulheres não sente dor durante a biópsia de vilocorial. No máximo, têm cólicas. Quem passa pela biópsia transabdominal não sente mais dor do que ao retirar sangue para exames. Alguns médicos aplicam um anestésico local para realizar a intervenção. Se o seu Rh for negativo, você receberá imunoglobulina anti-D para evitar complicações nessa gravidez e em gestações futuras.

Para o bebê Na biópsia de vilocorial, o médico colhe uma amostra da placenta – a agulha não toca no bebê em nenhum momento. Todo o procedimento é guiado por um aparelho de ultra-som, e o médico nunca perde a agulha de vista. O bebê não sentirá nenhum desconforto.

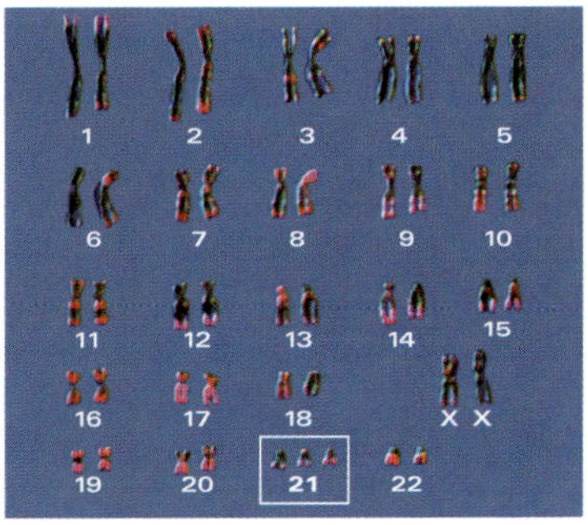

O bebê com síndrome de Down *tem um cromossomo 21 extra. Normalmente, cada célula tem 23 pares de cromossomos.*

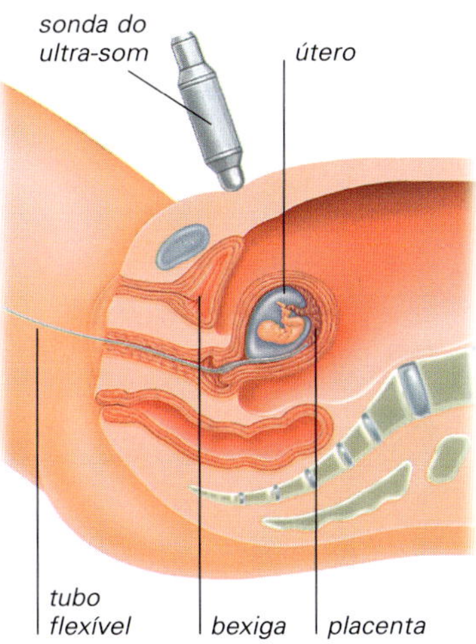

***Na biópsia transcervical**, o tecido da placenta é removido por um tubo fino introduzido pelo colo do útero.*

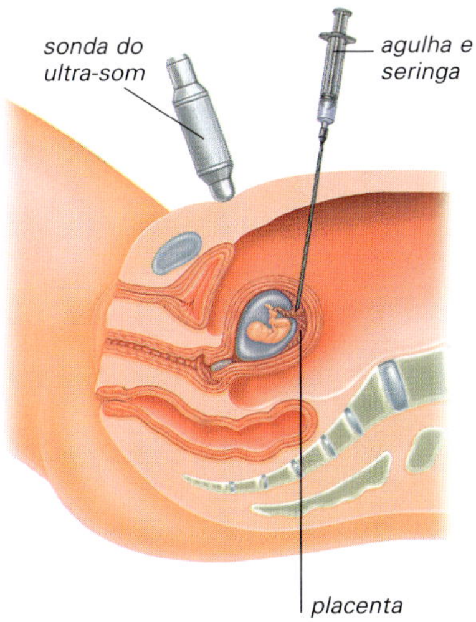

***Na biópsia transabdominal**, uma agulha é inserida no abdômen para coletar o tecido da placenta.*

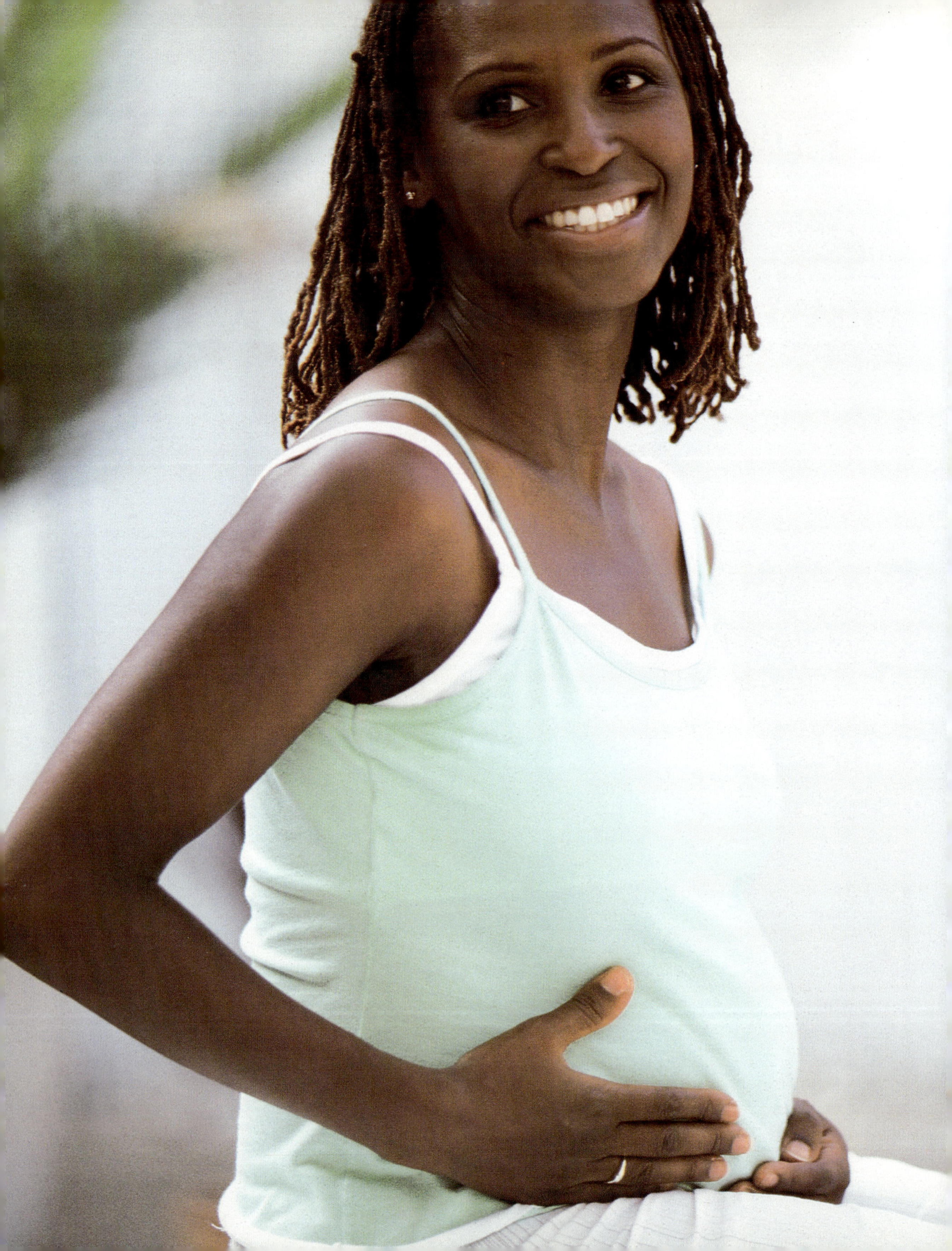

DO 4º AO 6º MÊS
o que esperar

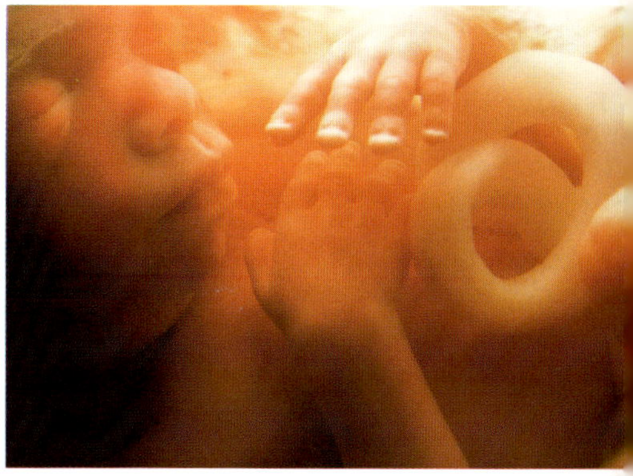

Este feto de cinco meses *está completamente desenvolvido. O cordão umbilical está enrolado em cima da barriga.*

Este trimestre é marcado pela volta da energia e, entre a maioria das mulheres, pelo fim dos enjôos. Sua barriga vai crescer e a gravidez se tornará visível. Estes costumam ser os melhores meses da gestação.

COMO VOCÊ SE SENTE

Você e seu parceiro voltarão a compartilhar bons momentos e a fazer coisas que você não tinha vontade de fazer nos três primeiros meses. Com o retorno do apetite e o aumento da energia, você também se sentirá disposta a conviver com amigos e familiares.

As roupas começarão a ficar apertadas. Muitas mulheres evitam os trajes para grávidas o máximo possível, mas pode ser que você não tenha muita escolha.

No trabalho, você provavelmente sentirá o impulso de resolver o que tinha ficado para trás e de se programar para o futuro. Talvez se sinta cheia de energia para trabalhar muito e não deseje diminuir o ritmo. Existe pouca possibilidade de uma licença médica vir a ser necessária. Porém, mantenha suas tarefas bem organizadas e esteja pronta para transferir responsabilidades caso seja preciso se ausentar do trabalho na última metade do trimestre. Esse cuidado deve ser tomado em especial por quem espera gêmeos ou trigêmeos.

Este é um bom período para se manter ativa, e é provável que você disponha de energia para dar boas caminhadas ou sair à noite para dançar.

No segundo trimestre, as mulheres também costumam se preocupar mais com a saúde do bebê, principalmente se estão aguardando o resultado de exames como a amniocentese.

O BEBÊ

No início do trimestre, o bebê já estará bem formado. Nesse período, ele crescerá rapidamente e vocês se tornarão mais conscientes um do outro; os movimentos do bebê ficarão fortes, e você irá senti-los. O bebê começará a respirar o líquido amniótico, o que ajuda a expandir e a desenvolver os pulmões. O líquido amniótico é excretado na forma de urina. No final do trimestre, o bebê já será capaz de ouvir música e os elementos básicos de sua voz. O aparelho genital externo estará formado, e, se quiser, você poderá saber o sexo do feto através de um exame de ultra-som.

Como você terá **mais energia,** sentirá **vontade** de passar mais tempo com a família e com o **seu parceiro.**

seu corpo

As alterações hormonais experimentadas no início da gravidez estão estabilizadas, e você deverá notar que o cansaço e as náuseas começam a se extinguir. O aumento dos seios, a falta de fôlego e os desejos por comida provavelmente continuarão. Na 20ª semana, aproximadamente, o útero terá crescido até a altura do umbigo.

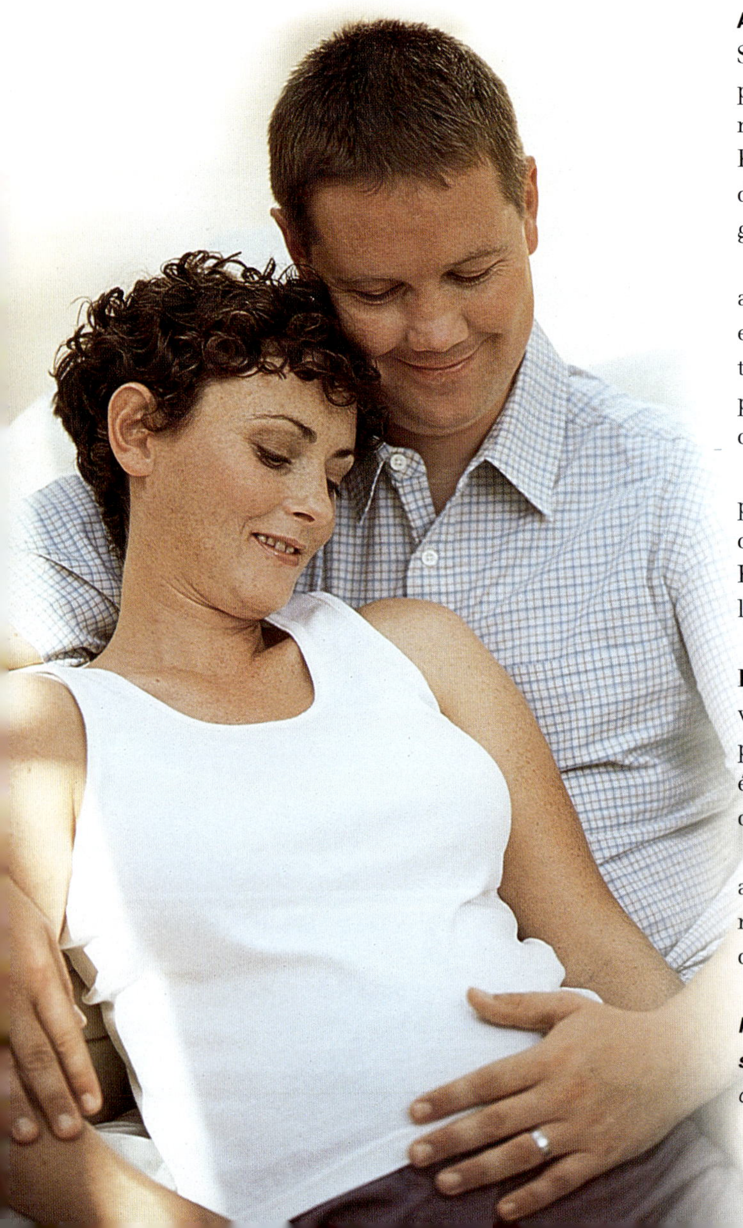

AS MUDANÇAS NO CORPO

Seus seios continuarão a aumentar e a se preparar para alimentar o bebê que vai chegar, mas ficarão menos sensíveis que no primeiro trimestre. Provavelmente, você estará mais receptiva aos toques de seu parceiro nos três meses intermediários da gestação.

Seu apetite deverá estar excelente, pois o útero ainda não comprimirá o estômago e o peito. Se os enjôos a impediram de ganhar peso no primeiro trimestre, não deverão incomodá-la mais. Prepare-se para engordar não apenas na barriga, mas em lugares como as coxas e os quadris.

Se você não se sentiu disposta a fazer exercícios no primeiro trimestre, este é o período perfeito para começar um programa de boa-forma (veja pp. 70-71). Faça uma atividade de baixo impacto para proteger os ligamentos e as articulações.

Problemas comuns No final do segundo trimestre, você sentirá um desconforto crescente, ocasionado pelo aumento do útero. Essa dor, ou mal-estar, é causada pelo estiramento ou distensão brusca dos ligamentos redondos.

O risco de dor nas costas também cresce com o aumento de peso. Como a dor nas costas se torna mais comum com a idade, as mulheres com mais de 35 anos devem tomar mais cuidado.

Neste trimestre o casal pode compartilhar a emoção de sentir o bebê se mexendo no útero*. A maioria das mulheres começa a sentir o bebê na 20ª semana de gestação.*

Qual é o ganho de peso adequado?

O ganho de peso deve ser monitorado ao longo de toda a gestação, segundo os parâmetros abaixo:
As mulheres com peso normal antes da gravidez devem engordar de 11 a 16 kg no total – 16 kg se estiverem esperando gêmeos.
As mulheres abaixo do peso devem engordar de 13 a 18 kg.
Aquelas que estavam acima do peso devem ter como objetivo ganhar entre 7 e 11 kg.

A incontinência urinária (perda involuntária de urina) costuma surgir no segundo trimestre e é mais comun em mulheres acima de 35 anos (veja p. 103).

O BEBÊ SE MEXE

Sentir o bebê se mexer pela primeira vez é uma experiência maravilhosa. Esse momento é o início de um vínculo emocional direto e tangível entre a mãe e o filho.

Quando você sentirá o bebê? O momento em que a mãe sente o bebê se mexer pela primeira vez depende de vários fatores – experiência, peso corporal e posição da placenta.

Se você já teve pelo menos um filho, se é magra e se a sua placenta está localizada na parte posterior do útero, deverá sentir o bebê se mexer entre a 14ª e a 16ª semanas. Se você é mãe de primeira viagem, tem placenta anterior ou está um pouco acima do peso, deverá sentir os movimentos do bebê apenas entre a 22ª e a 24ª semanas. Provavelmente, o obstetra lhe perguntará se sente o bebê entre a 18ª e a 20ª semanas. Se ainda não tiver percebido nenhum movimento, não fique ansiosa; isso não significa que algo está errado. Você deverá realizar um exame de ultra-som entre a 22ª e a 24ª semanas de gestação, e ele mostrará que o bebê se mexe, ainda que você não consiga perceber.

ENJÔOS CONTINUADOS

A maior parte das mulheres se livra dos enjôos depois do terceiro mês, mas algumas sofrem com eles até o parto. Se você teve muito enjôo no primeiro trimestre, tem 25% de chance de continuar com o problema até a 20ª semana. Porém, o mais provável é que o enjôo se torne menos freqüente. Apenas uma pequena porcentagem de mulheres sente náusea durante toda a gravidez. Além de se tratar com remédios (veja p. 39), você pode tomar algumas providências para diminuir a probabilidade de ficar enjoada.

se você **já tem um filho,** provavelmente **sentirá** o bebê se mexer **mais cedo**

As mulheres que passaram por uma gravidez anterior costumam sentir o bebê de uma a duas semanas antes das mães de primeira viagem.

Se a placenta estiver localizada na frente do útero (posição anterior), ela funciona como uma almofada entre a pele da mãe e o bebê, dificultando a percepção dos movimentos. Já o peso corporal interfere na percepção dos movimentos do bebê porque a gordura subcutânea funciona como isolante.

Em algumas mulheres, o enjôo é decorrente do refluxo ácido, que piora à medida que a gravidez avança. Se você tem enjôos depois de sentir queimação ou dor, ou se eles são acompanhados por soluços, o tratamento com antiácidos pode ajudar.

Finalmente, nesse ponto da gestação você já terá identificado os odores e os alimentos que lhe dão náusea: procure evitá-los. Vestir roupas soltas ajuda a reduzir o enjôo resultante do aumento da pressão no abdômen.

suas emoções

As mudanças do segundo trimestre são muito bem-vindas. Como os hormônios se estabilizam, você volta ao normal. O nível de energia aumenta e os enjôos matinais normalmente desaparecem depois da 12ª semana de gestação. Suas emoções se tornam mais previsíveis e você volta a ver as coisas de forma mais positiva. Em geral, a gravidez é mais agradável no segundo trimestre.

QUANDO O BEBÊ SE MEXE

A maior parte das mulheres começa a sentir o bebê se mexer em algum momento do segundo trimestre. No início, a sensação é vaga, quase imperceptível, especialmente se você estiver muito ocupada ou distraída. À medida que o bebê se desenvolve, os movimentos se tornam mais nítidos, e você começa a perceber uma relação entre as suas atividades e os movimentos de seu filho. As mães ficam extremamente emocionadas quando percebem o movimento do feto pela primeira vez. Nessa hora, fica claro que existe mesmo um ser dentro delas, uma pessoa diferente, com características únicas.

Se tiver vontade, passe um tempo concentrada na barriga. Uma boa hora para isso é à noite, logo depois de se deitar. O bebê leva um pouco mais de tempo para se aquietar, e assim você tem a oportunidade de sentir os movimentos e, conscientemente, entrar em contato com ele. Esse momento pode ser o início do vínculo que se estabelecerá entre os dois e será extremamente útil se a idéia de tornar-se mãe lhe despertava sentimentos contraditórios.

COMO LIDAR COM A ATENÇÃO INDESEJADA

Neste trimestre, a gravidez se torna óbvia, pois sua barriga será bastante visível. Porém, nem todas as mulheres estão preparadas para a compulsão que muitas pessoas têm de tocá-las sem terem sido convidadas. Cada uma tem um limite. Algumas apreciam o contato físico, outras não. Se esse for o seu caso, deixe claro que não gosta de tanta intimidade; não é uma grosseria pedir que um estranho tire a mão da sua barriga. Tocar o corpo dos outros sem permissão, seja a pessoa homem ou mulher, esteja ela grávida ou não, é sempre impróprio. Não se intimide, e imponha limites ao seu espaço pessoal. Tente encontrar uma frase que expresse seu sentimento de uma forma educada, como: "Sei que é irresistível, mas não me sinto bem quanto tocam minha barriga". E não se sinta culpada por isso.

No segundo trimestre, você também vai descobrir que todas as mulheres do mundo sentem o impulso de dar conselhos não-solicitados – as desconhecidas, a mãe, a sogra, as colegas de trabalho, as vizinhas, e assim por diante. Em geral, essas "conselheiras" não estão atualizadas com as últimas pesquisas e só podem oferecer o conhecimento que era válido na época em que elas próprias engravidaram. Muitas vezes, esses conselhos vão de encontro às suas crenças ou estão incorretos.

> sentir o bebê se mexer pela primeira vez é uma experiência **incrível** e muito **emocionante**

Tente filtrar os palpites não-solicitados que se chocam contra o bom senso. Lembre que a gravidez é *sua* – o melhor para você e para o seu filho é um problema seu e de seu parceiro. Se ouvir qualquer coisa que considere interessante ou preocupante, discuta-a com o seu médico.

ANSIEDADE COM O RESULTADO DE EXAMES

Como o risco de complicações é maior entre as mulheres com mais de 35 anos, as gestantes nessa faixa etária podem ser instadas a realizar mais exames do que as mães mais jovens. E isso acaba ocultando a realidade: a imensa maioria das mulheres acima de 35 anos tem gestação normal e bebês saudáveis. A menos que haja problemas médicos específicos que justifiquem uma preocupação maior, o melhor a fazer é presumir que você e o bebê são perfeitamente saudáveis.

Se perceber que está sendo dominada pela ansiedade a respeito do resultado dos exames, procure reconhecer quais são os seus medos.

Uma boa forma de reduzir a tensão é informar-se sobre todos os exames. Peça ao médico que explique o objetivo deles, por que são necessários, quais são as outras opções e qual o grau de precisão que eles apresentam. Um bom médico aprecia pacientes que cuidam ativamente de si mesmas, por isso assegure-se de contar com uma equipe competente e prestativa. Procure informações sensatas e realistas a respeito do problema médico em questão. As bibliotecas públicas e a internet podem ser uma boa fonte de consulta.

É normal preocupar-se com a possibilidade de os exames revelaram alguma doença. Afinal, sua vida mudaria radicalmente se surgisse um problema de saúde com o bebê ou com você. Avalie as opções, pense no que faria se algum exame apresentasse um resultado desfavorável e discuta o assunto com seu parceiro.

Algumas mulheres se controlam melhor quando acreditam que estão preparadas para o pior. Lembre que não importa a quantidade de exames, esperar pelos resultados deixa qualquer pessoa nervosa, mas na maioria das vezes não há nada a temer.

Peça apoio O simples fato de dar voz a seus temores pode ser suficiente para acabar com a ansiedade e conquistar uma visão mais realista da situação. Converse com seu parceiro, com os familiares ou com amigas que já tiveram filhos, especialmente se você tiver mais de 35 anos. Um pouco de apoio enquanto os resultados dos exames não chegam pode tornar a espera muito mais fácil.

O guarda-roupa de gestante

Do quarto ao sexto mês, suas roupas se tornarão desconfortáveis e você terá de investir em peças para grávidas. Algumas mulheres adoram esse tipo de roupa, ao passo que outras abominam a idéia de aderir ao "visual mamãe", porque as peças criadas para esse público costumam ter pouco estilo e às vezes são antiquadas. Manter-se bonita na gravidez faz bem ao espírito e ajuda a mulher a sentir-se segura diante de tantas mudanças, por isso planeje com carinho o seu guarda-roupa de gestante. Estas dicas podem ajudar:

- Ao experimentar as peças para gestantes, lembre-se de que, provavelmente, você estará muito maior ao final da gravidez e que o ganho de peso não se restringirá à barriga
- Lembre que o clima vai mudar ao longo da gravidez e compre roupas para várias estações
- Se você não dispõe de muito dinheiro, invista em poucas peças básicas de boa qualidade e procure o resto em brechós, que costumam oferecer boas pechinchas. Muitas mulheres se desfazem das roupas depois que o bebê nasce, por isso peça emprestado às amigas. Se o seu trabalho exige terninhos ou trajes mais formais, tente criar uma rede de profissionais grávidas – vocês economizarão bastante trocando de roupa umas com as outras
- Um guarda-roupa básico é composto de saias e calças escuras de tecidos diferentes, um bom *jeans* e duas ou três camisas ou camisetas confortáveis
- Costuma-se suar mais durante a gravidez, por isso compre roupas de tecidos leves que possam ser lavadas na máquina, especialmente se adquirir poucas peças

seus relacionamentos

Como o segundo trimestre é menos desgastante fisicamente, a relação com o seu parceiro voltará a ser mais alegre, e vocês passarão a desfrutar do fato de que logo serão pais. Novamente cheia de energia, você conseguirá realizar mais atividades e voltará a conviver com os amigos.

MAIS TEMPO COM O PARCEIRO

A vida do casal se normaliza. A volta da energia e o fim dos enjôos matinais ajudam a dissipar a tensão dos primeiros meses. Aproveite esta fase para passar mais tempo junto com seu parceiro e alimentar o romance em seu relacionamento. Se essa é a sua primeira gravidez, lembre que o nascimento de um filho muda a vida do casal para sempre, por isso saboreie o final de uma era, enquanto se prepara para a próxima, e tire o máximo proveito desse tempo que passará junto com o pai do bebê.

Sexo A vida sexual é retomada e fica melhor do que nunca. As mudanças físicas provocadas pela gravidez vão além da barriga saliente e podem tornar o sexo mais prazeroso do que antes. Os seios aumentam e os mamilos escurecem – alterações que poderão deixar seu parceiro muito feliz. Os lábios vaginais e o clitóris ficam ligeiramente intumescidos e mais facilmente excitáveis. Em geral, as gestantes se sentem intensamente excitadas e chegam ao orgasmo mais rapidamente. No que diz respeito aos homens, esse incremento de sensibilidade e o conseqüente aumento da lubrificação vaginal tornam a penetração uma experiência especialmente voluptuosa.

preparar-se juntos para a chegada do bebê é **empolgante.** Essa é sua primeira atividade **conjunta** no **papel de pais**

Insegurança Algumas mulheres têm dificuldade de se adaptar ao alargamento da cintura e sentem-se pouco atraentes em roupas de grávidas. Alguns homens também imaginam que não vão achar a mulher atraente durante a gravidez. Exercite e aproveite a sexualidade exacerbada. Lembre que a gravidez é um atributo feminino e que muitos

Converse com os filhos

Depois das mudanças do primeiro trimestre, talvez você precise passar mais tempo com os filhos. As crianças pequenas precisam sentir que você está bem e receber a garantia de que não foram as culpadas por qualquer dificuldade anterior. Este é um bom momento para contar a elas que vão ganhar um irmãozinho.

Estimule seus filhos a sentir o bebê se mexer, pois assim eles vão se achar importantes e incluídos nessa emocionante expansão familiar. As crianças pequenas querem ouvir que não serão substituídas e que ensinarão tudo ao bebê. Estimule esse sentimento explicando-lhes o lado bom de ser mais velho.

As crianças mais velhas também precisam de um tempo maior com você. Com o progresso da gravidez, elas podem sentir vergonha da atividade sexual dos pais. Também podem temer a possibilidade de virem a se tornar babás para sempre.

Encoraje seus filhos a conversar sobre o que sentem e faça tudo o que estiver ao seu alcance para prepará-los para a grande mudança que está a caminho.

homens a consideram excitante. A confiança na própria sexualidade desperta o desejo do parceiro. Com tantas possibilidades de prazer sexual neste trimestre, seria uma pena se você se concentrasse em sentimentos de inferioridade. Tente relaxar e desfrute da intimidade. Aproveite esta fase para recuperar a diminuição de vida amorosa que possa ter ocorrido nos primeiros meses. Esqueça a barriga grande, tire a roupa e concentre-se nos seus atributos sexuais.

A EXPECTATIVA DE SEREM PAIS

Neste trimestre, a gravidez se tornará "real". Você receberá os resultados dos exames e, provavelmente, descobrirá que o bebê está se desenvolvendo bem. Também vai sentir os primeiros movimentos dele. Neste momento, você poderá começar a sentir-se ansiosa para ser mãe e a fazer planos para o bebê. A gravidez também se transforma em algo bastante concreto para o seu parceiro quando ele começa a sentir os chutes do filho – esse é um momento especial para o pai.

Esta é uma boa hora para fazer planos para o bebê, pois no último trimestre sua energia voltará a cair e seus dias serão ocupados com consultas freqüentes e os preparativos para a licença-maternidade. Você pode pensar em nomes para o bebê, arrumar o quarto dele e sair para comprar as primeiras roupinhas. Se os avós têm móveis de família para oferecer, você pode providenciar os reparos necessários agora, pois isso leva tempo. Tarefas que envolvam o uso de tinta e solvente devem ser deixadas para o homem, pois podem prejudicar o bebê. Planejando a recepção do bebê e cuidando de todos os preparativos junto com você, seu parceiro se sentirá incluído.

MAIS TEMPO COM OS AMIGOS

Com mais energia, é possível que você também se sinta disposta a passar mais tempo com os amigos e os familiares. Esta é uma boa hora para comunicar a gravidez. Várias dessas relações irão mudar com a chegada do bebê. Portanto, aproveite a oportunidade de cultivar os contatos sociais.

Talvez você perceba que a amizade com mulheres que têm filhos ganha uma nova dimensão, pois a partir de agora vocês tem mais o que compartilhar. É muito bom ter alguém com quem dividir as emoções e os medos. Os conselhos recebidos e a convivência com outras mães podem ajudá-la a sentir-se à vontade com a maternidade.

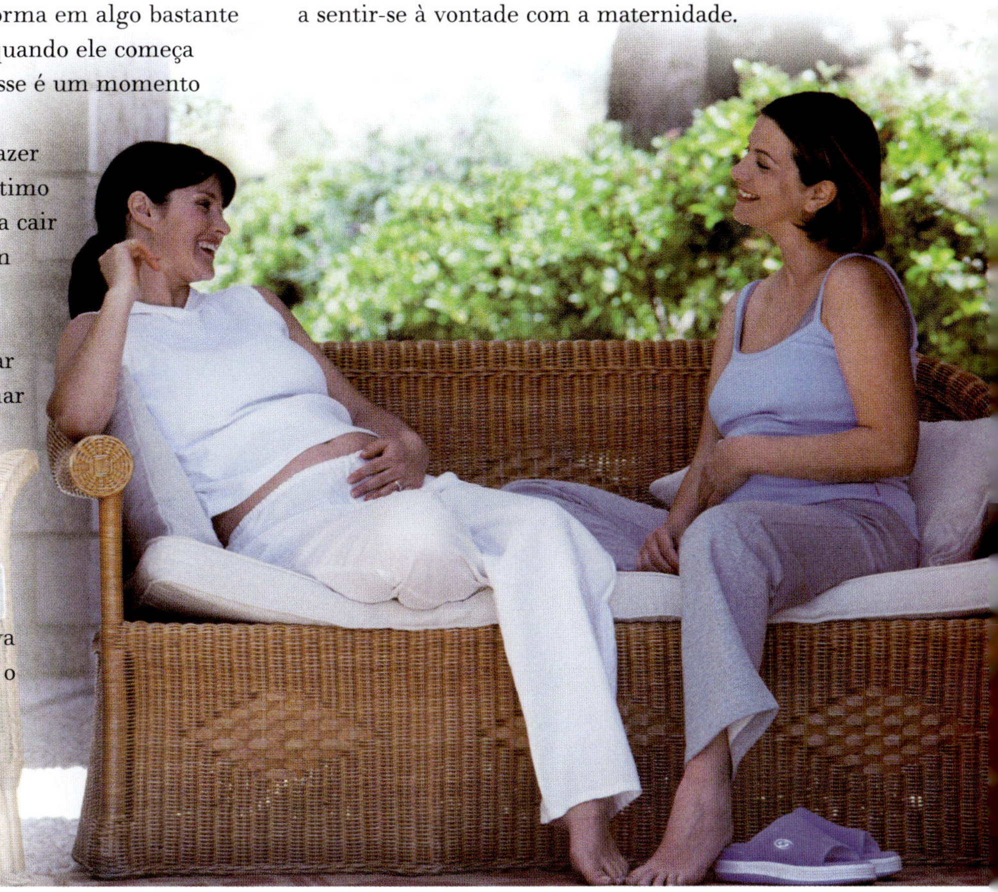

Aproveite o retorno da energia *para reativar a vida social neste trimestre relativamente calmo.*

sua carreira

O segundo trimestre de gravidez é, para a maioria das mulheres, o melhor no trabalho. O cansaço intenso dos três primeiros meses está passando e você se sente mais disposta a assumir desafios maiores no emprego. Naturalmente, você poderá colher os frutos desse empenho quando voltar da licença-maternidade, mas tenha o cuidado de não se exaurir.

POUPE ENERGIA

Depois do cansaço extremo do primeiro trimestre, você pode ter uma sensação de libertação agora que voltou a se movimentar e até a raciocinar melhor. Você poderá ficar tentada a colocar na agenda tudo o que eliminou no começo da gravidez.

Com sensatez, aproveite o aumento de energia, pois se você trabalhar duro agora será vista com bons olhos por seus empregadores, e isso fará que, mais tarde, eles sejam flexíveis com suas necessidades.

No entanto, apesar do bem-estar, cuide de prestar atenção aos sinais do corpo e não exagerar. Isso não seria bom para o bebê e pode retardar sua recuperação após o parto. Assuma compromissos de forma cuidadosa e não se extenue.

PENSE NO CONFORTO

Faça o que for possível para garantir conforto no trabalho. Por exemplo, utilize uma cadeira com encosto que apóie bem as costas e organize a mesa de trabalho de forma correta. Se você trabalha com um computador, verifique se a cadeira está na altura certa em relação ao monitor para evitar dor nas costas e no pescoço. Veja se um descanso para o pulso torna o manuseio do teclado mais confortável. Um protetor de tela ajuda a reduzir o brilho do monitor e alivia, ou elimina, a sensação de vista cansada. Se você fica muito tempo em pé, descanse regularmente e pergunte se não pode passar mais tempo sentada. Use roupas e sapatos confortáveis.

Viagens Se o seu trabalho exige a realização de muitas viagens, você descobrirá que será mais fácil cumprir esse tipo de compromisso no segundo trimestre, em especial entre a 18ª e a 24ª semanas de gestação, quando o risco de complicações é mínimo.

planejar a **licença-maternidade,** ou a **vida longe do trabalho,** pode ser **muito excitante**

Para evitar a desidratação, é essencial beber muita água. A desidratação pode diminuir o fluxo de sangue para o bebê e colocá-la sob risco de desenvolver uma trombose venosa profunda (coágulos de sangue) nas pernas. Levante-se da poltrona no avião regularmente para esticar as pernas. Não deixe as viagens comprometerem sua bexiga. Se estiver dirigindo, faça paradas constantes; e não entre no avião sem antes ir ao banheiro.

A fim de garantir o conforto mínimo ao realizar viagens de avião, peça um assento com mais espaço para as pernas quando fizer a reserva no vôo e um travesseiro extra para apoiar as costas. Não se preocupe com os aparelhos de raios X do serviço de segurança dos aeroportos, pois eles não acarretam nenhum dano ao bebê.

PREPARE-SE PARA A LICENÇA-MATERNIDADE

Quando o bebê nasce, as mulheres decidem se tornar mães em tempo integral. Outras consideram essa opção impossível do ponto de vista financeiro e/ou indesejável. Se você planeja retornar ao trabalho, terá de providenciar seu afastamento. No Brasil as mulheres têm direito a 120 dias de afastamento a título de licença-maternidade (veja p. 15).

A hora de sair A maioria das mulheres opta por trabalhar o máximo possível antes do parto para poder passar mais tempo com o bebê. Essa escolha também é útil caso surja algum problema médico após o nascimento. Aliás, você precisa considerar seriamente o que faria se fosse obrigada a ficar na cama na segunda metade da gestação. O risco de ficar de cama é maior entre as mulheres acima de 35 anos, por causa da pressão alta. Você poderia continuar o trabalho de casa ou teria de antecipar a licença-maternidade? (Veja p. 90.) Pondere as necessidades pessoais e os compromissos de trabalho e estabeleça uma data sensata para o afastamento.

A OPÇÃO DE DEIXAR DE TRABALHAR

Decidir parar de trabalhar depois de ter um filho é uma decisão que afeta profundamente a vida de qualquer mulher. Há quem sempre tenha tido esse plano. Se você se encaixa nesse perfil é porque refletiu sobre o assunto com cuidado e considera essa a melhor opção para a família.

O que levar em conta Se está considerando a hipótese de parar de trabalhar pela primeira vez, tenha em mente alguns fatores. Você vai perder a companhia dos colegas, a segurança e a liberdade financeiras que o trabalho proporciona e o conforto de uma rotina diária. Se se julga recompensada pelo fato de ter uma carreira, essa decisão representará uma perda. Além do mais, ser mãe em tempo integral pode não fazer seu figurino e, nesse caso, trabalhar seria a melhor forma de se sentir feliz. Se possível, espere sair de licença-maternidade para tomar a decisão final. Assim, você pode experimentar a vida em casa com um bebê.

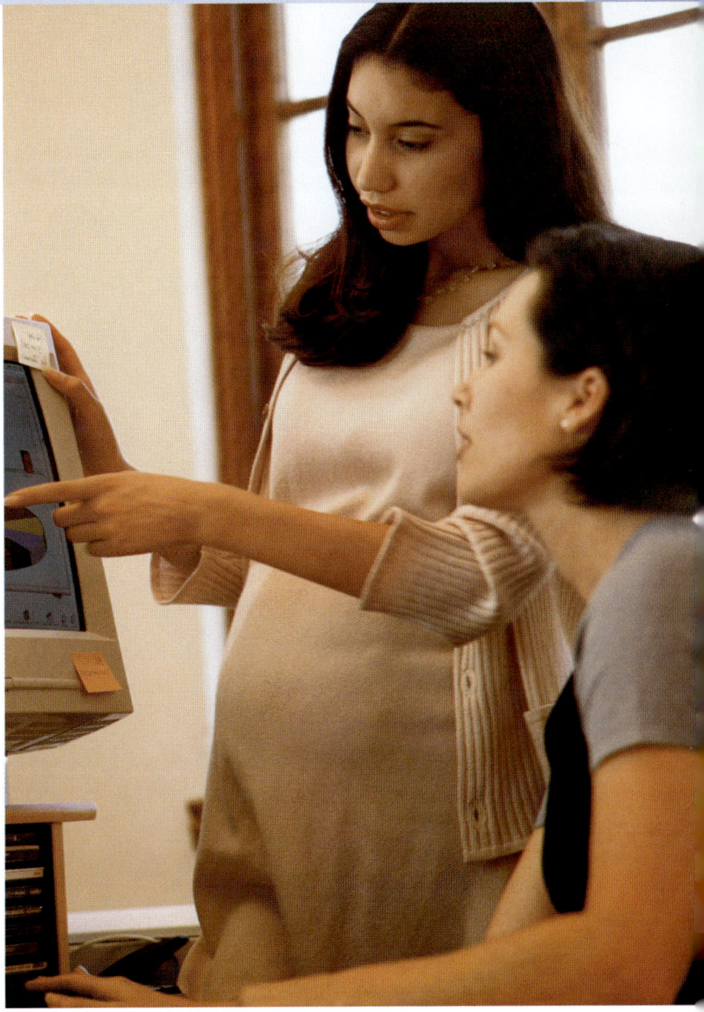

***Sapatos e roupas confortáveis** ajudam a manter a concentração no trabalho e a poupar energia. Vale a pena escolher com cuidado o guarda-roupa de gestante.*

A decisão é sua Às vezes, a pressão para parar ou não de trabalhar é externa. Alguns homens estimulam a parceira a desistir do emprego para que eles possam se concentrar integralmente na própria carreira e não tenham de se envolver muito nos cuidados dos filhos. Do mesmo modo, algumas mulheres que prefeririam ficar em casa com os filhos se obrigam a voltar ao trabalho por razões financeiras, já que o marido tem um trabalho divertido mas mal remunerado, que se recusa a abandonar. Pense bem e tome a melhor decisão para você.

programa de exercícios

Muitas gestantes só conseguem planejar ou retomar um programa de exercícios depois que o cansaço e os enjôos diminuem. Os enjôos tendem a acabar ao final do terceiro mês, e, para a maioria das mulheres, os meses intermediários da gestação são os menos cansativos. Esse é o momento ideal para se exercitar.

EXERCÍCIOS RECOMENDADOS

Escolha as atividades físicas que oferecem o menor risco de lesões, como caminhada, hidroginástica e alongamento, e mantenha-se dentro da freqüência cardíaca desejada (veja p. 47). Treine com intensidade moderada. Com o tempo você sentirá o bebê se mexer durante os exercícios e logo após. Os bebês costumam ter atividades favoritas, por isso procure dedicar mais tempo a elas.

SEGURANÇA

Você se sentirá cheia de energia neste trimestre, mas lembre que a atividade física é um desgaste para o corpo e que o treinamento excessivo pode prejudicar o bebê. Quando você se exercita, suas necessidades são atendidas antes das do bebê. O fluxo sanguíneo é desviado para os músculos que realizam a maior parte do trabalho, e isso pode diminuir o suprimento de sangue para o feto. Quando você se exercita com muita intensidade (quando sente que está "malhando muito"), o bebê pode deixar de receber a quantidade adequada de sangue. Mantenha um ritmo moderado, no qual você se sinta treinando num ritmo razoavelmente bom.

EXERCÍCIOS IDEAIS DO 4º AO 6º MÊS

	Benefícios e sugestões	Freqüência e duração
Caminhada vigorosa	A caminhada melhora o condicionamento cardiovascular, e, se for feita em um lugar bonito, recarrega as baterias. Sair para andar na hora do almoço é uma boa alternativa: você se sentirá renovada à tarde.	Diariamente ou pelo menos quatro vezes por semana. Tenha por objetivo 30 minutos.
Hidroginástica	As aulas de hidroginástica são uma boa maneira de motivá-la a fazer exercícios neste momento, pois têm hora marcada. Além disso, a água amortece o impacto sobre as articulações.	Três ou quatro vezes por semana, se conseguir. Se as aulas tiverem mais de 30 ou 45 minutos, pare antes de ficar cansada.
Exercício em elípticos	Trocar a corrida por um elíptico (aparelho encontrado nas melhores academias) elimina a tensão no abdômen, nas costas e nos músculos da pélvis, ajudando a prevenir dores.	Quatro ou cinco vezes por semana, se este for o único exercício, por 30 minutos (45 minutos no máximo).
Abdominais modificados	Evite os abdominais tradicionais. Pratique deitada ou tente a posição do gato, da ioga. Uma bola de ginástica permite fazer exercícios abdominais intensos mas seguros na gravidez.	Faça três séries de 8 a 10 repetições ao menos duas vezes por semana (e não mais de três).

Mantenha o equilíbrio O centro de gravidade muda na gravidez, por isso você poderá perder o equilíbrio facilmente. Para diminuir o risco de lesão, evite atividades que exijam equilíbrio, principalmente no final do segundo trimestre.

Refresque-se Quando o tempo está quente, exercitar-se ao ar livre ou em uma banheira de água quente pode elevar sua temperatura a 39ºC, o que pode prejudicar o desenvolvimento do sistema nervoso central do bebê. No verão, é melhor programar as atividades ao ar livre para as manhãs e para as noites, que são mais frescas, e usar roupas de ginástica adequadas à estação.

Infelizmente, você deve eliminar o relaxamento na banheira quente enquanto estiver grávida.

Evite a poluição ambiental Fazer exercícios em áreas de tráfego intenso pode elevar a quantidade de chumbo respirado a níveis perigosos para o bebê. Evite piscinas sujas e não-tratadas – elas aumentam o risco de infecção urinária, que pode criar desconforto à sua gestação.

Evite deitar-se de costas Ao se deitar de costas, reta, o sangue bombeado pelo seu coração diminui em 9%, provavelmente porque o peso do bebê evita que o sangue volte das pernas para o coração. Você poderá evitar esse problema deitando-se de lado na hora de realizar seus exercícios.

Os benefícios dos exercícios moderados

No segundo trimestre, os exercícios moderados ajudam a aliviar ou a evitar várias queixas comuns na gravidez.

Prevenção de lesões Como o centro de gravidade muda e os ligamentos ficam relaxados, a gestante é mais propensa a problemas de equilíbrio e a lesões. Exercícios que aumentam a força aliviam o problema.

Melhora da imagem do corpo Os exames, o cansaço e os enjôos do início da gravidez podem fazê-la sentir-se doente, e os exercícios aumentam a confiança na capacidade do corpo de ter uma gestação saudável.

Controle do peso Os exercícios ajudam a gestante a engordar dentro dos limites recomendados.

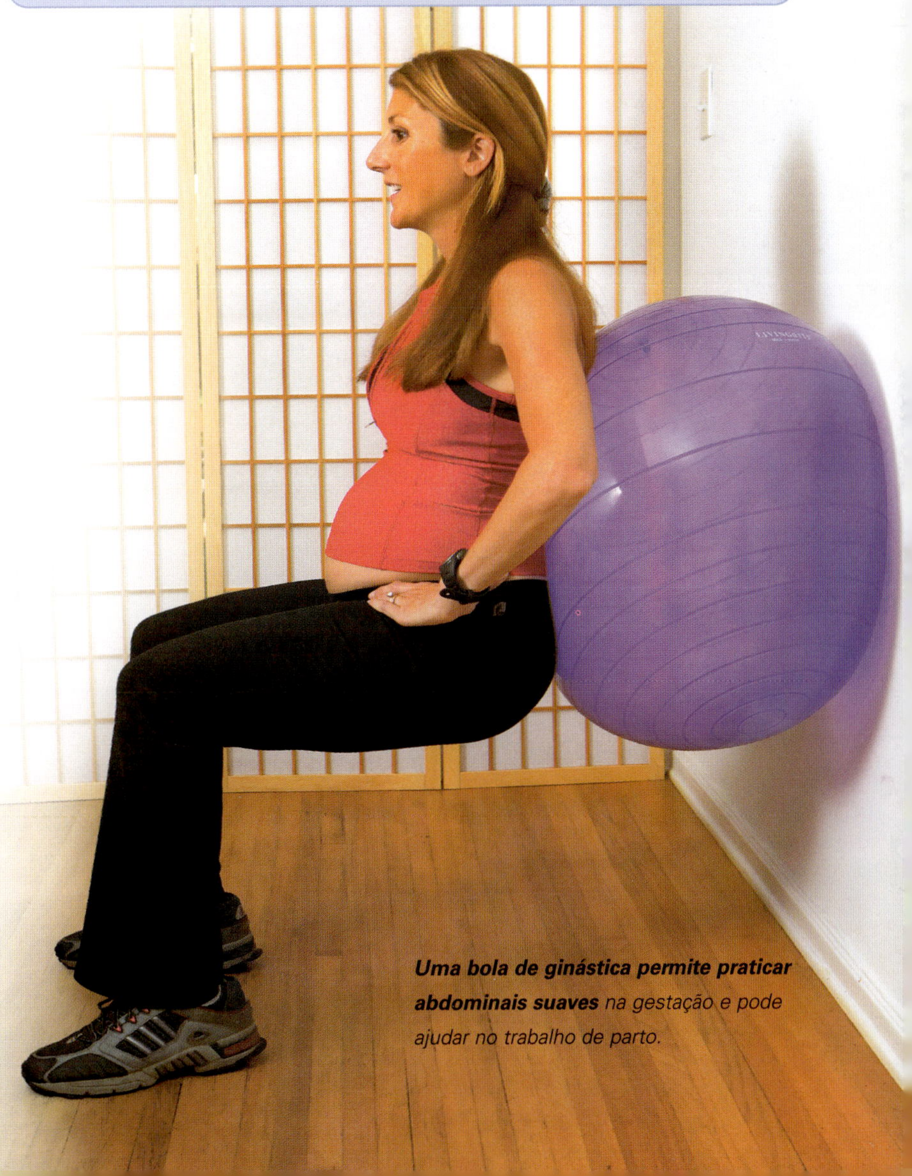

Uma bola de ginástica permite praticar abdominais suaves *na gestação e pode ajudar no trabalho de parto.*

alimentação

A maioria das mulheres deixa de sentir enjôos ao final do terceiro mês de gravidez. Provavelmente, você voltará a apreciar a comida. Se a mudança não acontecer logo nos primeiros dias da nova fase, seja paciente. Você poderá observar uma melhora gradual nas semanas seguintes.

Já que você voltará a apreciar a comida, é hora de se concentrar em uma dieta que atenda às suas necessidades nutricionais. Dietas balanceadas, à base de alimentos frescos, provêm uma ampla gama dos nutrientes necessários ao desenvolvimento do bebê e ao bem-estar da mãe.

Durante a gravidez, a necessidade de vitaminas e minerais é maior, mas é preciso evitar as megadoses, especialmente das vitaminas A e D (veja p. 48). Neste período, vale a pena reavaliar se você as está consumindo na dose certa.

Fontes de vitamina C

A necessidade de vitamina C dobra durante a gravidez. As melhores fontes são:

- Frutas cítricas, morango, framboesa
- Suco de frutas cítricas (um copo de suco de laranja concentrado supre a necessidade de vitamina C de um dia)
- *Kiwi*, papaia e goiaba
- Verduras, como couve-flor, brócolis, repolho e espinafre

NECESSIDADES NUTRICIONAIS

Este é o momento de criar as bases de um ganho de peso saudável para você e para o bebê. Assim, ele começará a vida bem. Os benefícios para a mãe poderão ser observados durante a gestação e depois do parto.

Comer por dois Enquanto seu corpo provê o sustento do bebê, você terá de comer mais, mas não duas vezes mais do que antes de engravidar. Para assegurar o bom desenvolvimento do feto são necessárias apenas 300 calorias extras. E as calorias extras serão armazenadas em seu corpo sob a forma de gordura.

Para suprir essa necessidade de energia bastam de duas a quatro porções adicionais. Por exemplo, 100 g de queijo *cottage* têm 90 calorias, e 100 g de peito de frango sem pele têm 140. Coma várias vezes ao dia. Um punhado de amendoim tem 160 calorias. As barras de cereais, de 160 a 300.

É muito fácil superestimar a quantidade de comida necessária. Por isso, verifique o valor calórico de seus alimentos favoritos e a quantidade de porções que cobre a necessidade adicional de alimento.

Na gravidez, o ganho de peso corporal fica entre 2 e 4 kg. O restante vem do peso do bebê, do líquido amniótico, do útero aumentado, da placenta e dos seios, que cresceram para amamentar o bebê.

O aumento médio de peso será da ordem de 1-2 kg nos três primeiros meses, de 5,5-6 kg do quarto ao sexto mês e de 3,5-4,5 kg do sétimo ao nono mês.

Engordar o suficiente na gestação é importante para diminuir o risco de dar à luz um bebê de baixo peso – com menos de 2,5 kg. Porém, engordar demais aumenta o risco de vir a ocorrer diabetes gestacional (veja p. 110) e um bebê grande. As mulheres que engordam excessivamente têm dificuldade para perder peso após o parto. Além disso, quanto maior a idade, mais difícil é emagrecer.

Vitamina C A dose diária permitida de vitamina C para as gestantes é 70 mg – duas vezes mais do que o normal. Uma parte dela pode ser obtida do complexo vitamínico que o médico lhe prescreverá, mas você deve incluí-la também na dieta. A vitamina C

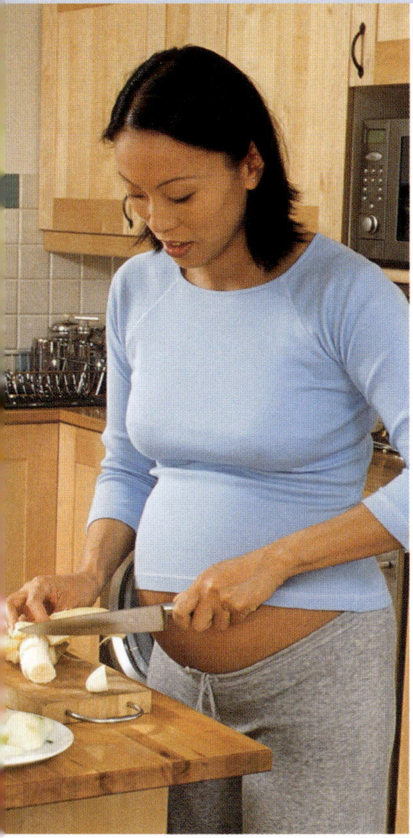

Uma dieta balanceada *deve incluir muitos produtos frescos. Evite refeições prontas sempre que possível.*

promove a absorção de ferro e cálcio, que são importantes para a mãe e o bebê. As melhores fontes de vitamina C são as frutas e os vegetais (veja na página ao lado).

DESEJOS

Muitas mulheres têm desejos durante a gravidez. Chocolate e outros doces, sorvete, pratos condimentados, frutas e peixes lideram a lista, geralmente em combinações inusitadas.

Não se sabe por que as mulheres sentem desejos. Os especialistas têm opiniões variadas. Alguns dizem que os desejos são psicológicos – fazem parte de nossa cultura. Eles acreditam que as mulheres são ensinadas a esperar pelos desejos e por isso os têm. Outros pesquisadores acham que a alteração hormonal, em especial a elevação dos níveis de progesterona, é a responsável pelos desejos. Um comportamento semelhante entre as mulheres na menopausa corrobora essa opinião. Porém, não explica a variedade de desejos. E há quem sugira que a vontade de comer determinados alimentos indica a necessidade de certos nutrientes. Pode ser verdade, mas também não justifica o desejo de comer doces, que praticamente só contêm açúcar.

Outra explicação é que fatores emocionais contribuiriam para os desejos. A gravidez tem um impacto profundo sobre a vida da mulher, e entregar-se aos desejos seria emocionalmente gratificante, em especial se o parceiro demonstra todo o seu amor satisfazendo os caprichos mais exóticos à meia-noite.

O fato é que ninguém sabe a causa dos desejos. A maioria das mulheres jura que eles são reais e, às vezes, avassaladores. A explicação mais provável pode ser uma complexa interação de fatores físicos, culturais e emocionais.

Como lidar com os desejos Saciar a vontade de comer certos alimentos pode fazê-la sentir-se melhor física e emocionalmente. Porém, se o objeto de seu desejo tem excesso de calorias, gordura e açúcar, estabeleça limites. Não é difícil controlar essas vontades. Tente as estratégias a seguir.

- Substitua a comida que você deseja por uma opção mais saudável, ao menos em parte do tempo. Por exemplo, tome iogurte batido gelado em vez de sorvete.
- Tome o café-da-manhã todos os dias. Há indícios de que pular a primeira refeição aumenta os desejos.
- Exercite-se regularmente. A atividade física controla o apetite, pois eleva o nível de glicose no sangue. Os exercícios também a afastam da cozinha e mantêm sua mente ocupada.
- Procure apoio emocional. A gravidez desestabiliza as emoções, em especial quando é preciso administrar vida afetiva, profissional e social, e pode fazê-la buscar conforto na comida quando você só precisa de um abraço.

Desejos incomuns Algumas mulheres sentem desejo de comer coisas como gelo, terra, tinta, pó de café, giz, fubá, cinza de cigarro, sabonete e pasta de dente. Esse é um fenômeno catalogado cientificamente. Embora nenhum item da lista acima contenha ferro, esse fenômeno já foi associado à falta do mineral. Se você sentir esse tipo de desejo, informe o obstetra imediatamente. Você corre o risco de ingerir substâncias tóxicas que podem prejudicar o desenvolvimento do bebê.

o pré-natal

Felizmente, são raras as complicações do 4º ao 6º mês de gravidez. Você continuará consultando o obstetra uma vez por mês e realizará um ou outro exame a pedido dele. Apesar da tranqüilidade, é bom conhecer os sinais de problemas em potencial, como os de um parto prematuro, que exigem que se chame o médico imediatamente.

Nas visitas mensais ao obstetra realizadas neste trimestre, o médico verificará sua pressão sanguínea. Você também se submeterá a um exame que detecta proteína e glicose na urina. Nessa etapa da gravidez, não se espera encontrar proteína, por isso a presença dela pode ser um sinal de pré-eclâmpsia (veja p. 113). Glicose na urina pode indicar diabetes gestacional (veja p. 110).

Depois da 12ª semana, você ouvirá o coração do bebê em todas as consultas por meio de um aparelho chamado Doppler. A partir da 20ª semana, o obstetra costuma medir o tamanho da barriga com uma fita métrica, para avaliar o crescimento do bebê. No início do quarto mês, o médico pode lhe dar a opção de fazer exames para detectar a síndrome de Down e outras doenças genéticas (veja abaixo). Se você já realizou o exame de sangue no início da gravidez ou fez a biópsia de vilocorial, talvez o médico sugira apenas o exame para detectar anomalias do tubo neural (espinha bífida). Trata-se de um exame de sangue que detecta a alfafetoproteína (AFP) e do ultra-som morfológico.

No Brasil, os testes bioquímicos para afastar problemas genéticos não costumam ser feitos, devido ao alto custo. Faz-se sempre a medida de translucência nucal, que os planos de saúde, em geral, cobrem.

QUANDO CHAMAR O MÉDICO

Embora a maioria das mulheres não tenha problemas no segundo

OS EXAMES DO 4º AO 6º MÊS DE GRAVIDEZ

Nome do exame	O que o resultado mostra	Como o exame é feito
Amniocentese (veja pp. 80-81)	Diagnóstico definitivo de síndrome de Down, trissomia do 18 e outras doenças genéticas.	Uma agulha guiada por ultra-som recolhe uma amostra do líquido amniótico. Os cromossomos das células extraídas são analisados no microscópio. É realizada entre a 15ª e a 18ª semanas.
Exame de risco fetal (veja pp. 76-77)	Risco estimado de síndrome de Down e de trissomia do cromossomo 18.	Uma amostra de sangue é testada para três (teste triplo) ou quatro (teste quádruplo) substâncias. O risco de Down ou de trissomia do 18 é calculado pelo cruzamento do resultado do exame com a idade e a data prevista do parto. É realizado entre a 15ª e a 18ª semanas.
Ultra-som morfológico (veja pp. 78-79)	Detecta várias anomalias, inclusive defeitos do tubo neural e doenças cardíacas.	O ultra-som morfológico é um exame delicado e deve ser realizado por um médico experiente. Este exame costuma ser realizado entre a 18ª e a 21ª semanas.

trimestre, você precisa conhecer as situações nas quais deve chamar o médico imediatamente.

Sangramento vaginal Ligue para o seu obstetra ou procure um pronto-socorro diante de qualquer sangramento vaginal. Em sua maioria, os sangramentos vaginais durante a gravidez vêm do colo do útero e não são graves. É comum ocorrer um sangramento pequeno após a relação sexual porque a superfície do colo do útero está repleta de vasos frágeis, mas isso não significa que o sexo seja perigoso. Um sangramento intenso, porém, pode significar placenta prévia (quando a placenta se implanta na frente do orifício cervical) ou deslocamento da placenta (quando ela começa a se soltar da parede do útero). Se a sua gestação já tem mais de 24 semanas e você tiver um sangramento forte, vermelho-vivo, chame o médico ou vá para a maternidade imediatamente.

Aumento da secreção vaginal A secreção vaginal costuma aumentar na gravidez. Porém, se você observar um aumento súbito, em especial se a secreção for fina e mucosa, chame o médico. Em alguns casos, o aumento da secreção vaginal resulta da abertura do colo do útero (patologia conhecida como insuficiência cervical, veja p. 111).

Pressão vaginal súbita É normal um aumento de pressão à medida que o feto cresce. Porém, se você sentir uma pressão vaginal súbita ou se tiver a sensação constante de que precisa evacuar, peça ajuda imediatamente, pois esses podem ser sinais de trabalho de parto adiantado.

Vazamento de líquido Se você sentir um vazamento de líquido grande o bastante para ensopar suas roupas, procure um pronto-socorro imediatamente; muitas vezes, esse é um sintoma de ruptura da bolsa amniótica. É normal a incontinência urinária aumentar ao longo da gestação, mas você não deve se preocupar com isso: não é o caso de perda de controle urinário.

Diarréia com dor abdominal Se você tem diarréia e muita dor no abdômen, precisa chamar o médico e verificar se não está entrando em trabalho de parto adiantado.

CURSOS PARA GESTANTES

Do quinto ao sexto mês de gravidez, você pode começar a pensar em fazer um curso para gestantes. O curso não é obrigatório, mas é bastante interessante. Porém, há mulheres que preferem ler sobre o assunto e esclarecer com o médico as dúvidas que surgirem.

O curso para gestantes é útil também para os pais, pois lhes permite trabalhar a própria ansiedade e esclarecer dúvidas. Em geral, as aulas são oferecidas pelas próprias maternidades, mas há mulheres que preferem cursos independentes. Os cursos para gestantes abordam a gestação, o parto e os cuidados com o recém-nascido. Existem também cursos de preparação corporal para o parto, com exercícios de respiração, relaxamento e controle da dor. Informe-se com seu obstetra.

Essa escolha é pessoal. O mais importante é que o curso se encaixe em sua filosofia de vida e que lhe forneça informações precisas.

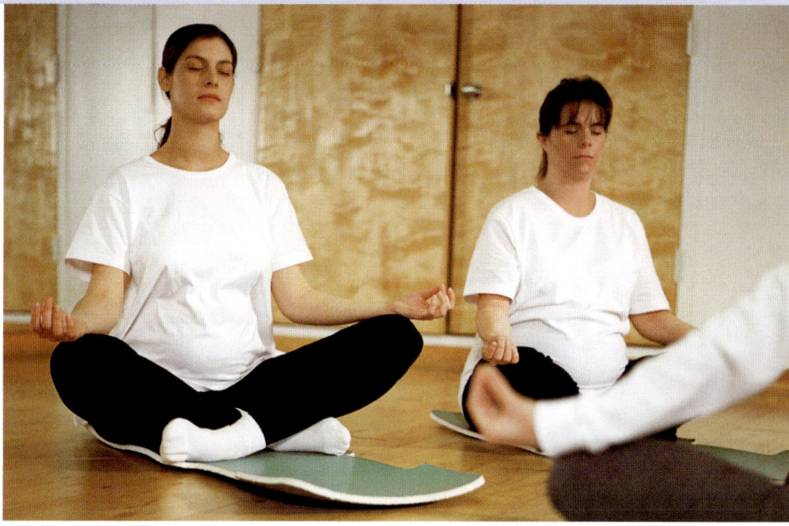

Os cursos de preparação corporal *para gestantes usam técnicas de relaxamento.*

exame de risco fetal

O exame de risco fetal é feito com uma amostra de sangue e informa se o bebê apresenta ou não um risco maior de nascer com síndrome de Down, trissomia do cromossomo 18 ou anomalias do tubo neural (como espinha bífida). Como acontece em outros exames, este também é opcional. A decisão de fazê-lo ou não é inteiramente sua.

O QUE É O EXAME?

Entre a 15ª e a 18ª semanas, pode-se retirar uma amostra de sangue da gestante. Essa amostra passa então pelo "teste triplo", que verifica a presença de três substâncias – alfafetoproteína (AFP), gonadotropina coriônica humana (hCG) e estradiol – e pelo "teste quádruplo", que detecta um quarto marcador, a inibina A.

A seguir, o risco de o bebê nascer com síndrome de Down ou com trissomia do cromossomo 18 é calculado com uma fórmula que combina os resultados obtidos no exame de risco fetal e a idade da mãe. Esse risco pode ser maior, menor ou igual ao risco calculado unicamente a partir da idade materna.

Se fizer o exame e o resultado for "positivo", ou de "alto risco", isso não significa que você está gerando um bebê com síndrome de Down, mas apenas que o risco é maior nessa idade do que aos 25 anos.

Se o exame detectar altos níveis de AFP, o risco de seu filho nascer com uma anomalia do tubo neural (como a espinha bífida) ou outras doenças é maior. Se você já fez o exame de sangue no início da gravidez (veja pp. 56-57) ou a biópsia de vilocorial (veja pp. 58-59), agora pode fazer apenas o exame de AFP.

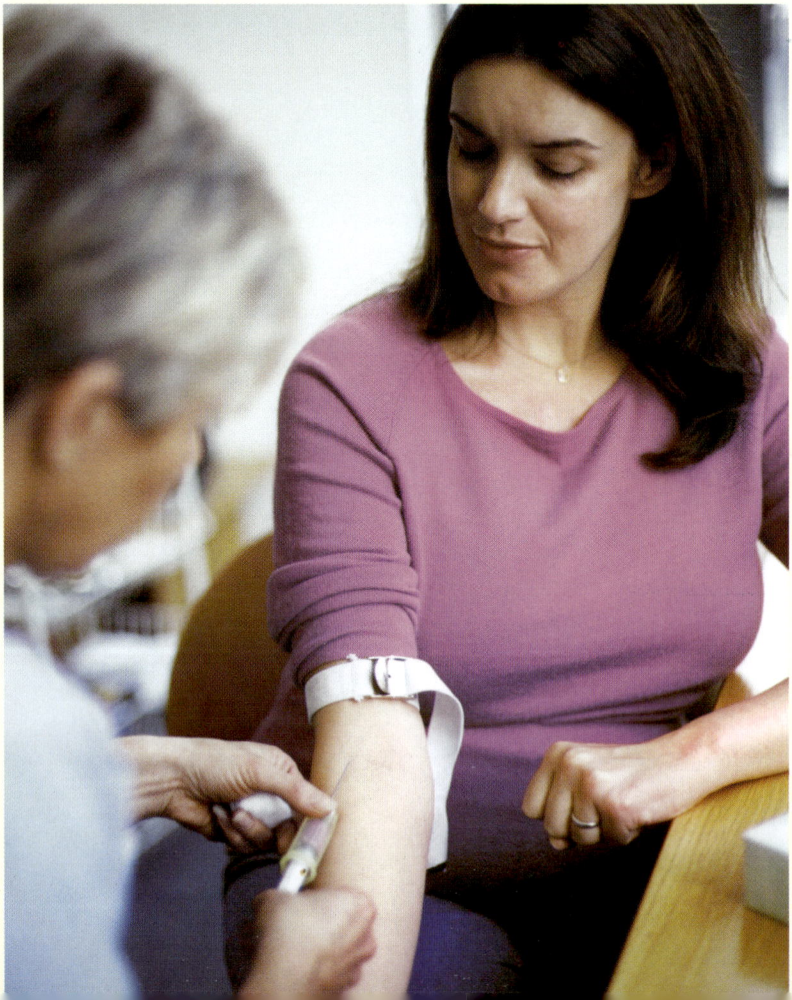

***Uma amostra de sangue** retirada entre a 15ª e a 18ª semanas é analisada em laboratório para se calcular o risco de síndrome de Down.*

Anomalias do tubo neural

Uma das substâncias detectadas pelos testes triplo e quádruplo é a alfafetoproteína (AFP). Níveis altos de AFP indicam que o bebê pode ter anomalias do tubo neural (como a espinha bífida). Essas patologias se devem à formação inadequada da espinha nos primeiros estágios do desenvolvimento, que deixa a medula espinhal desprotegida e exposta ao líquido amniótico. Quanto mais perto da cabeça o problema acontecer, maior o problema que o bebê terá. As crianças afetadas podem apresentar líquido no cérebro, paralisia da perna e incapacidade de controlar a bexiga e o intestino. Porém, altos níveis de AFP também são comuns em gêmeos e quando a gestação está mais adiantada do que você imagina. Se o seu nível de AFP estiver alto, o próximo passo é fazer um ultra-som morfológico (veja pp. 78-79), que detecta cerca de 95% dos casos.

A DECISÃO DE FAZER OU NÃO O EXAME

Há várias razões para se optar por realizar o exame de risco fetal. Talvez você tenha perdido a triagem sanguínea dos três primeiros meses porque fez a primeira consulta muito tarde.

Outra possibilidade é que você tenha passado pela triagem e pela biópsia de vilocorial, mas queira verificar se o bebê não tem nenhuma anomalia do tubo neural, algo que esses exames não detectam.

No entanto, você precisa ter em mente que esse exame, apesar de não representar nenhum perigo para o bebê, não é infalível. É possível que o resultado indique risco baixo e ainda assim o bebê nasça com síndrome de Down. O oposto também pode acontecer: indicação de risco alto quando o bebê é perfeitamente normal.

Precisão do teste Em mulheres acima dos 35 anos, os exames do quarto ao sexto mês de gravidez detectam mais de 80% dos bebês portadores de síndrome de Down, mas deixam de detectar cerca de 20% deles. O índice de precisão dependerá do fato de você realizar o teste tripo ou o teste quádruplo e da sua idade. Como regra geral, o teste quádruplo costuma dar menos falsos positivos do que o teste triplo. Se puder, é melhor optar por ele, caso você tenha menos de 40 anos. Porém, se quiser saber com toda a certeza se o seu bebê vai nascer com síndrome de Down, pule o exame de risco fetal e submeta-se a uma amniocentese, que é um exame conclusivo.

VANTAGENS E DESVANTAGENS DO EXAME

Mesmo que o resultado de seu exame seja positivo, a chance de o bebê nascer com síndrome de Down é bastante pequena. O exame dirá o risco exato, e será preciso compará-lo ao risco de aborto provocado pela amniocentese. Lembre que você não é obrigada a fazer uma amniocentese só porque o resultado do exame de risco fetal foi positivo. Se o exame de sangue for negativo, a possibilidade de síndrome de Down é muito pequena e não compensa o risco de uma amniocentese.

RESULTADOS

- **O que vão me dizer sobre a saúde de meu filho?**
  O exame informa apenas se o risco de o bebê ter síndrome de Down ou outras doenças genéticas é alto ou baixo. Ele também detecta se o risco de o bebê ter uma anomalia do tubo neural (veja quadro, acima) é maior ou menor. Como a idade gestacional do feto faz parte dos cálculos, o exame será impreciso se você não souber a data da sua última menstruação. O exame é menos preciso em gêmeos.

- **Em quanto tempo ficam prontos os resultados?**
  Normalmente, em uma semana. Os resultados são apresentados em um relatório que o obstetra deverá discutir com você.

ultra-som

A maioria das mulheres faz pelo menos quatro ultra-sons ao longo da gravidez. Um dos mais importantes é aquele realizado entre a 18ª e a 22ª semanas. O ultra-som tem três objetivos principais – verificar se o tamanho do bebê corresponde à data prevista do parto; verificar a formação do bebê; e avaliar se a placenta e o líquido amniótico estão normais.

Por meio de ondas sonoras, o ultra-som produz imagens do bebê dentro do útero. As ondas são emitidas por uma sonda, e as imagens são transmitidas em um monitor de vídeo. O exame de ultra-som dá ao obstetra uma série de informações sobre o desenvolvimento e a saúde do bebê.

COMO É O EXAME

A gestante deita-se de costas, com a barriga descoberta, e o médico espalha um gel sobre ela. A seguir ele passa a sonda sobre a barriga, e a imagem do bebê aparece no monitor. O exame de ultra-som pode demorar de 15 a 20 minutos (quando é básico) ou chegar a 90 minutos (o morfológico, que é mais detalhado). O ultra-som morfológico é realizado rotineiramente entre a 18ª e a 22ª semanas de gestação.

A DATA PREVISTA DO PARTO

Essa data é calculada a partir do primeiro dia de sua última menstruação, e o exame de ultra-som pode confirmá-la ou

O que o ultra-som morfológico mostra

Quando se lida com medicina fetal, qualquer milímetro pode fazer diferença no diagnóstico. Por isso, peça recomendações ao seu obstetra quanto ao local mais indicado para realizar o ultra-som morfológico. Este exame mostra o seguinte:

- **Tamanho do bebê**
  Para verificar o tamanho do feto e ter certeza de que ele é adequado à sua idade gestacional, medem-se a cabeça, o abdômen e o fêmur.

- **Cérebro, coração e outros órgãos**
  Anomalias como excesso de líquido dentro do cérebro e defeitos cardíacos grandes podem ser vistas.

Mesmo que não apareça nenhuma anomalia estrutural, alguns achados são importantes, pois aumentam ligeiramente o risco de síndrome de Down.

Certas combinações de anomalias podem fazer o obstetra encaminhá-la a um centro de medicina fetal. Outras podem indicar risco maior de doenças menos graves. Um exemplo disso é o excesso de líquido nos rins do bebê, que pode sinalizar uma dificuldade de eliminar a urina. O problema se chama refluxo urinário, é mais comum em meninos, pode ser confirmado logo após o parto e normalmente desaparece.

- **Anomalias do tubo neural**
  O ultra-som pode detectar 95% dos bebês com anomalias do tubo neural, como a espinha bífida.
  (Veja também p. 76.)

- **Mãos, pés, membros e rosto**
  Problemas como lábio leporino e pés tortos costumam aparecer no ultra-som.

- **Placenta e líquido amniótico**
  O ultra-som confirma que a placenta está no lugar correto e não bloqueia o colo do útero (placenta prévia, veja p. 113). O exame também verifica o nível do líquido amniótico.

não. Se o exame mostrar que o bebê é maior ou menor do que o esperado, a data prevista do parto será recalculada.

A ANÁLISE DO FETO

O ultra-som examinará o líquido no interior do cérebro do bebê, o formato de sua região posterior, a espinha, o lábio superior, o coração, o estômago, os rins, a bexiga, os braços, as pernas, as mãos e os pés. Ele também investigará a presença de problemas estruturais, como anomalias do tubo neural, lábio leporino, pés tortos, anomalias cardíacas e cerebrais (veja página ao lado).

O ultra-som só consegue ver a configuração dos órgãos e não o seu funcionamento. Esse exame não poderá dizer se seu filho terá inteligência normal ou se o fígado dele funcionará adequadamente.

Síndrome de Down Sozinho, o ultra-som não é uma boa maneira de excluir a síndrome de Down. Porém, ele pode detectar os "indícios" sugestivos de risco ligeiramente maior de o feto ser portador da doença. Os achados a seguir podem sugerir a necessidade de uma investigação mais profunda.

- Ossos da perna ou do braço curtos.
- Osso nasal curto ou inexistente.
- Prega da nuca mais espessa.
- Uma mancha brilhante no coração (foco ecogênico cardíaco ou *golf ball*) costuma regredir espontaneamente e não significa que o bebê será mais propenso a ter anomalias cardíacas. A maioria dos bebês com foco ecogênico cardíaco tem coração normal.
- Excesso de líquido em um ou em ambos os rins. Esse achado também pode ser um sinal de refluxo urinário, que não é grave e em geral desaparece depois que o bebê nasce (veja quadro na página ao lado).
- Cisto plexo coróide – diminutas estruturas em forma de bolha no órgão que faz o líquido que circunda o cérebro do feto. Elas não são incomuns, e mais de 99% desaparecem antes do parto. Se os cromossomos do bebê forem normais, os cistos não prejudicam a inteligência nem o desenvolvimento.
- Dedo mínimo curvado, presente em 1% dos 100 bebês normais, porém mais comum nos que apresentam síndrome de Down.

Se os resultados dos outros exames realizados nos meses anteriores foram tranqüilizadores no que diz respeito à síndrome de Down, um único achado no ultra-som não é motivo para preocupação. Porém, se você não fez testes para a doença antes ou se eles deram positivo e o ultra-som encontrou dois ou mais indícios, provavelmente você será encaminhada a um centro de medicina fetal para ouvir uma segunda opinião. Embora as chances de que seu bebê tenha síndrome de Down ainda sejam pequenas, esses dados podem fazê-la mudar de idéia em relação à amniocentese. Algumas anomalias cardíacas são mais sérias, mas com certeza recomendarão que você faça um exame especial para diagnosticar o problema corretamente.

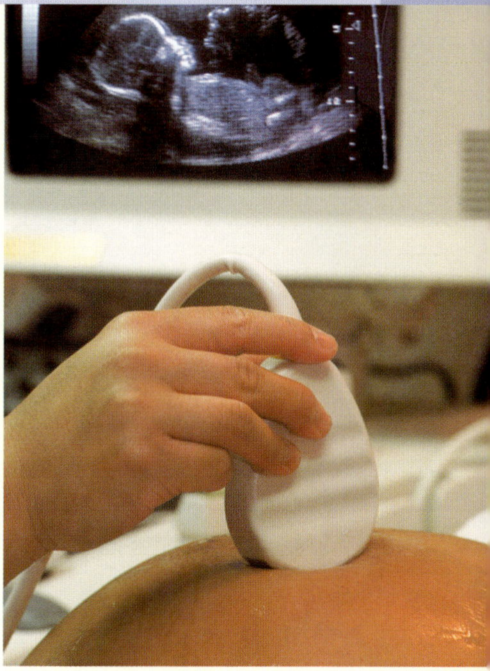

Na 20ª semana, o ultra-som *oferece uma bela imagem do bebê e muitas informações sobre o seu desenvolvimento.*

MENINO OU MENINA?

A menos que o bebê esteja em posição desfavorável, com as pernas cruzadas, por exemplo, o ultra-som mostrará se você está esperando um menino ou uma menina. Se você não quiser saber o sexo do bebê, deixe isso claro para o médico que fará o exame.

amniocentese

A amniocentese responde de forma definitiva se um bebê tem ou não qualquer doença genética – como a síndrome de Down e a trissomia do cromossomo 18 – ou uma anomalia do tubo neural. O procedimento é realizado entre a 15ª e a 18ª semanas quando algum dos exames realizados anteriormente indicar algum possível problema.

No útero, o bebê é protegido pelo líquido amniótico, que fica dentro de uma bolsa. O líquido amniótico consiste basicamente na urina do bebê e em algumas células da pele ou do trato urinário. Na amniocentese, retira-se uma amostra desse líquido para que as células nele presente sejam cultivadas em laboratório. Quando existe um número suficiente de células, seus cromossomos (que carregam o material genético) são analisados. Esse processo pode demorar até três semanas.

A DECISÃO

O obstetra poderá discutir com você a conveniência de realizar uma amniocentese depois de receber os resultados da triagem sanguínea feita no início da gravidez e da translucência nucal (veja pp. 56-57). Você também pode optar pela amniocentese apenas para ter certeza de que o bebê não tem síndrome de Down.

A realização do exame tem prós e contras. O resultado será conclusivo, mas a amniocentese oferece um pequeno risco de aborto. Esse risco é de cerca de 0,25 a 0,5% (em outras palavras, de 1 em 200 a 1 em 400 mulheres abortam depois de se submeter a uma amniocentese). Algumas mulheres estão tão determinadas a ter um filho que não querem nem saber se ele pode nascer com problemas. Outras temem que o filho venha a ter uma vida com menos qualidade e querem saber com certeza o que terão de enfrentar. Optar por realizar um exame que pode causar a morte do feto não é uma decisão fácil. É preciso levar em conta também que a legislação brasileira só permite a interrupção da gravidez em caso de estupro ou de risco de morte da mãe. Converse com seu parceiro antes de tomar sua decisão.

CUIDE-SE

As mulheres que já fizeram uma amniocentese aconselham que o processo seja visto como uma corrida com três obstáculos e que a gestante se concentre em um

RESULTADO

- **Em quanto tempo fica pronto o resultado da amniocentese?**
  O resultado completo e definitivo pode demorar até três semanas.

- **O que o exame dirá sobre o bebê?**
  O objetivo da amniocentese é excluir a possibilidade de que o bebê tenha síndrome de Down ou outra doença genética.

- **O que mais a amniocentese pode informar?**
  A amniocentese pode verificar a existência de outras anomalias genéticas, além da síndrome de Down. O exame também pode ser realizado se houver risco de o bebê ter, por exemplo, fibrose cística, embora isso não seja feito rotineiramente.

  A amniocentese também pode revelar o sexo do bebê.

obstáculo de cada vez. O primeiro é o exame em si; o segundo são as primeiras horas depois do exame, em que o risco de aborto é maior; e o terceiro é o resultado, que pode demorar até três semanas.

QUAIS SÃO OS RISCOS?

O risco de aborto após uma amniocentese é de 1 em 200 a 1 em 400. A possibilidade de perder o bebê diminui conforme o tempo passa. Se tudo continuar bem cinco dias após a realização do exame, as chances de um aborto serão mínimas. Procure um pronto-socorro se apresentar sangramento vaginal, cólicas abdominais ou secreção de líquido transparente.

Como é o exame

A amniocentese demora de 20 a 40 minutos. (A maior parte desse tempo é gasta com o ultra-som.) Depois de realizar o exame o médico recomendará que você não faça esforço pelo resto do dia.

Para você O exame é realizado por médicos especializados com a ajuda de um ultra-som, que proporciona uma visão clara do útero. O médico limpará a sua barriga com uma substância asséptica. A seguir, introduzirá uma agulha oca, fina e comprida até o saco amniótico, sempre guiado pelo ultra-som. Você sentirá um desconforto enquanto a agulha penetra a parede do útero, como uma cólica menstrual. As mulheres que já passaram por isso descrevem o exame como desconfortável, mas não doloroso. Provavelmente o médico se disporá a explicar tudo para você e apontar no monitor de vídeo o que está acontecendo. Quando a amniocentese estiver terminada, você será monitorada por um ou dois minutos para garantir que o feto está bem e que você pode ir para casa com segurança.

Para o bebê A idéia de ter uma agulha espetada no útero, perto do bebê, é assustadora, mas os médicos tomam todas as providências para garantir a segurança dos envolvidos. O ultra-som permite que o médico encontre um bolsão de líquido amniótico a uma distância segura do bebê. Assim que a agulha chega ao local certo, a ponta fina é retirada. Portanto, mesmo que o bebê se mexa e toque no tubo, ele não se machucará.

Porém, a amniocentese oferece riscos à gravidez. As chances de acontecer um aborto aumentam se houver problemas durante o procedimento. Se isso não acontecer, a possibilidade de aborto como resultado do exame é muito pequena.

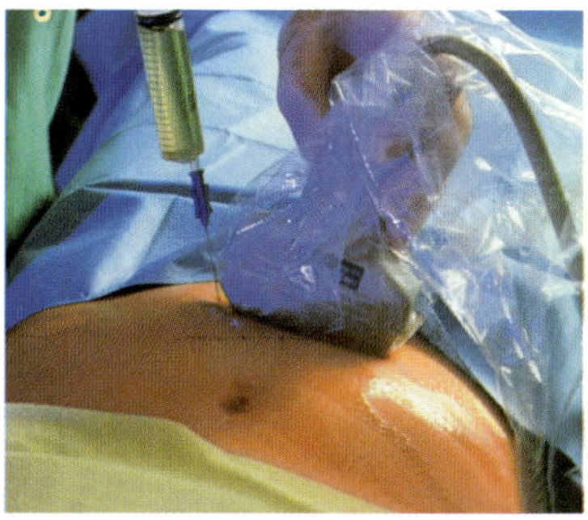

O médico introduz uma agulha no abdômen. *Em geral, o procedimento não é doloroso.*

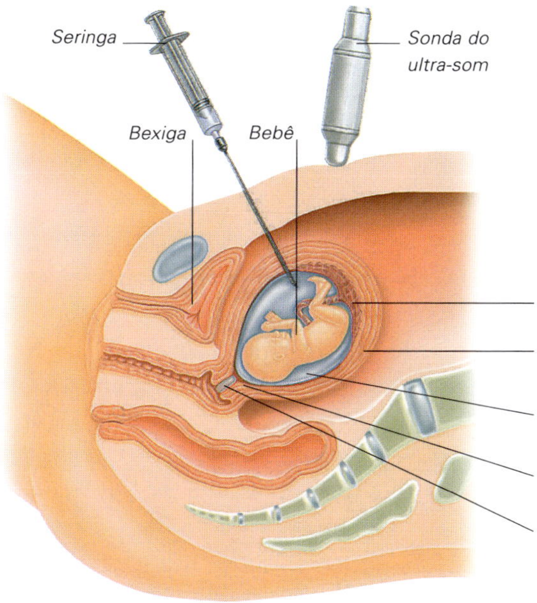

Com a ajuda de um ultra-som, *que serve para mostrar onde está o bebê, o médico introduz uma agulha no saco amniótico e retira uma amostra do líquido.*

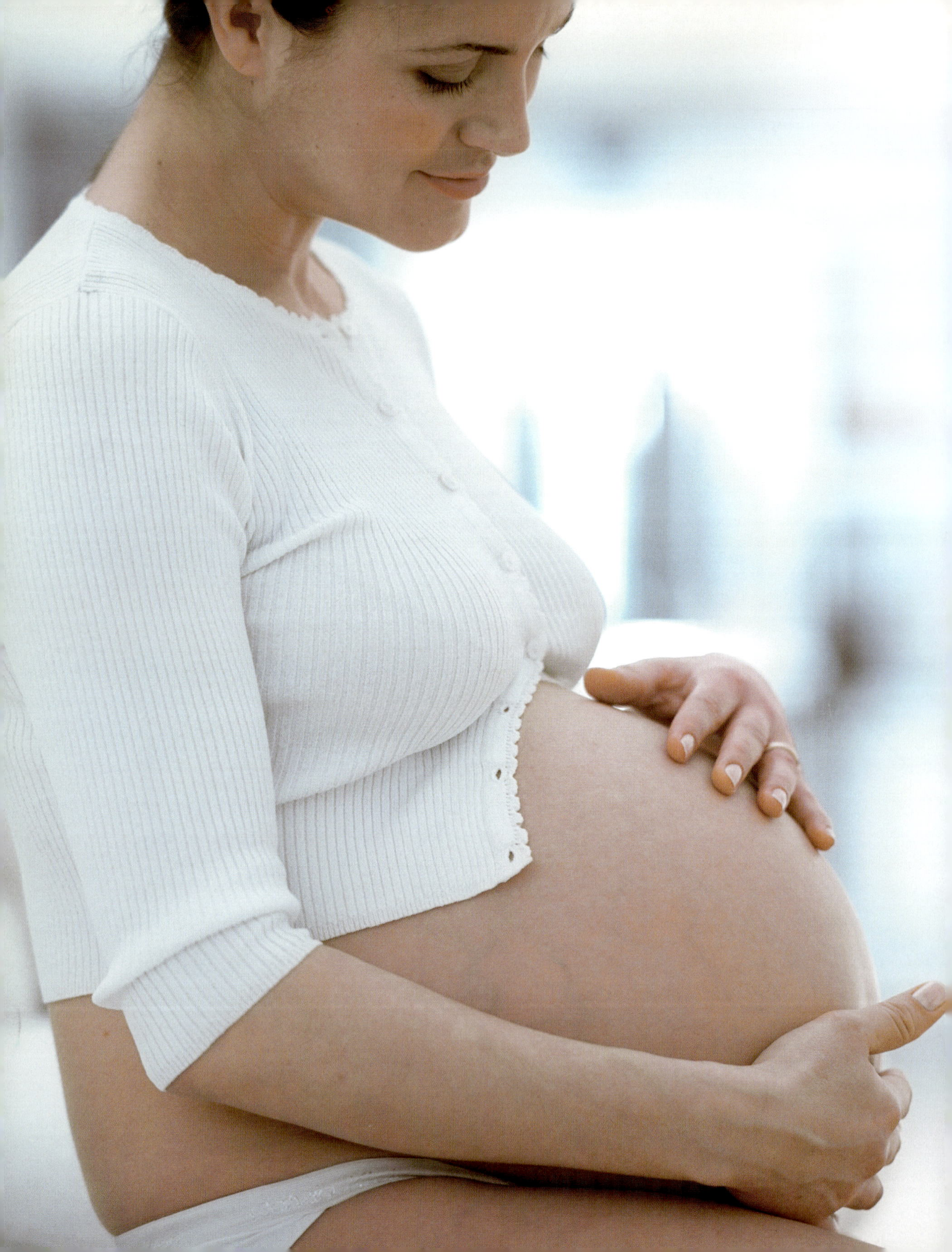

DO 7º AO 9º MÊS
o que esperar

O final da gestação pode ser inacreditavelmente cansativo. A barriga atrapalha a realização das tarefas cotidianas. É hora de descansar o máximo possível e poupar energia para o parto.

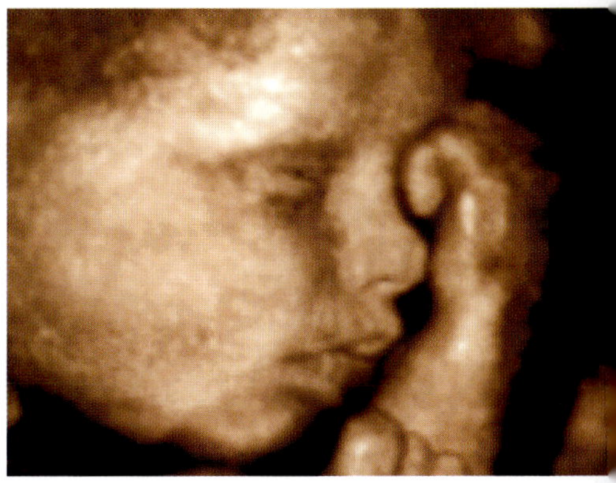

***Esta imagem tridimensional** feita por ultra-som mostra as feições perfeitas de um bebê no terceiro trimestre de gestação.*

MUDANÇAS FÍSICAS

Dores nas costas, má digestão, pernas inchadas, dificuldade para dormir e vontade de ir ao banheiro constantemente... A maioria das mulheres conta os dias para o nascimento do filho nas últimas semanas da gravidez.

Para lidar com os desconfortos físicos tente organizar o dia de modo que ele tenha menos tarefas e você disponha de mais tempo para se recolher e se preparar para o nascimento do bebê.

Se ainda não cuidou disso, este também é um bom momento para discutir com seu parceiro a divisão do trabalho doméstico e dos cuidados com o bebê.

Manter-se disponível para a empresa até o último dia e comunicar os planos futuros com clareza lhe garantirão uma recepção calorosa daqui a alguns meses. Porém, se for possível, diminua aos poucos a carga de trabalho e faça pausas regulares para evitar a exaustão.

Exercícios físicos e uma boa alimentação ajudam-na a ficar em forma para o parto, a acelerar a recuperação e a prevenir muitos desconfortos típicos do fim da gestação.

Neste trimestre, o pré-natal incluirá dosagem de glicose, para diagnostiar um eventual diabetes gestacional, e talvez o monitoramento eletrônico fetal, para verificar a saúde do bebê caso a sua gravidez seja de alto risco.

O BEBÊ

Neste trimestre o bebê crescerá rapidamente, engordando até 250 g por semana no último mês. Os principais órgãos dele continuarão a amadurecer e os ossos continuarão a acumular cálcio, tornando-se mais fortes.

Embora o bebê ainda esteja respirando líquido amniótico, os pulmões se preparam para respirar ar. O cérebro continua a crescer e a estabelecer conexões mais complexas. A audição melhora progressivamente e, no final da gravidez, o bebê começa a sonhar. Nessa altura ele já deve estar cabeludo e coberto por uma substância protetora espessa e cerosa chamada *vernix caseoso*.

Os três últimos meses são uma **contagem regressiva para o parto**. Nas últimas semanas, mude a rotina e **poupe-se** para o parto.

seu corpo

Nos três meses finais da gestação, as maiores mudanças físicas são causadas pelo tamanho e pelo peso do bebê. Para muitas mulheres, essa fase é imensamente desconfortável, e as semanas que antecedem o parto parecem uma eternidade. O bebê pressiona a bexiga, e a mãe pode ainda ter dificuldades digestivas, falta de ar e outros sintomas comuns.

AS ÚLTIMAS SEMANAS

Quem já esteve grávida sabe que as últimas semanas de gestação são de tirar a paciência de qualquer pessoa. Alguns dos desconfortos não passam disso: uma simples amolação. Outras alterações corporais são mais preocupantes e merecem uma avaliação.

Sinais de alerta Uma das coisas que sempre piora nas últimas semanas é o inchaço dos pés e dos tornozelos (veja p. 105). O inchaço só é preocupante se aparecer em locais novos e inesperados, como nas mãos e no rosto, ou se uma das pernas de repente inchar mais do que a outra. Se você apresentar algum desses sinais, chame o médico imediatamente.
Um ganho de peso rápido no decurso de alguns dias pode ser sinal de retenção de líquido e também merece uma visita ao médico.

APETITE

Muitas mulheres perdem o apetite a partir do sétimo mês. As razões desse fenômeno são variadas. A primeira é que, à medida que cresce, o bebê vai comprimindo o estômago e tornando mais difícil a ingestão da mesma quantidade de comida. Segundo, o refluxo gástrico (má digestão, veja p. 101) atinge picos durante a gravidez, tanto porque os altos níveis de progesterona relaxam a abertura entre o esôfago e o estômago, como por causa da pressão maior causada pelo útero aumentado. Comer menos neste estágio não faz mal ao bebê. O mais provável é que você esteja ingerindo calorias suficientes para que o bebê continue ganhando peso. Nesse ponto da gravidez, bastam lanches regulares para manter a ingestão adequada de calorias. Se preferir, tente fracionar as refeições ao longo do dia. Além disso, combata o refluxo gástrico com medicamentos antiácidos.

SONO

No nono mês, costuma ser mais difícil encontrar posição na cama para dormir. Parece até que as últimas semanas são uma espécie de período de treinamento para a amamentação no meio da noite. De qualquer modo, procure relaxar e estar descansada para o parto. Muitas mulheres acham que, no final da

***Para dormir com mais facilidade**, deite-se de lado com a perna de cima apoiada sobre travesseiros.*

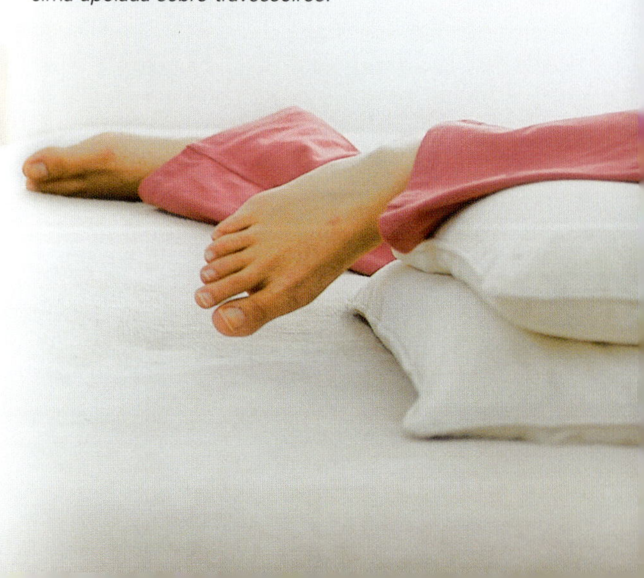

O que fazer em caso de queda

Como os movimentos das gestantes costumam ficar mais desajeitados no final da gravidez, às vezes podem ocorrer quedas. Em geral, é bom submeter-se a exames se você sofrer uma queda feia, mesmo que a barriga não seja diretamente atingida, pois a placenta pode estar frágil nesse período. O impacto da queda pode fazer a placenta desprender-se do útero. Depois de uma queda, o médico a colocará sob observação durante algumas horas para ter certeza de que não há contrações. Talvez ele peça também um exame de sangue para ver se há sinais de hemorragia na placenta. Se estiver tudo bem com você e com os batimentos cardíacos do bebê, é provável que a queda não prejudique o bebê.

gravidez, é muito confortável dormir reclinada em uma poltrona ou em um sofá.

Encha-se se travesseiros Cercar-se com todos os travesseiros da casa também é uma boa estratégia para dormir melhor, embora seu parceiro possa vir a se sentir apertado. Experimente as posições e medique-se para que o refluxo gástrico não a mantenha acordada. Se isso não resolver, arrume um travesseiro próprio para grávidas – muitas mulheres se sentem mais confortáveis com ele.

DIFICULDADE PARA ANDAR

Caminhar fica mais difícil conforme a gestação se aproxima do fim. Além do peso adicional que você carrega, a pélvis começa a se modificar. À medida que o trabalho de parto se aproxima, os ligamentos relaxam e a a pélvis fica menos estável. Algumas mulheres sentem deslocamento e dor na articulação frontal da pélvis (sínfise pubiana). Essa dor pode ser especialmente pronunciada em mulheres que tiveram vários filhos.

Nesta fase difícil, caminhe devagar e peça ajuda para sentar e levantar. Não se obrigue a realizar acrobacias para dar conta de tarefas pequenas como cortar as unhas – peça a ajuda de alguém ou contrate um profissional para fazer o serviço.

Todas as articulações ficam mais "frouxas" no final da gravidez, e essa frouxidão – junto com a perda de agilidade – expõe as gestantes a um risco maior de sofrer lesões nas articulações. Se você tiver bom senso e cuidado, nada disso acontecerá.

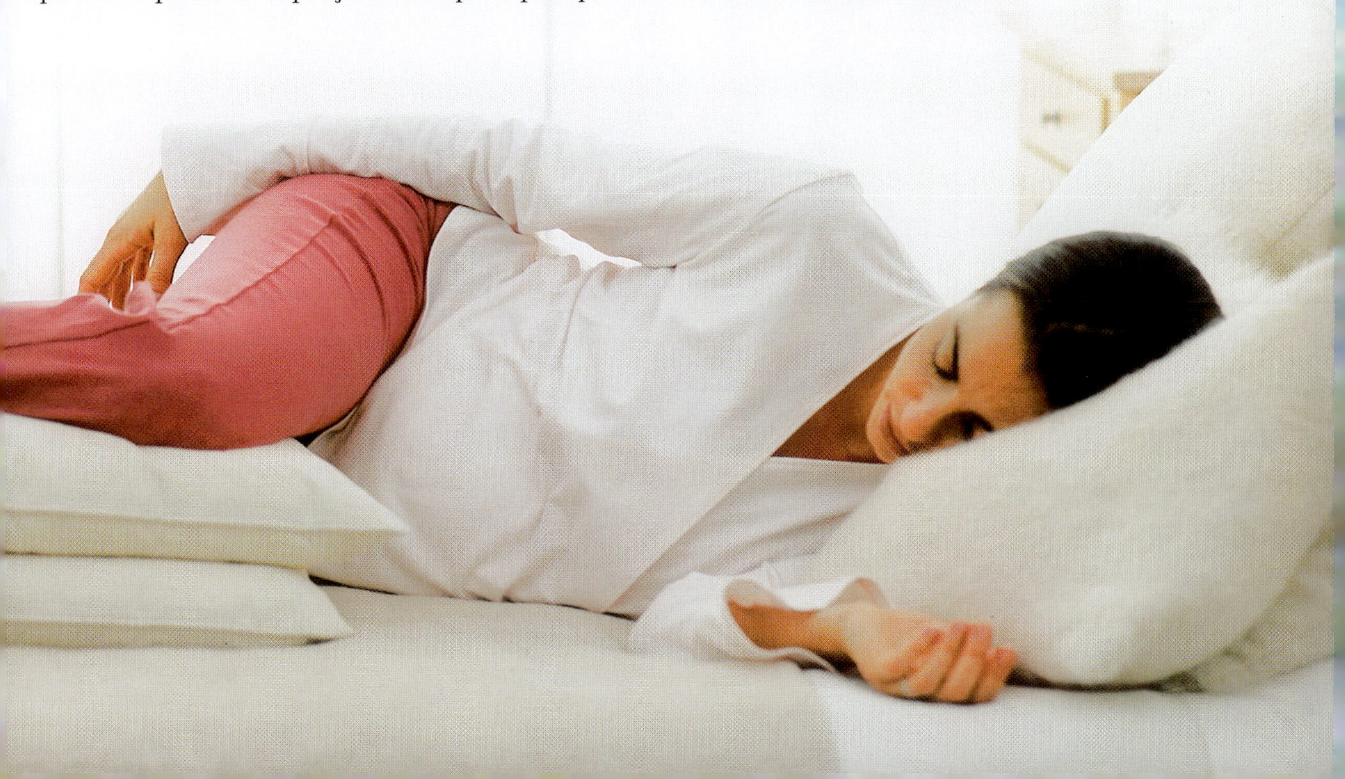

suas emoções

O cansaço físico do final da gravidez pode esgotar sua energia e suas emoções. À medida que se prepara para o nascimento do bebê, você pode experimentar sentimentos contraditórios – expectativa de finalmente segurar o seu filho no colo, medo do parto que se aproxima e de não dar conta da situação. É hora de se concentrar nesse grande acontecimento, preparando-se física e psicologicamente.

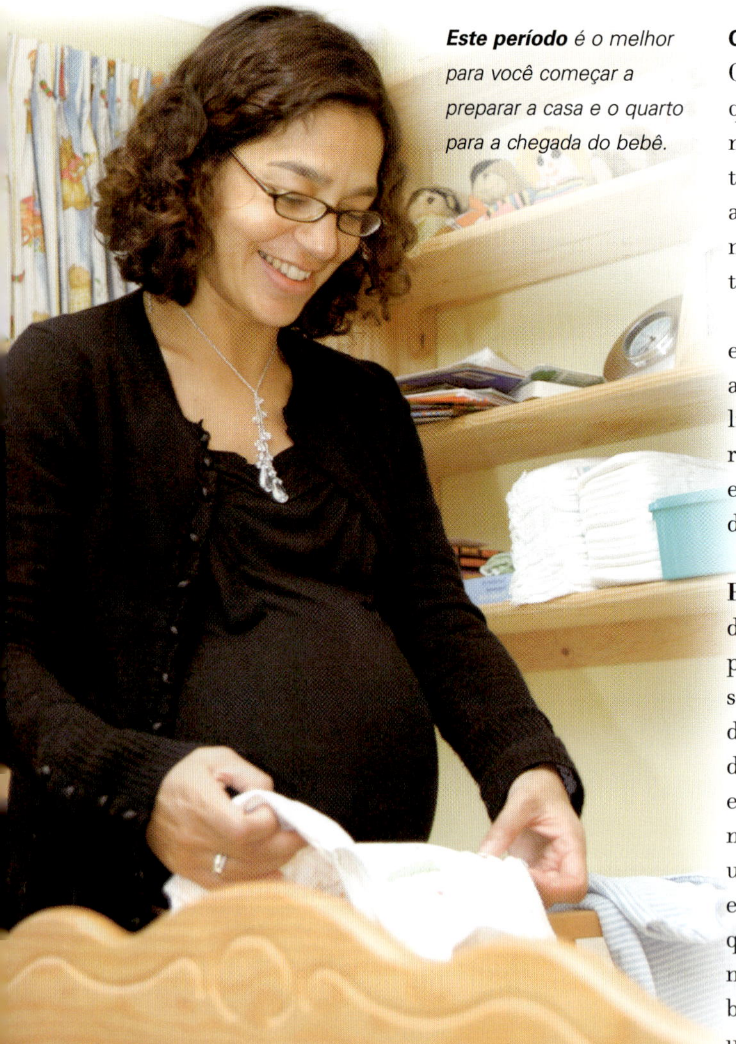

Este período *é o melhor para você começar a preparar a casa e o quarto para a chegada do bebê.*

CUIDE DE SUAS NECESSIDADES

O crescimento rápido do bebê e as mudanças físicas que a preparam para o parto podem lhe trazer muitos desconfortos, mesmo que sua gestação tenha sido saudável e tranqüila. A dor nas costas, as pernas e os pés inchados, a má digestão ou as noites maldormidas podem dificultar as suas tarefas diárias.

Ao mesmo tempo em que se sente fisicamente esgotada, talvez você ainda tenha muito que fazer antes de o bebê nascer e se sinta frustrada com suas limitações. Tente reduzir as expectativas a um nível realista. É natural que você não esteja tão eficiente e enérgica como de costume. Não exija demais de si mesma.

Prioridades Talvez você venha a se sentir mais dona da situação se fizer uma lista com as prioridades. Concentre-se no que é nescessário ser feito antes de o bebê nascer, como os exames do pré-natal, as aulas do curso para gestantes, a mala da maternidade e os arranjos para os outros filhos enquanto você estiver ausente. Ao voltar da maternidade, você precisará de uma série de utensílios para o bebê, como um carrinho, fraldas e roupas. Todo o resto pode ser arrumado depois que o bebê chegar em casa. Concentre-se também nas tarefas que lhe dão prazer. Comprar roupas e brinquedos é muito divertido; além disso, você terá uma grande satisfação em arrumar o quarto para o recém-nascido. Esses preparativos são prazerosos e vão distraí-la das preocupações com o parto.

Mãe solteira

Os últimos meses da gravidez podem ser particularmente difíceis para as mães solteiras. O esgotamento do final da gravidez e as aulas para gestantes podem acentuar o fato de que você está cuidando de tudo sozinha, das questões médicas às financeiras, passando pelo enxoval do bebê.

Se ainda não cuidou disso, é importante que encontre uma pessoa confiável para ajudá-la nas últimas semanas da gravidez e no parto. Cuide especialmente de reduzir as atividades diárias ao mínimo indispensável e de estabelecer o descanso como prioridade.

Descanso Você terá um final de gravidez muito melhor – e possivelmente um parto melhor – se descansar o máximo possível. Isso significa descansar física e psicologicamente. Dar à luz é um trabalho árduo, e o corpo de uma mulher mais velha se ressente mais depressa, especialmente se ela estava fora de forma antes de engravidar. Porém, poucas mulheres dispõem do luxo de estarem totalmente descansadas para o nascimento dos filhos; portanto, se você não tiver tempo de descansar bem todos os dias, não se preocupe, isso não trará prejuízos ao bebê. Aproveite o seu tempo livre para relaxar.

Roupas bonitas e com bom caimento Parece uma extravagância gastar dinheiro em roupas no final da gravidez. No entanto, diante dos desconfortos das últimas semanas e dos movimentos cada vez mais desajeitados, roupas confortáveis e com bom caimento ajudam a mulher a manter uma atitude positiva e aumentam a auto-estima. Para aproveitar ao máximo o dinheiro, compre peças que facilitem a amamentação.

PREPARE-SE PARA O PARTO

É natural concentrar-se no parto, neste momento. Também é natural sentir-se amedrontada e ansiosa diante da grande mudança que está para acontecer, mesmo que esse não seja o seu primeiro filho.

Você se sentirá mais centrada, equilibrada, se estiver emocionalmente preparada para o trabalho de parto. Leia o que puder sobre o parto, informe-se sobre todas as suas fases (veja pp. 122-123) e descubra o que a espera. Pratique os exercícios respiratórios que irão ajudá-la durante as contrações.

Certifique-se de que as pessoas que irão acompanhá-la à maternidade conhecem os seus desejos em relação ao parto. Diga-lhes quais intervenções médicas você está disposta a aceitar e quais quer evitar, onde e como você deseja dar à luz. Essa decisão fará você se sentir mais confiante em que receberá todo o apoio de que precisa durante o parto.

Confie no corpo Lembre que você não é a primeira mulher a colocar um filho no mundo. Bilhões de mulheres de todas as idades e de todas as nacionalidades já passaram pelo que você está prestes a enfrentar, e com muito menos conhecimento e habilidades técnicas do que você com certeza dispõe.

O corpo da mulher evoluiu de forma a ser capaz de conceber e dar à luz, e os seus instintos a guiarão se por acaso o seu cérebro ficar confuso com a situação. Você foi biologicamente preparada para o parto, mesmo que não se sinta assim. Confie em seu corpo e em sua capacidade natural de enfrentar o parto.

> à medida que o **parto** se aproxima, **medo e expectativa** se misturam

Cuide-se A esta altura, é provável que o seu estado emocional seja instável, por isso cuide bem de si mesma e procure se dar aquilo de que realmente precisa, como um tempo a sós para ler um livro ou pensar no bebê, ou quem sabe momentos de socialização com os amigos.

seus relacionamentos

A menos que você já tenha filhos, os últimos três meses da gravidez serão também os últimos três meses que o casal passará sozinho, então, aproveite ao máximo essa intimidade. Esse também é um período de intensa preparação para a chegada do bebê. Você freqüentará o curso para gestantes, fará compras para o bebê e planejará o parto.

Após o nascimento do bebê, você e seu parceiro sempre terão de levar em consideração as necessidades de mais uma pessoa. O dia-a-dia sofrerá mudanças radicais, especialmente nos primeiros meses, quando o bebê exige atenção em tempo integral e você tem de aprender a cuidar dele.

Portanto, programe atividades especiais com seu parceiro nestas últimas semanas da gestação. Façam coisas que será difícil fazer enquanto o bebê for pequeno. Saiam para jantar, visitem museus, façam uma viagem romântica de fim de semana, freqüentem o cinema e conversem bastante (afinal, em breve vocês vão passar muito tempo conversando apenas sobre o bebê). Discutam como a gravidez mudou a rotina de vocês e como a chegada do bebê mudará ainda mais a vida do casal.

PREPAREM-SE JUNTOS PARA O PARTO

O parto poderá despertar sentimentos de alegria e medo. A emoção de poder abraçar o bebê contrasta fortemente com as incertezas sobre o momento, a duração e as dores do trabalho de parto.

Os homens sempre se preocupam com a própria capacidade de ser realmente úteis e com a reação que terão ao ver o bebê nascer. Já os pais mais velhos temem pela saúde do filho. Se esta for a sua primeira gravidez, será ainda mais importante que você e seu parceiro compartilhem as esperanças e os temores abertamente. Fale sobre seus sentimentos em relação ao parto e escute o ponto de vista do seu parceiro. Você não tem de cuidar de tudo sozinha, e ele não tem de guardar os próprios temores.

Freqüentar o curso para gestantes com seu parceiro pode ajudar a transformar o parto e os cuidados com o bebê em algo mais concreto para os dois. O curso também pode ajudá-los a se preparar para o parto e para o exercício da paternidade. Verifique agora se as suas expectativas sobre as horas e os dias subseqüentes ao parto são as mesmas de seu parceito. Por exemplo, você quer que ele fique em casa e ele planeja voltar ao trabalho e contar a novidade aos colegas. Se trocarem idéias e esclarecerem as expectativas de cada um, nesse momento, vocês poderão "curtir" o nascimento do bebê e os primeiros dias de vida de seu filho juntos.

preparar-se para **o parto** com o **parceiro** irá ajudá-la a sentir-se **segura**

O papel do parceiro Como todas as suas forças estarão voltadas para o crescimento do bebê, seu parceiro deverá assumir os preparativos para a chegada do seu filho. Para alguns homens, essa é a hora em que o bebê começa a consumir-lhes tempo e esforço, e isso nem sempre é fácil.

É importante que o seu parceiro se comprometa em ajudar a cuidar do bebê. Cuidar de um filho é uma tarefa constante, trabalhosa, que exige tempo e energia. Se os dois pretendem continuar a trabalhar, é fundamental que o seu parceiro ajude a cuidar do bebê, liberando-a para também cuidar da sua carreira. Prepare-se para ajudá-lo a ajustar-se às novas responsabilidades. Tomar parte nos últimos preparativos antes do parto pode ser um bom jeito de dar início a esse envolvimento.

Quando o bebê nasce, alguns homens não assumem na prática tantas tarefas quanto pretendiam. Dê ao seu parceiro instruções claras e práticas quanto ao que espera dele. Cheguem a um acordo em relação às tarefas que serão atribuídas a ele e anotem isso, para que ninguém esqueça o trato quando o bebê nascer. Depois, é só fazê-lo cumprir o que está escrito! De maneira geral, ninguém gosta do trabalho doméstico, por isso é possível que vocês discutam. Mas, se fizerem um acordo justo, você deverá manter as renegociações em um patamar mínimo.

Em geral, a hora do parto é imprevisível. O bebê pode chegar até três semanas antes e duas depois da data prevista. Se você quiser que seu parceiro assista ao parto, comunique-lhe esse desejo quanto antes e combine com o obstetra. As mulheres costumam ficar mais tranqüilas em relação ao parto quando sabem que poderão contar com a presença do pai da criança. A legislação brasileira dá ao pai cinco dias de licença-paternidade.

ENVOLVA OS FILHOS

Os últimos meses da gravidez são a época perfeita para preparar os irmãos para a chegada do novo bebê. Boa parte da rivalidade pode ser aplacada se você atribuir aos mais velhos o papel de protetores do caçula (essa informação tem de ser repetida inúmeras vezes às crianças pequenas) e se permitir que eles escolham parte das roupas, das fraldas e dos brinquedos do irmãozinho. Compre um presente para dar aos mais velhos no dia do nascimento, como forma de agradecer pelo fato de serem irmãos tão bons.

Conforte-os Tenha em mente que as crianças pequenas sempre regridem imediatamente antes do nascimento – essa é uma forma de chamar a atenção da mãe. No final da gravidez, você vai ter dificuldade para pegar o mais velho no colo, e ele terá de ser recompensado com muito mimo. Dê a seu filho bastante carinho e não insista no penico, pois essa não é uma boa hora para tirá-lo das fraldas.

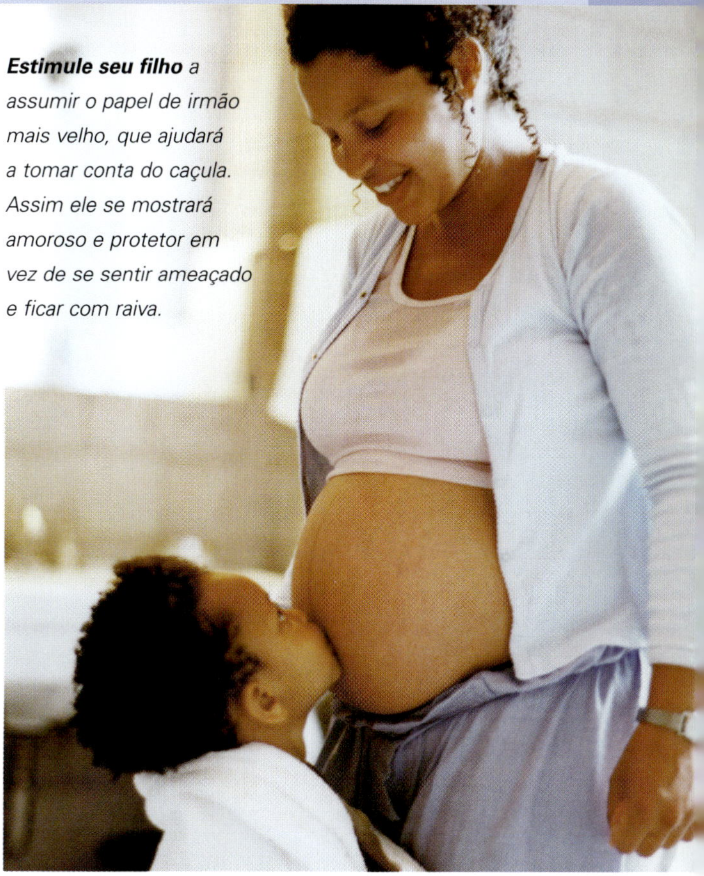

Estimule seu filho *a assumir o papel de irmão mais velho, que ajudará a tomar conta do caçula. Assim ele se mostrará amoroso e protetor em vez de se sentir ameaçado e ficar com raiva.*

As crianças precisam saber que os pais continuarão a cuidar delas depois do nascimento de um irmão. Elas precisam saber quem irá buscá-las na escola e preparar suas refeições. E também querem saber se poderão ver a mãe e o bebê na maternidade e quando vocês vão voltar para casa. Talvez seja uma boa idéia perguntar a eles como gostariam que essas questões fossem resolvidas, dando-lhes a oportunidade de se envolver ativamente.

Se os filhos mais velhos forem acompanhar o trabalho de parto na maternidade, diga-lhes que você vai sentir dor, e que isso é perfeitamente normal. Na sala de parto só pode entrar um acompanhante adulto.

sua carreira

Dependendo do seu estado geral de saúde e do nível de estresse de sua vida, os últimos três meses poderão ser extremamente desgastantes, ou apresentar-se como a conclusão bem-vinda de um processo excitante. Seu bem-estar físico e emocional irão ditar a sua atitude no emprego, mas, seja como for, tente controlar a carga de trabalho e planeje a licença-maternidade.

Quer você esteja se sentindo bem e em forma, quer esteja lutando para manter-se em pé, você deve perseguir dois objetivos em seus últimos meses no trabalho. Primeiro, trabalhe bem e saia de licença melhor ainda, para que o chefe e os colegas fiquem felizes quando você retornar. Segundo, reduza a carga de trabalho e o nível de tensão, de modo a ter tempo e condições emocionais de se preparar para o parto.

MANTENHA O CONTROLE

Nos últimos meses de trabalho, tenha por objetivo ser e parecer profissional. Embora o cansaço físico das semanas finais da gravidez seja grande – e embora sua mente possa estar mais focada no nascimento iminente do que no trabalho, a impressão que você causar no ambiente de trabalho é importante para o seu plano de retomar o batente após o parto. Uma boa postura, antes da licença-maternidade, poderá se traduzir em mais opções no futuro, como horários mais flexíveis – um privilégio desfrutado apenas por funcionários de confiança. Muitas vezes, colegas e chefes desconfiam da capacidade de a gestante dar conta das tarefas no final da gravidez. Projetos importantes poderão ser repassados a outros funcionários, tirando de você a chance de avançar na carreira. Se estiver segura de que pode contribuir com um projeto ou até mesmo liderá-lo, insista para que ele lhe seja atribuído. Se a sua gravidez estiver transcorrendo sem grandes problemas, não há razão para que seja tratada de forma diferente.

comece a **distribuir** suas responsabilidades antes de sair em licença-maternidade

PLANEJE A SAÍDA

Se puder escolher os projetos que com certeza serão concluídos antes de você sair em licença-maternidade, opte por eles. Se fizer parte de uma equipe, negocie para ficar com as tarefas que possam ser concluídas antes de você se ausentar. A conclusão de tarefas independentes aumentará a probabilidade de que você receba os devidos créditos mesmo que já esteja em licença.

Licença-médica na gravidez

Se você precisar interromper o trabalho devido a problemas de sáude durante a gestação, o obstetra solicitará uma licença-médica.

Se a licença for de até quinze dias, a empresa continuará pagando seu salário normalmente. A partir do 16º dia o salário passa a ser pago pela Previdência Social.

No Brasil, a licença-maternidade é de 120 dias, mas pode ser prorrogada em duas semanas antes e duas semanas depois do parto, mediante a apresentação de atestado médico.

Discuta o seu caso com o Departamento de Recursos Humanos (RH) da empresa.

Controle a carga de trabalho Nas semanas que antecedem o parto, é fundamental conciliar as exigências do trabalho e as da gravidez. Dar à luz um filho é o maior dos desafios, e você precisará de saúde física e emocional para vencê-lo. Para atingir o objetivo de manter uma conduta profissional e trabalhar bem até o último dia, é importante controlar a carga de trabalho.

Comunique como será a sua licença-maternidade A maioria das pessoas não gosta de incertezas. Seu chefe e seus colegas irão gostar de saber em detalhes os seus planos quanto à licença-maternidade, em especial se eles vierem a ser afetados diretamente pela sua ausência. Comunicando abertamente os detalhes do seu afastamento que possam interessar a essas pessoas, você lhes dá a chance de se programarem para os próximos meses. Além disso, a transferência de responsabilidades poderá ser feita de forma organizada.

Mostre-se agradecida A gravidez é tão absorvente que acaba-se não percebendo que ela afeta todos à nossa volta. O fato é que, na maioria das empresas, os colegas têm de assumir o trabalho de quem sai em licença-maternidade. E eles querem que você reconheça a ajuda prestada. Cada um tem sua maneira de mostrar gratidão. Dizer uma palavra de agradecimento e ajudar o colega a se enfronhar em suas tarefas podem fazer muita diferença.

O INÍCIO DA LICENÇA-MATERNIDADE

Dependendo do cargo que ocupa, você poderá escolher quem vai dar continuidade a seus projetos enquanto estiver afastada. Deve haver alguém mais familiarizado com o seu trabalho, uma pessoa que possa responder às questões que normalmente seriam direcionadas a você. Certifique-se de que essa pessoa esteja bem-informada e passe-lhe todas as instruções para a boa execução das tarefas.

Dê o número do telefone da sua casa para apenas uma pessoa. No momento, você ainda deseja estar disponível, caso sua ajuda seja necessária, mas quando o bebê nascer você não vai querer nenhuma perturbação – as ligações do trabalho atrapalham. Informe aos colegas quem vai ficar com o número da sua casa e combine que apenas essa pessoa tem permissão para ligar.

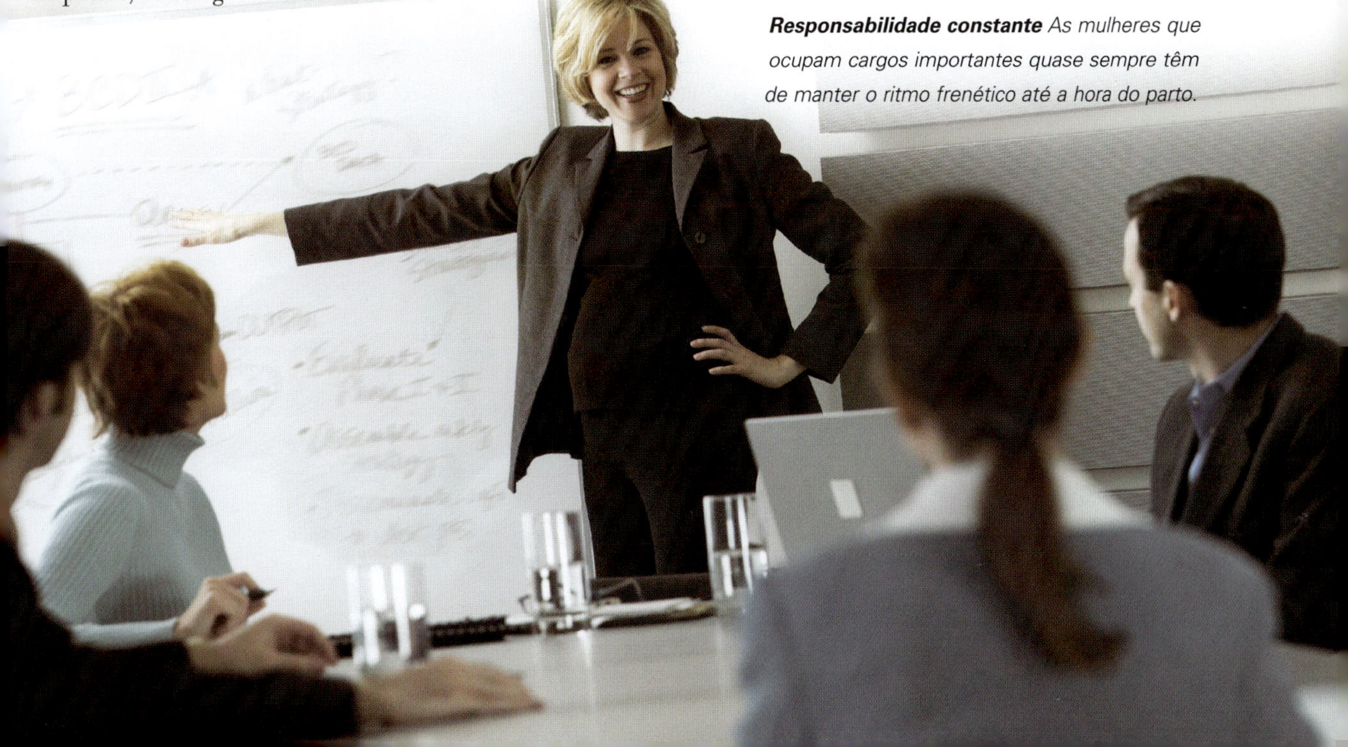

***Responsabilidade constante** As mulheres que ocupam cargos importantes quase sempre têm de manter o ritmo frenético até a hora do parto.*

programa de exercícios

Perto do final da gravidez, você se sentirá pesada e muito cansada. E quando o bebê se encaixar, você não conseguirá andar direito, quanto mais se exercitar! No entanto, persevere, pois a atividade física regular durante todo o terceiro trimestre traz muitos benefícios para a sua saúde.

Neste ponto, seu corpo está sobrecarregado. O coração bombeia uma vez e meia mais sangue e bate 15 vezes mais por minuto. Algumas complicações do final da gravidez e a gestação múltipla são boas razões para interromper a atividade física no terceiro trimestre. Portanto, consulte sempre o seu obstetra sobre a conveniência de continuar a atividade física.

Os benefícios da atividade física

Nos três últimos meses da gravidez, a atividade física melhora o seu estado físico de várias formas.

- **Pernas e tornozelos inchados** Em geral, o inchaço é causado por má circulação e metabolismo lento. Os exercícios, em especial a hidroginástica e a natação, trazem alívio.
- **Prisão de ventre** Os exercícios aceleram o metabolismo.
- **Parto e recuperação pós-parto** As mulheres que se exercitam regularmente têm trabalho de parto mais curto, mais fácil e com menos complicações. Elas também se recuperam mais depressa.

EXERCÍCIOS RECOMENDADOS

O peso e os movimentos limitados restringem a variedade de exercícios que você pode fazer neste momento. A hidroginástica e a natação são mais apropriadas, pois a água sustenta o peso do corpo e melhora a circulação sanguínea.

EXERCITE-SE COM SEGURANÇA

Tome algumas providências para assegurar a sua integridade física e também a do bebê.

Escolha atividades seguras Em sua maioria, os movimentos de baixo impacto são seguros nos três últimos meses. O bebê sobrecarrega seus músculos e seus ossos, inclusive os músculos lombares e os pélvicos, que começam a relaxar para o trabalho de parto. As enzimas que relaxam a pélvis "afrouxam" as articulações, por isso

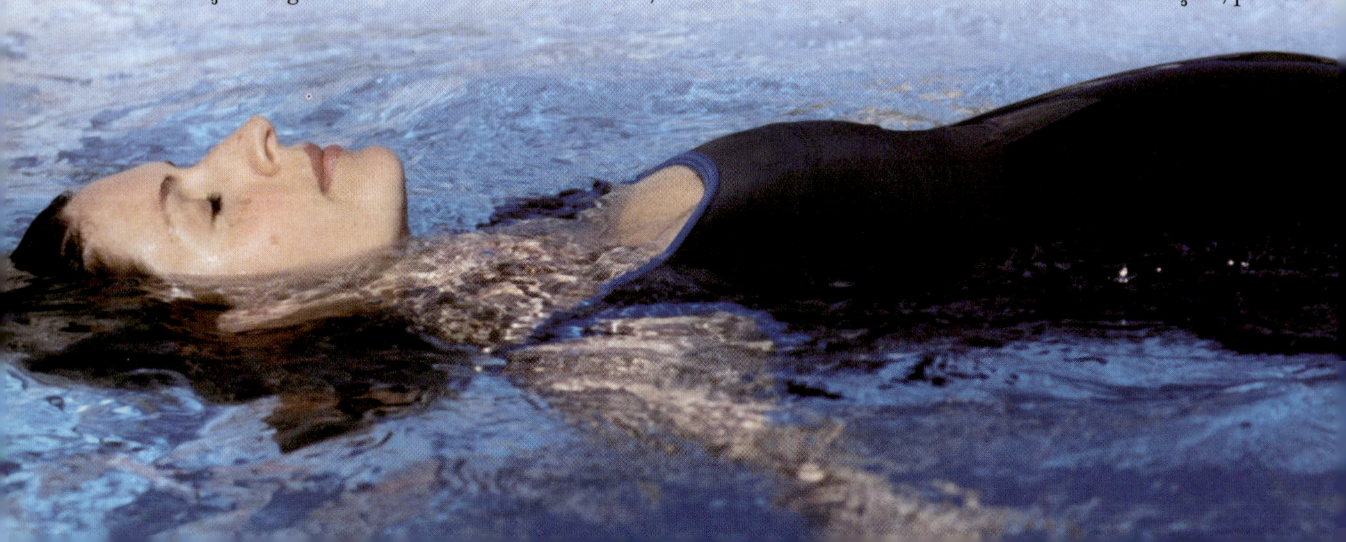

você fica mais propensa a lesões. Troque os exercícios que fazem pular, como o *jogging* e a aeróbica, por uma caminhada rápida.

Reduza a intensidade Com a atividade física, você deve se sentir revigorada. Se isso não estiver acontecendo é porque tem havido exageros. Procure encontrar uma opção menos cansativa: interrompa o exercício quando estiver cansada.

Evite esportes de risco As lesões na barriga podem ser sérias, por isso evite atividades que tragam risco de queda, esportes de contato, esportes radicais e esportes com bola. Todos eles exigem equilíbrio e coordenação motora, coisas de que você não dispõe com uma barriga imensa. No final da gravidez, seu corpo pode estar até 18 kg mais pesado, tudo concentrado majoritariamente na parte da frente. Leve em conta que o centro de gravidade mudou.

A hidroginástica e a natação são os exercícios ideais *no final da gestação. A água sustenta o peso do corpo e dá uma sensação agradável de rejuvenescimento.*

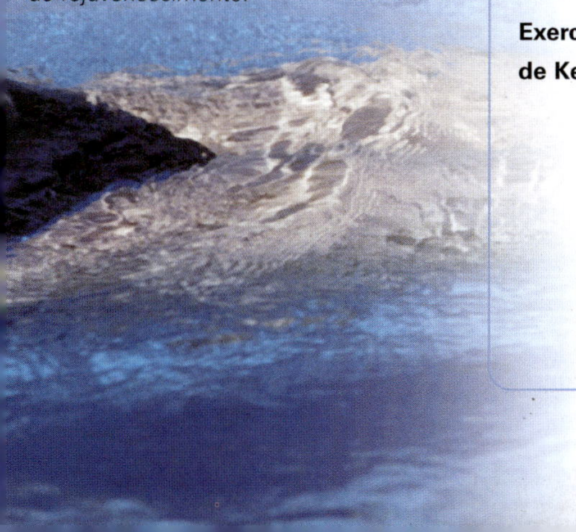

EXERCÍCIOS IDEAIS DO 7º AO 9º MÊS

Exercício	Benefícios e sugestões	Freqüência e duração
Natação	Nade com braçadas longas e regulares ou apenas bóie de costas. Compre um maiô confortável, que não dificulte seus movimentos.	Diariamente, se possível, ou quatro ou cinco vezes por semana. Você deve se sentir confortável, mas o ideal é de 20 a 30 minutos.
Hidro-ginástica	As aulas de hidroginástica são uma boa maneira de motivá-la a fazer exercícios neste momento, pois têm hora marcada. Além disso, a água amortece o impacto sobre as articulações.	Três ou quatro vezes por semana, se você conseguir. Se as aulas tiverem mais de 30 ou 45 minutos, pare antes de ficar cansada.
Alonga-mento	O alongamento previne as lesões porque relaxa os músculos, proporciona flexibilidade, amplia os movimentos, combate a irritação e aumenta o bem-estar.	Várias vezes por semana. Se esta for sua única atividade física, faça a aula de 60 minutos.
Tai-chi	Os movimentos suaves e integrados do tai-chi são ideais para o terceiro trimestre. Eles ajudam a gestante a relaxar e a poupar energia para o nascimento do bebê.	Para conseguir bons resultados, recomenda-se 10 a 30 minutos, duas ou três vezes por semana.
Exercícios de Kegel	Eles trabalham os músculos do assoalho pélvico, permitindo que se alonguem ao máximo durante o parto e se contraiam totalmente depois. Para descobrir qual músculo contrair, interrompa o fluxo quando estiver urinando. Depois de um tempo você pode treinar em qualquer lugar.	Os resultados serão melhores se você se exercitar várias vezes durante o dia. Treine quando estiver parada no farol, por exemplo. Tenha como objetivo fazer cinco séries de dez repetições cada.

alimentação

Como o bebê precisa de mais nutrientes na fase final da gestação, você corre maior risco de desenvolver deficiência nutricional. O corpo da mãe foi projetado para atender primeiro às necessidades da criança. Uma dieta equilibrada ao longo de toda a gravidez provê as calorias diárias de que você e o bebê precisam para a manutenção da saúde.

A partir do sétimo mês, as necessidades nutricionais do bebê devem ser supridas com uma dieta equilibrada e suplementos vitamínicos. Preocupe-se particularmente em ingerir as doses adequadas de cálcio e das vitaminas do complexo B, além dos outros minerais e vitaminas importantes para você e para a criança (veja p. 48 e p. 72).

Você estará mais ocupada do que nunca nesse período, e arrumar tempo para cozinhar poderá ser um problema. Porém, não pule refeições. Só assim você conseguirá manter os níveis de energia.

Procure ingerir alimentos de todos os grupos (laticínios, legumes e verduras, carnes e peixes, frutas, grãos e cereais). Se você sentir mal-estar, especialmente azia e inchaço, reduza a quantidade nas refeições e faça lanches nos intervalos. Prefira alimentos nutritivos e de baixo teor calórico. A melhor maneira de não engordar muito durante a gravidez é fazer um planejamento alimentar sensato e manter-se ativa o máximo possível.
Se você perceber que engordou demais, não corte alimentos sem a supervisão do seu médico. Talvez seja uma boa idéia pedir que ele lhe indique um nutricionista.

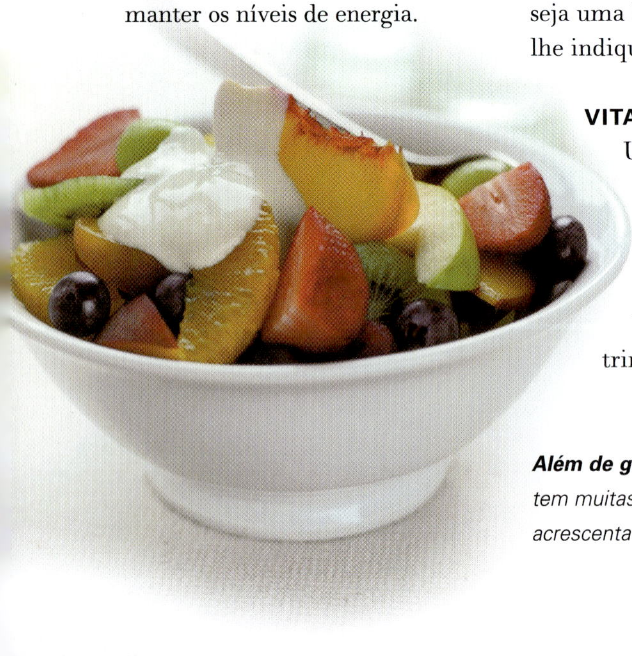

Além de gostosa, a salada de frutas tem muitas vitaminas. O iogurte acrescenta o cálcio.

VITAMINAS E MINERAIS

Uma dieta balanceada provê as vitaminas e os minerais necessários à sua saúde e ao desenvolvimento do bebê. No terceiro trimestre, o seu bebê precisará de quantidades maiores de vitaminas do complexo B e de cálcio. Ambos são essenciais ao desenvolvimento do sangue e dos ossos. As vitaminas do complexo B e o cálcio são também fundamentais à sua saúde.

Complexo B O complexo B é formado pelas vitaminas B_1 (tiamina), B_2 (riboflavina), B_3 (niacina), B_6, B_{12}, ácido pantotênico e ácido fólico (veja p. 22). Essas vitaminas ocorrem juntas nos alimentos, estimulam o sistema nervoso e ajudam a liberar a energia dos alimentos. As vitaminas B_6 e B_{12} são especialmente importantes, pois ajudam na formação dos glóbulos vermelhos.

Você e o bebê também precisam dessas duas vitaminas para extrair os nutrientes de todos os alimentos que ingerem e para desenvolver e manter o sistema nervoso.
Para garantir o suprimento de vitaminas do complexo B, coma alimentos integrais. Os cereais enriquecidos e o arroz integral são boas fontes. Observe que a vitamina B_{12} só existe nas carnes,

nos peixes, nas aves e nos laticínios. Portanto, os vegetarianos devem tomar suplemento de B_{12}.

Cálcio Esse mineral é necessário em todos os estágios da gestação, mas ainda mais nos últimos meses, para ajudar a desenvolver os dentes e os ossos do bebê.
O cálcio também é importante para a saúde da mãe, pois reduz a perda óssea resultante da gravidez e previne a ocorrência de osteoporose no futuro. Se a sua dieta não tiver cálcio suficiente, é possível que seus ossos se descalcifiquem para fornecer a quantidade necessária ao bebê. Coma pelo menos três porções de laticínios por dia.
Os cereais integrais, as folhas verde-escuras, os ovos e as castanhas também são boas fontes de cálcio (veja à direita.)

Suplementos A ingestão diária recomendada de vitaminas do complexo B durante a gravidez é a seguinte: B_1, 1,5 mg; B_2, 1,6 mg; B_3, 17 mg; B_6, 2,2 mg; ácido fólico, 400 mcg; B_{12}, 2,2 mcg. Em geral, os polivitamínicos prescritos às gestantes contêm as quantidades adequadas de todas as vitaminas do complexo B.

A dose recomendada de cálcio por dia é de 1.200 a 1.500 mg. Os polivitamínicos contêm apenas de 40 a 200 mg de cálcio; os suplementos do mineral, menos de um terço da dose recomendada. Portanto, mesmo com os suplementos é preciso ingerir alimentos ricos em cálcio.

LÍQUIDOS

Os líquidos ajudam a transportar os nutrientes para o bebê, eliminam os dejetos e formam o suprimento de sangue e as células do bebê.
A melhor forma de ingerir líquidos é tomar água. Beba o suficiente para tornar a sua urina bem clara. Urina amarelo-vivo ou escura é sinal de baixo consumo de água.

AUXÍLIO PARA COMBATER OS DESCONFORTOS

A dieta pode ser um bom instrumento de controle de alguns desconfortos do final da gravidez (veja pp. 100-107). Por exemplo, se você tiver prisão de ventre e hemorróidas, coma alimentos ricos em fibras, como aveia, farelo, germe de trigo e ameixas secas. Alimente-se regularmente e beba muito líquido.

Se tiver diabetes gestational, siga as instruções do obstetra ou de um nutricionista.

os nutrientes dos alimentos atuam no desenvolvimento do bebê e na **manutenção da saúde da mãe**

Fontes de B_6 and B_{12}

As vitaminas B_6 e B_{12} são particularmente importantes na formação dos glóbulos vermelhos. Os alimentos abaixo são boas fontes de vitamina B_6:

- carne de vaca e de porco
- peixes e aves
- pão e arroz integrais
- batata assada (com a casca)
- gema de ovo
- banana
- suco de ameixa-preta e de cenoura
- castanhas e pasta de amendoim
- grão-de-bico

Os alimentos a seguir são ricos em vitamina B_{12}:

- carnes de porco, cordeiro e vaca
- ovos e laticínios
- peixes brancos e salmão
- cereais enriquecidos

Fontes de cálcio

É importante ter reservas adequadas de cálcio para a formação dos dentes e dos ossos do bebê e para manter sua própria estrutura óssea. As melhores fontes são:

- laticínios
- sardinha e salmão
- soja em grãos e tofu
- amêndoa, avelã e castanha-do-pará
- sementes de gergelim

O cálcio também está presente em quantidades menores nas folhas verde-escuras, na laranja e no figo seco.

o pré-natal

Nos últimos três meses de gestação, você verá o médico com mais freqüência. Os exames clínicos são muito importantes nesta fase crítica da gravidez, quando as complicações são mais comuns. As consultas freqüentes asseguram que você e o bebê estão bem e que os problemas que porventura surgirem serão tratados com a presteza necessária.

Em geral, no terceiro trimestre o obstetra a examinará a cada duas ou três semanas. Entre a 36ª semana e a data do parto, a quantidade de consultas aumentará, dependendo do seu estado. Complicações como pré-eclâmpsia (veja p. 113) ou problemas na placenta que possam interferir no desenvolvimento do bebê são mais comuns neste período. É provável que o médico peça vários exames, tanto os de rotina, como outros.

EXAMES DE ROTINA

Em cada consulta o médico medirá sua pressão e verificará o seu peso. A hipertensão pode surgir no final da gravidez e, em alguns casos, causar pré-eclâmpsia. Se houver aumento de pressão, edema ou outro sinal, será pedido um exame de urina para verificar a taxa de glicose e se há perda de proteína. Níveis altos de proteína podem ser sinal de pré-eclâmpsia. Excesso de glicose pode indicar diabetes gestacional (veja p. 110).

Peso O obstetra verificará quantos quilos você engordou. É muito importante que você não ganhe peso demais, pois isso poderia causar complicações no fim da gravidez. (Tenha em mente que o seu peso não reflete o crescimento do bebê.)

Exames de sangue Apenas alguns exames de sangue são realizados neste trimestre, e nem todos são de rotina. Se o médico

OS EXAMES DO 7º AO 9º MÊS

Tipo de exame	Quando é feito	O que os resultados mostram
Exame de sangue	Aproximadamente na 28ª semana	O exame detecta se a gestante está anêmica e pode detectar a presença de anticorpos, em especial se a gestante tiver RH negativo. (A amostra de sangue poderá servir também para o teste de tolerância à glicose.)
Exame de urina	Se necessário	Verifica a presença de proteína, o que pode ser sinal de pré-eclâmpsia (veja p. 113), e de glicose, o que pode indicar diabetes gestacional (veja p. 110).
Teste de sobrecarga de glicose	28ª semana (se necessário)	O sangue é testado em jejum duas vezes: uma hora e duas horas após a gestante tomar uma bebida superdoce. O exame detecta o diabetes gestacional (veja p. 110).
Cardiotocografia	Início na 32ª semana (se necessário)	Dois monitores colocados na barriga verificam as contrações uterinas e a freqüência cardíaca do bebê. (É realizado apenas em mulheres com problemas que possam afetar o fluxo de sangue na placenta ou que estejam sob alto risco, por outras razões.)

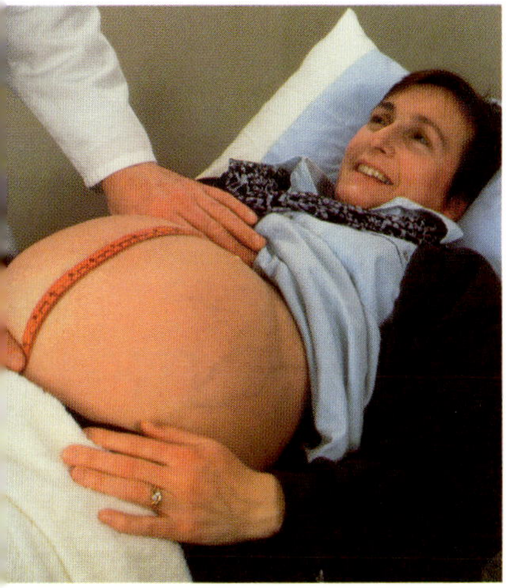

Para saber se o bebê está crescendo *adequadamente, o obstetra mede a barriga da mãe.*

desconfiar de diabetes gestacional, você realizará um teste de sobrecarga de glicose. O diabetes gestacional é mais comum em mulheres acima de 35 anos.

Para fazer o teste, você deverá tomar uma bebida muito doce, adoçada com açúcar. Amostras de sangue são colhidas uma hora e duas horas depois. Um resultado até 140 mg/dl, uma hora após a ingestão de líquido, é considerado normal. O resultado positivo identifica as mulheres que têm intolerância à glicose – uma dieta alimentar controla essa situação.

Se você teve anemia no segundo trimestre, o médico pedirá um exame para ver se você se recuperou. Em caso negativo, ele deverá lhe prescrever suplemento de ferro.

Finalmente, se o seu tipo de sangue for RH negativo, o médico solicitará um exame para verificar a presença de anticorpos no sangue que possam afetar a contagem de células sanguíneas do bebê. Se for esse o seu caso, você receberá uma injeção de anti-D por volta da 28ª e da 34ª semanas, para evitar o crescimento de anticorpos perigosos. As gestantes com RH positivo não fazem esse exame.

CRESCIMENTO DO BEBÊ

Para verificar o crescimento do bebê, o médico mede a sua barriga (altura do fundo do útero) em todas as consultas. Em geral, a altura do fundo do útero em centímetros deve ser igual à idade gestacional do bebê (depois da 20ª semana). Se houver algum motivo de preocupação, o obstetra pedirá um ultra-som.

MONITORAÇÃO DO BEBÊ

Os exames descritos acima checam o estado geral da gestação, mas há exames específicos para monitorar a saúde do bebê dentro do útero.

Gráfico de movimentos fetais

Trata-se de uma maneira de detectar se o bebê está se mexendo bem. Se você sente o bebê se mexer o tempo todo, não precisará fazer o gráfico de movimentos fetais. Porém, como em geral as mulheres não observam os movimentos quando estão ocupadas, esse gráfico é bom para dirimir as dúvidas. Todos os dias você deve contar dez movimentos do bebê e anotar em quanto tempo eles aconteceram. Esse tempo deve ser mais ou menos o mesmo todos os dias. Se você não sentir o bebê se mexer nesse tempo, chame o médico.

Monitoração cardíaca fetal

Dois exames verificam se o bebê está recebendo nutrientes e oxigênio suficientes pela placenta, a monitoração cardíaca fetal (ou cardiotocografia) e o perfil biofísico fetal.

Se você tiver uma doença que possa afetar o fluxo de sangue na placenta, como diabetes, hipertensão ou lúpus (veja p. 18), é provável que o médico peça um desses exames uma ou duas vezes por semana a partir da 32ª semana de gestação.

Na cardiotocografia, dois monitores são colocados na barriga da mãe. Um verifica as contrações uterinas e o outro escuta o coração do bebê. O exame é tranqüilizador se o coração se acelerar duas vezes em 20 ou 30 minutos e se não houver grandes quedas. Se o coração não se acelerar durante o exame, pode ser que o bebê esteja dormindo. O médico poderá então prolongar o exame ou solicitar um perfil biofísico fetal. O perfil é um ultra-som combinado a uma monitoração cardíaca que verifica quatro variáveis: o volume de líquido amniótico, os movimentos fetais, o tônus fetal e os movimentos respiratórios fetais. Um resultado tranqüilizador em um dos dois exames significa que existe pouco risco de o bebê apresentar problemas na semana seguinte.

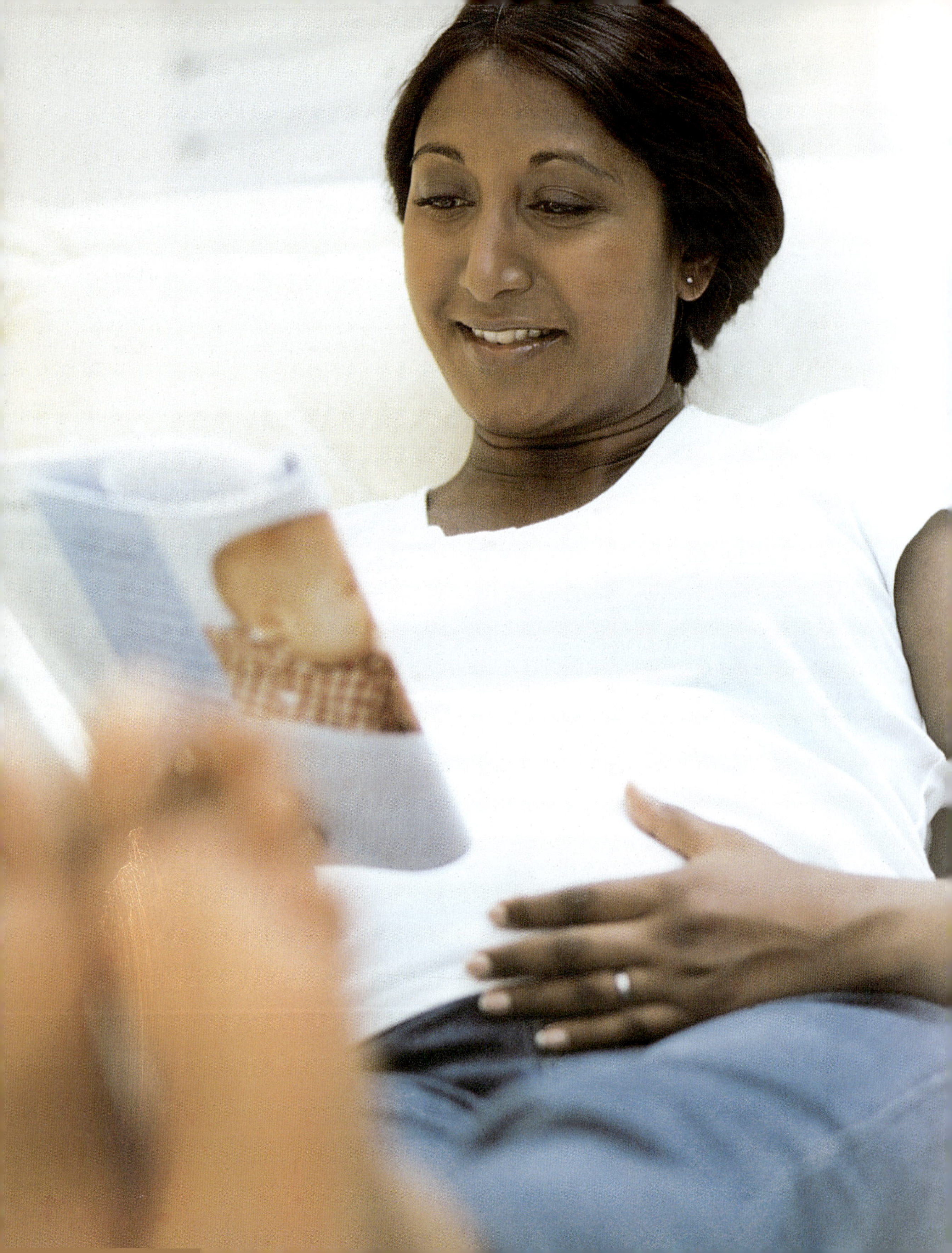

QUEIXAS MAIS COMUNS

A gravidez traz uma série de mudanças físicas, a maioria das quais não é particularmente agradável. Embora elas causem bastante desconforto a algumas mulheres, não representam um problema sério.

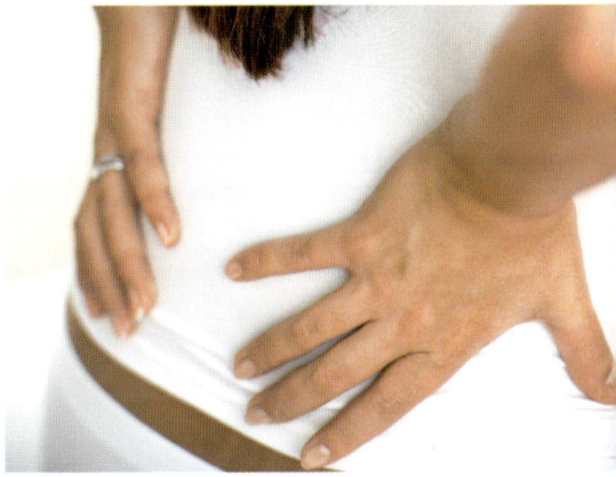

Dores nas costas *são um problema comum, que afeta 50% das mulheres na gravidez. Ocorre com maior freqüência nas que têm mais idade e na segunda gravidez – ou nas subseqüentes.*

Sintomas incômodos são mais comuns em mulheres com mais de 35 anos. Mulheres com mais idade podem interpretar alguns deles com mais seriedade. A maior parte das vezes, no entanto, não é esse o caso. As mais jovens têm as mesmas queixas e problemas que você experimentará, embora algumas vezes na sua idade os sintomas pareçam piores. Também é provável que você sinta um deles com maior intensidade.

A SAÚDE FÍSICA GERAL

A gravidez pode exacerbar alguns dos problemas físicos que tendem a ser mais comuns com a idade. Por exemplo, dores nas costas são habituais na gravidez, mas também aumentam com os anos. A mulher precisa tomar alguns cuidados especiais durante a gestação: fazer exercícios para fortalecer as costas, aprender técnicas para levantar coisas pesadas e fazer algumas alterações no local de trabalho são itens importantes.

A incontinência urinária, que pode ocorrer ao tossir ou ao dar uma risada, é mais comum com a idade, mas pode surgir na gravidez. Por isso, fazer exercícios para fortalecer a musculatura pélvica pode ser especialmente importante para mães menos jovens.

Com os anos, nossa pele perde a elasticidade e pode se tornar mais sensível a algumas das mudanças causadas pela gravidez, como o possível surgimento de estrias. Se você já esteve grávida antes, poderá sentir uma dor pélvica mais acentuada agora, por causa do relaxamento dos ligamentos da pélvis.

Ter pernas e tornozelos inchados *no final da gravidez é bastante comum. Descansar com as pernas para o alto ajuda a diminuir o inchaço.*

COMO TRATAR OS PROBLEMAS

Seu ginecologista pode lhe dar dicas úteis para lidar com as queixas mais simples. Com freqüência, medidas simples ajudam bastante, como colocar as pernas para cima se elas e os tornozelos incharem. Consulte sempre o médico antes de tomar qualquer medicamento, mesmo os mais comuns.

As **queixas mais comuns na gravidez** são mais freqüentes nas **mulheres acima de 35 anos**, mas a maioria delas pode ser **facilmente aliviada**.

problemas mais simples

A maioria das mulheres sente alguns incômodos na gravidez, que se acentuam com freqüência em seus últimos estágios. Quase sempre há algo que você pode fazer ou tomar para amenizar isso. No entanto, é importante lembrar que certos medicamentos vendidos sem receita médica não podem ser usados durante a gravidez. Consulte sempre o seu médico antes de tomá-los.

DOR DE CABEÇA

Algumas mulheres têm dores de cabeça, que muitas vezes se agravam com as mudanças hormonais próprias do ciclo menstrual. Essas mulheres podem sentir mais dor durante a gravidez, mas isso não é comum.

A primeira alternativa de tratamento da dor de cabeça na gravidez pode ser um produto que contenha paracetamol puro. Os que contêm aspirina ou agentes antiinflamatórios não-esteroidais (AINE), como ibuprofeno e sumatriptano, devem ser evitados pelos riscos que podem causar ao bebê. Se você sofre de enxaqueca, consulte o médico sobre a melhor solução, mas não tome inibidores seletivos de recaptação da serotonina, como sumatriptan, pois eles podem reduzir o fluxo de sangue para a placenta. Se necessário, uma enxaqueca forte pode ser tratada com analgésicos opióides como a codeína. Pode-se continuar o uso de agentes betabloqueadores para prevenir enxaquecas, se necessário.

Em geral, as enxaquecas tendem a ser mais leves durante a gravidez, e muitas mulheres sentem alívio completo das dores de cabeça ou um alívio significativo nos sintomas. Se você não costuma sofrer de dor de cabeça forte, e começou a senti-la nos últimos três meses da gravidez, vá para o hospital – em especial, se perceber mudanças visuais como *flashes* de luz ou visão desfocada. Isso pode ser sinal de pré-eclâmpsia (veja p. 113).

▸ **O QUE É SEGURO USAR** Paracetamol; alguns betabloqueadores; codeína.

▸ **O QUE EVITAR** Aspirina; ibuprofeno e antiinflamatórios AINE.

CONGESTÃO NASAL

Muitas mulheres têm congestão nasal com mais freqüência na gravidez. Isso se deve ao aumento no fluxo de sangue para as membranas mucosas do nariz. O hormônio estrógeno causa uma secreção mucosa maior durante a gravidez. O aumento do fluxo nos frágeis vasos sanguíneos do nariz também pode ocasionar sangramentos. Embora a congestão nasal incomode, é absolutamente normal e não interfere na quantidade de oxigênio que seu bebê recebe. Evite usar inalantes (exceto soro fisiológico), pois eles tendem a causar ainda mais congestão nasal se você não está habituada a usá-los. Se houver dificuldade para dormir, coloque um umidificador no quarto.

▸ **O QUE É SEGURO USAR** Difenidramina.

▸ **O QUE EVITAR** Inalantes e sprays nasais.

TONTURAS

Na gravidez, a maior parte dos vasos sanguíneos se dilata para permitir que o sangue flua facilmente para o útero e para o bebê. Isso produz uma pequena queda na pressão sanguínea e faz aumentar a possibilidade de sentir tonturas. As grávidas costumam ser sensíveis a mudanças de posição, por isso, você deverá se sentir um pouco zonza ao se levantar rapidamente. Nesse caso, volte a se sentar, e evite mudanças rápidas de posição. Nos últimos meses de gestação, você também pode sentir tontura ao se deitar de costas. Isso ocorre porque o útero pesa e dificulta o retorno do sangue da parte baixa do corpo para o coração. Dormir de lado alivia essa sensação. Se a tontura ocorrer depois de palpitações do coração ou não diminuir quando você se virar de lado, consulte o médico.

SANGRAMENTO DE GENGIVA

Em muitas mulheres grávidas, aumentam os sangramentos da gengiva na escovação. Isso é normal e resulta do aumento do fluxo de sangue para as gengivas durante a gravidez. No entanto, é importante cuidar bem dos dentes. Doenças nas gengivas podem estar ligadas a problemas como parto prematuro. Fazer limpeza dos dentes e obturações é seguro, mas evite tirar raio X da boca, a menos que seja necessário.

PALPITAÇÕES

Palpitações cardíacas – a sensação de que seu coração pulou uma batida ou bate irregularmente – parecem ser mais comuns e perceptíveis na gravidez. Em geral, as palpitações não têm seriedade se ocorrem apenas de vez em quando. No entanto, se surgirem outros sintomas, como tontura, procure o seu médico imediatamente.

SENSIBILIDADE MAIOR E AUMENTO DAS MAMAS

Durante a gravidez, é normal que seus seios ganhem 500 g no peso. Eles se tornam mais macios, em especial nos primeiros três meses. Essa mudança é perfeitamente normal, mas você deve usar um bom sutiã para segurá-los. No início da gravidez você pode usar um sutiã esportivo (mesmo ao dormir). Do terceiro ao sexto mês, você já pode usar um sutiã de amamentação quando você passar a usar roupas próprias de grávida. Não se esqueça de fazer um exame mensal dos seios nesse período, e chame a atenção do médico para qualquer pequeno caroço que surja.

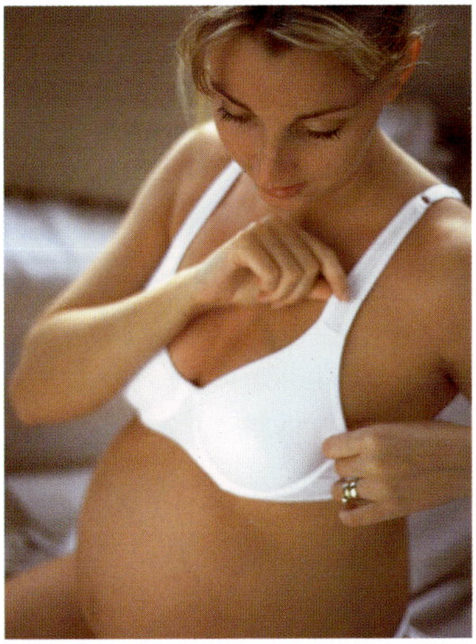

***Um sutiã resistente** é de grande ajuda para reduzir a flacidez dos seios, mesmo no início da gravidez; pode ser usado também para dormir.*

FALTA DE AR

A progesterona (o hormônio da gravidez) afeta o modo como você respira, tornando a respiração mais profunda e rápida. Um efeito colateral comum é a sensação de falta de ar. Isso se acentua depois de realizar um esforço maior, como subir um lance de escada. Essa sensação é normal, e não significa que você esteja fora de forma, que seja velha demais para ter bebê ou tenha um problema no coração ou nos pulmões. Conforme o bebê cresce, você vai notar aumento na sensação de falta de ar – que pode piorar quando você se deita. Algumas mulheres sentem que precisam dormir meio sentadas perto do final da gravidez.

MÁ DIGESTÃO

A progesterona relaxa a musculatura do útero, abrindo mais espaço para o crescimento do bebê. O anel muscular que separa o esôfago do estômago (esfíncter) também relaxa. Um dos efeitos colaterais desagradáveis é o relaxamento da abertura entre o estômago e o esôfago (o tubo que liga a boca ao estômago). Combine esse fator com a pressão gradualmente maior do útero sobre o estômago e estão reunidas as condições para a má digestão. Ao contrário da crença comum, o que você come conta pouco – embora uma refeição grande possa agravar os sintomas. O que agrava o problema é o grau de acidez do seu estômago – além da sua posição (por exemplo, deitada ou em pé).

Antiácidos são bons para reduzir a acidez estomacal. A maioria deles é vendida sem receita e é segura para a gravidez; os produtos que contêm cálcio funcionam bem. No entanto, muitas mulheres precisam de antiácidos mais fortes ou inibidores do receptor da histamina (bloqueadores H2), que você deve comprar sob orientação médica. A má digestão também pode ser evitada se você não se deitar nem se inclinar sobre a barriga logo após a refeição.

▸ **O QUE É SEGURO USAR** Inibidores do receptor da histamina (bloqueadores H2); antiácidos que contêm carbonato de cálcio ou carbonato de magnésio.

Sinais de alerta

Nos primeiros três meses de gravidez, se a dor abdominal for acompanhada de qualquer destes sintomas, procure o médico:

- sangramento vaginal maior do que uma mancha
- febre acima de 39°
- se você está usando DIU ou tem histórico de gravidez ectópica
- sensação de queimação ao urinar.

Do quarto ao sexto mês, chame o médico se a dor abdominal ocorre com:

- qualquer sangramento vaginal, mesmo apenas algumas gotas
- aumento perceptível da secreção vaginal, em especial um jato aquoso ou com muco
- febre acima de 39°
- pressão na vagina.

DORES ABDOMINAIS

Quase todas as gestantes sentem dor no abdômen em algum momento. O importante é saber se ela é sinal de algo mais sério. No início da gravidez, muitas mulheres sentem cãibras uterinas, pressão na pélvis e desconforto abdominal leve. Isso resulta da reação do útero à gravidez, combinada aos efeitos da elevação do nível de progesterona no intestino. Quando você entra no quarto mês, dores abdominais não-específicas são habituais. A maioria delas deve-se a gases ou inchaço. Dores dos lados do útero, causadas pelo relaxamento dos tecidos de suporte uterino (dor dos ligamentos), também são comuns. Do quarto ao sexto mês, é normal ocorrer aumento da atividade uterina ("contrações Braxton-Hicks"). Essas contrações dão uma sensação de aperto no útero e não devem ser particularmente dolorosas. Se você sentir contrações doloridas ao longo da parte frontal do útero, ou uma dor que vai e volta no final da coluna, procure o ginecologista – principalmente se a gravidez tem menos de 34 semanas.

▸ **O QUE É SEGURO USAR** Paracetamol.

DOR DEVIDO A GASES OU INCHAÇO

A ação da progesterona desacelera o trabalho do intestino, o que pode provocar inchaços. A maior parte dos gases se origina da ação de bactérias ou carboidratos em sua dieta; quanto mais lentamente o intestino transporta o alimento, mais tempo as bactérias têm para digerir e mais gás é produzido. Se você tiver problemas com gases, evite alimentos mais propícios a produzi-los, como feijão, ervilha, lentilha, grão-de-bico, couve, couve-flor, brócolis e repolho.

Evite bebidas gasosas; em vez disso, aumente a quantidade de água que bebe. Dar uma caminhada depois das refeições pode ajudar a digestão a se processar mais facilmente.

▸ **O QUE É SEGURO USAR** Acredita-se que medicamentos com simeticona, vendidos sem receita, sejam seguros.

CANDIDÍASE

Embora a gravidez não esteja associada ao aumento da candidíase vaginal, muitas mulheres que sofrem desse tipo de infecção recorrente se preocupam com o uso dos medicamentos nesse período. Cremes comprados na farmácia sem necessidade de receita podem ser usados sem receio na gravidez. Se o médico recomenda que não se aplique

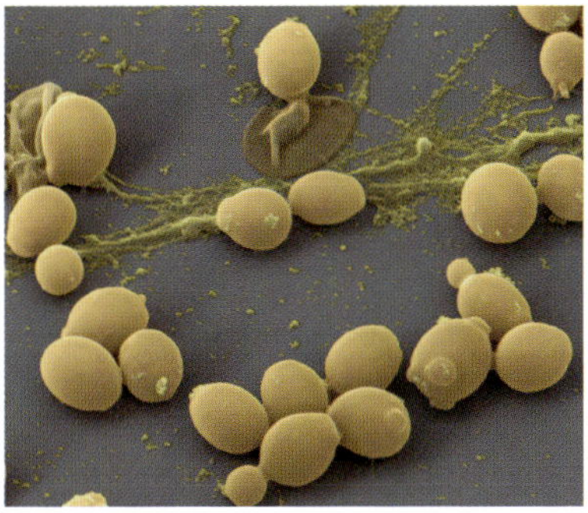

***A candidíase é causada pela Candida albicans**, um fungo que ocorre normalmente em muitas áreas do corpo.*

nada na vagina porque você tem placenta prévia (em que a placenta está situada na entrada, ou colo, do útero – veja p. 113), evite usar o aplicador e passe o creme na parte baixa e nos lábios da vagina.
Se não melhorar, o médico poderá tratá-la com outros remédios.

▸ **O QUE É SEGURO USAR** Cremes vendidos sem receita, como clotrimazole.

INCONTINÊNCIA URINÁRIA

Mais de metade das mulheres tem problemas com a perda involuntária de urina durante a gravidez. Nos primeiros três meses, você notará aumento na freqüência da vontade de urinar. Isso diminuirá a partir do quarto mês, mas ainda você precisará esvaziar a bexiga mais freqüentemente do que antes da gravidez. A incontinência é mais comum a partir do sétimo mês, em especial se isso já lhe aconteceu antes ou se esta não é a primeira gravidez. A quantidade de urina costuma ser pequena nesses casos, e um absorvente higiênico basta para contê-la.

Se você começar a "vazar" de repente, sem nenhuma sensação prévia, peça ao médico para verificar a possibilidade de infecção no trato urinário, que pode ser a causadora da incontinência.

Se os sintomas não sumirem até três meses depois do parto, consulte um especialista. Em alguns casos de bexiga hiperativa, medicação destinada a relaxar espasmos pode reduzir acidentes; em outros, tratamento cirúrgico (ou não-cirúrgico, como fisioterapia) pode ser necessário.

PRISÃO DE VENTRE E HEMORRÓIDAS

A ação lenta da progesterona no intestino grosso, faz aumentar a absorção de água, tornando as fezes mais duras. A pressão do útero também diminui o fluxo dos vasos sanguíneos em torno do reto e do ânus, aumentando a possibilidade de hemorróidas. O melhor modo de combater esses problemas é diminuir a possibilidade de prisão de ventre.

O primeiro passo para amolecer as fezes é aumentar muito o consumo de água e de alimentos com fibras (mamão, farelo de trigo), além de incluír ameixa preta na dieta. Se esse método suave não funcionar, você pode utilizar medicamentos naturais para amolecer as fezes, reservando os laxantes para os casos mais sérios. Se as hemorróidas se desenvolverem mesmo que a consistência das fezes seja normal, tente se limpar com leveza, após cada evacuação, com um absorvente embebido em óleo de amêndoa. Cremes contra hemorróidas também podem ajudar a reduzir o inchaço e são seguros na gravidez.

▸ **O QUE É SEGURO USAR** Fibras; água; ameixa preta; amolecedores de fezes; cremes contra hemorróidas.

SÍNDROME DO

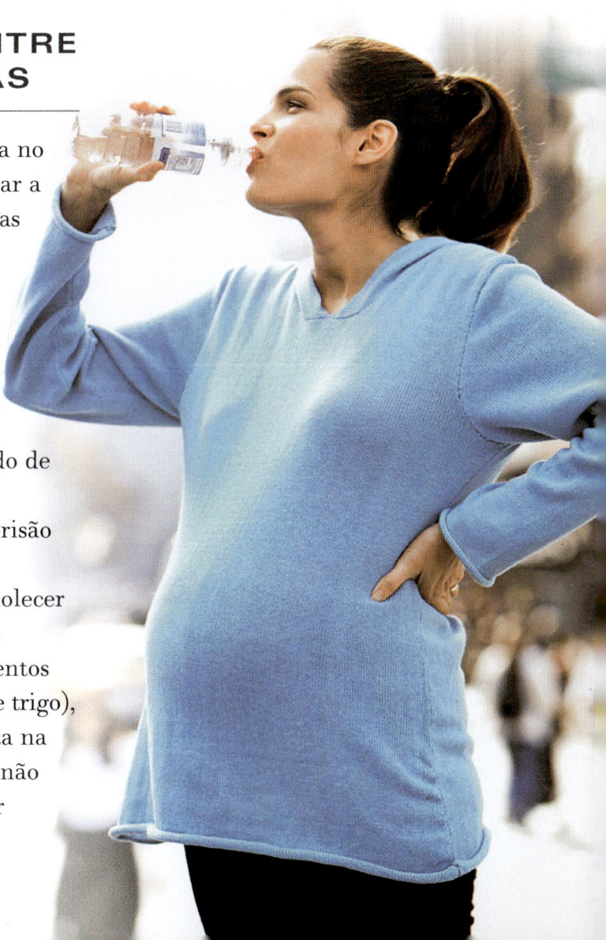

***Conservar-se hidratada** tomando bastante água é o melhor modo de evitar prisão de ventre na gravidez.*

SÍNDROME DO TÚNEL DO CARPO

A retenção extra de líquidos pelo corpo na gravidez pode exacerbar uma condição comum conhecida como "síndrome do túnel do carpo". Entre 25% e 30% das grávidas têm sintomas dessa síndrome.

Ela ocorre porque um dos nervos que fornece as sensações à mão (o nervo mediano) tem de passar através de um espaço muito estreito no pulso (o túnel do carpo, ou carpal), por onde entra na mão, vindo do braço.

Na gravidez, a menor dilatação das mãos pode comprimir o nervo quando ele passa pelo túnel do carpo. Essa compressão costuma piorar com o peso que você adquire durante a gravidez.

Os sintomas mais comuns são dor e entorpecimento do polegar, do indicador e do dedo médio, além de sensação de fraqueza no músculo que controla o polegar. O principal tratamento dessa síndrome na gravidez limita-se em geral a procedimentos simples, como colocar uma munhequeira à noite, para ajudar a reduzir a pressão sobre o nervo quando o pulso se dobra. Cerca de 80% das mulheres têm redução da síndrome do túnel do carpo com o uso da munhequeira.

Se você sentir sintomas mais sérios, pode consultar um ortopedista, que pode receitar fisioterapia ou injeções de esteróides no pulso para reduzir o inchaço ou inflamação da mão. Muitos médicos, porém, preferem não fazer esse tratamento antes do final da gravidez. Não tome antiinflamatórios de uso oral como ibuprofeno enquanto estiver grávida, e tente não dormir sobre a mão ou o braço. Os sintomas geralmente diminuem cerca de quatro meses após o parto.

▸ **O QUE EVITAR** Aspirina e antiinflamatórios não-esteroidais como ibuprofeno.

DORES NAS COSTAS

As dores nas costas podem ser mais fortes na gravidez, e são um dos poucos problemas que podem persistir depois do parto. Mais ou menos metade das grávidas terão esse problema, principalmente as de mais idade. Carregar um peso extra de mais ou menos 9 kg em volta da cintura é trabalhoso para a coluna; a gravidez repuxa as costas e aumenta a probabilidade de adquirir dores crônicas.

O melhor modo de proteger a coluna é manter os músculos abdominais em forma antes de engravidar. Durante a gravidez, concentre-se em usar mais as pernas, e não apenas as costas, quando tiver de erguer algo pesado (como seus filhos mais velhos). Escute seu corpo e pare de tentar levantar algo se sentir as costas repuxadas. Tenha um colchão firme, que dê um bom suporte à coluna quando você dorme. Se o seu colchão é macio, coloque uma tábua entre ele e a base da cama.

Quando sentir problemas nas costas devido ao peso, tome até 650 mg de paracetamol e coloque uma bolsa de água quente ou de gelo (a que funcione melhor com você) nas costas por dez minutos. Se a dor nas costas vai e volta, consulte o médico, pois pode ser sintoma de trabalho de parto prematuro. Se você já tinha dores nas costas antes de engravidar, mais um motivo para ser bastante cuidadosa agora.

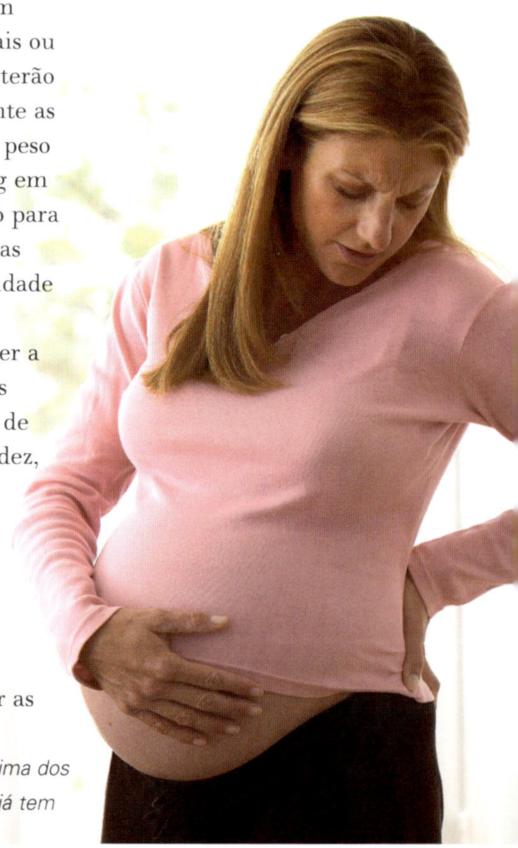

***Ter dor nas costas é comum** acima dos 35 anos, principalmente se você já tem algum problema na coluna.*

Como erguer pesos

Se é que isso é possível, evite erguer qualquer coisa pesada, mesmo o seu filho.

Se tiver de levantar algo, use esta técnica:

- Em pé, coloque os pés separados, na largura dos quadris
- Abaixe-se dobrando os joelhos e os quadris, e mantenha as costas eretas
- Mantendo o objeto junto ao corpo, use os músculos das pernas para levantá-lo
- Mantenha as costas eretas o tempo todo

▶ **O QUE É SEGURO USAR** Paracetamol (650 mg), bolsa de água quente ou gelada.

▶ **O QUE EVITAR** Aspirina e antiinflamatórios não-esteroidais como ibuprofeno.

DOR CIÁTICA

Ciática é a dor do nervo de mesmo nome que percorre as nádegas e as pernas. Pode ser causada por um dos discos intervertebrais (que ficam entre cada vértebra e a seguinte) da coluna, ao ser pressionado, ou pela pressão do útero sobre o próprio nervo ciático. Além da dor, você pode ter outros sinais de compressão do nervo, como um entorpecimento ou uma "fisgada" na nádega ou na perna. A verdadeira dor ciática, na verdade, é bastante rara na gravidez, afetando cerca de 1% das mulheres. Se você acha que tem esse problema, converse sobre esse assunto com seu médico.

PERNAS E TORNOZELOS INCHADOS

A maioria das mulheres nota um aumento de volume na parte inferior das pernas durante a gravidez. Normalmente isso ocorre só nas extremidades inferiores do corpo, e piora quando você fica em pé por muito tempo. Se as pernas inchadas começam a ser um problema, interrompa o que estiver fazendo para colocá-las em posição mais alta, várias vezes ao dia.

No trabalho, trate de se levantar e dar uma voltinha sempre que puder. A ação dos músculos da perna ajuda a fazer com que o líquido concentrado ali volte para outras partes do corpo.

Se você notar que uma perna está bem mais inchada que a outra, avise o médico; isso pode ser sinal de formação de um coágulo. Lembre, no entanto, que é normal que a perna direita fique um pouco mais inchada que a esquerda, pois o útero se inclina de modo a comprimir mais a circulação do sangue da perna direita que a da esquerda.

▶ **O QUE EVITAR** Não é seguro tomar diuréticos na gravidez.

CÃIBRA NAS PERNAS

Algumas mulheres são acordadas durante a noite por causa de uma cãibra repentina na perna. Não está claro por que isso ocorre mais na gravidez. Um suplemento de cálcio pode reduzir esse sintoma e é seguro. Se uma cãibra na perna acordar você enquanto dorme, massageie-a com leveza ou ponha uma compressa quente na barriga da perna.

Se as cãibras forem persistentes, tente prestar mais atenção à barriga da perna antes de se deitar. Alongue-a com suavidade, apoiando-se sobre um pé e pressionando os artelhos para baixo; repita com a outra perna. Se o problema persistir, converse com o médico sobre outros exercícios a fazer e sobre os suplementos de magnésio; não tome nenhum suplemento sem a orientação dele.

▶ **O QUE É SEGURO USAR** Suplemento de cálcio de 1 g duas vezes ao dia, por duas semanas.

SÍNDROME DAS PERNAS CANSADAS

Cerca de 10% a 20% das mulheres desenvolve a síndrome das pernas cansadas durante a segunda metade da gravidez. Ela ocorre em geral quando você se deita para dormir. Você pode ter formigamento ou outra sensação na parte inferior das pernas, o que provoca a compulsão para se levantar e andar. No entanto, isso não produz nenhum alívio. Se o seu sono começa a ficar entrecortado por essa sensação, fale com seu médico.

Às vezes essa condição está ligada à anemia por deficiência de ferro; portanto, um suplemento de ferro pode ajudar. É melhor evitar bebidas que contenham cafeína (café, chá preto, mate, coca-cola) a partir da metade do dia porque elas podem fazer piorar os sintomas.

▶ **O QUE É SEGURO USAR** suplementos de ferro

▶ **O QUE EVITAR** café, chá preto e coca-cola

VARIZES

A pressão do útero, que se torna mais volumoso, e o conseqüente aumento do fluxo sanguíneo tornam as veias das pernas mais proeminentes. À medida que a pressão de suas veias aumenta, a fragilidade de certas áreas pode fazer que elas pareçam saltar. Isso são as varizes. Elas também podem ocorrer na vulva.

As varizes são mais comuns na segunda gravidez e nas seguintes, mas muitas vezes ocorrem já na primeira. O fato de ter varizes ou não na primeira gravidez é uma questão basicamente genética. Pode-se reduzir o volume das veias dilatadas nas pernas usando meias elásticas próprias para grávidas. No entanto, muitas mulheres acham essas meias desconfortáveis e sentem pouco alívio ao usá-las. Deitar-se com os pés para cima várias vezes durante o dia pode ajudar. Se suas veias continuam dilatadas depois do parto, você pode considerar opções estéticas, como tratamento com laser, escleroterapia e cirurgia. Outra opção é esperar pelo fim da última gravidez planejada para tratar das varizes, pois elas podem voltar a cada nova gestação.

ESTRIAS

Cerca de metade das gestantes adquirem estrias na gravidez. Elas surgem com freqüência no abdômen, mas também podem aparecer nos seios e nas nádegas. São causadas por uma distensão excessiva que ocorre no tecido conectivo da pele quando ela se estica com algum movimento.

Apesar da publicidade feita por vários cremes, nenhum deles é capaz de prevenir estrias. No entanto, você pode reduzir levemente a possibilidade de adquiri-las se limitar o ganho de peso na gravidez entre 11 e 16 kg.

As estrias diminuem com o tempo, tornando-se mais suaves. Embora não seja possível preveni-las, elas podem ser tratadas depois da gestação. A terapia com laser é uma alternativa cada vez mais comum, mas é preferível fazê-la apenas depois de sua última gravidez planejada, pois as estrias voltarão a cada vez que você for ter um filho. O tratamento de estrias é estético, por isso não está incluído nos planos de saúde em geral.

MUDANÇAS NA PELE

Sua pele passa por várias mudanças durante a gravidez. Desde o início, ocorre um grande aumento no fluxo de sangue para a pele, o que leva as grávidas a ficarem, de modo geral, com a pele mais bonita.

A mudança mais comum que você poderá notar é o aumento da acne, como resultado das alterações hormonais. Se preciso, consulte o dermatologista. Costuma-se usar creme ou gel à base de peróxido de benzoíla.

Pelo quarto mês de gravidez, você poderá perceber um escurecimento da pele. A gravidez estimula a produção do pigmento melanina. Alguns pontos mais escuros do seu corpo, como pintas, manchas ou os bicos dos seios, escurecerão um pouco mais.

Novas áreas de pigmentação podem aparecer ao longo da gravidez, como uma linha escura,

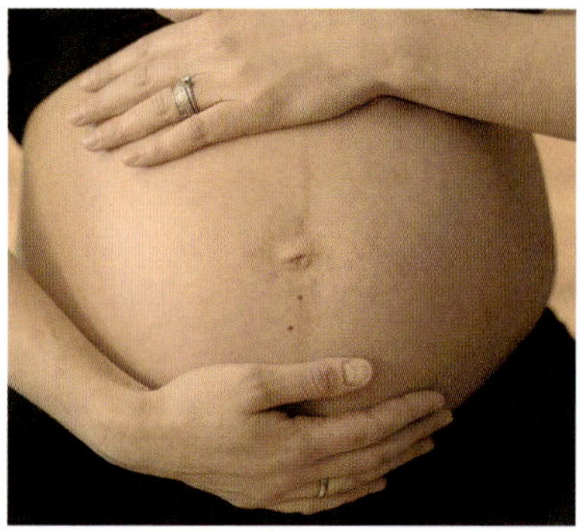

Linea nigra *é uma mudança comum que ocorre na pele durante a gravidez. A linha escura no abdômen é causada pela maior produção de melanina durante a gravidez.*

chamada *linea nigra*, entre o umbigo e o pêlo púbico. Em alguns casos, o nariz e a face também escurecem um pouco. Essas áreas de pigmentação desaparecem com o fim da gravidez.

Em cerca de dois terços das mulheres, que têm pele mais delicada, a pele das palmas das mãos ficará mais avermelhada. Isso resulta do aumento dos níveis do estrógeno no organismo, e desaparece com o término da gravidez.

O aumento do fluxo sanguíneo para a pele também pode causar a formação de pequenas protuberâncias avermelhadas, com minúsculos raios em redor. São chamadas de *spiders* cutâneos e costumam ocorrer no rosto, no pescoço e no tórax, mas desaparecem depois do parto.

Nenhum tratamento é necessário, a menos que as manchas continuem visíveis cinco meses após o parto e você não goste de seu aspecto.

▶ **O QUE É SEGURO USAR** Peróxido de benzoíla (para a acne).

COCEIRAS E COMICHÕES

Muitas mulheres ficam com a pele irritada, em especial no abdômen. A maioria dos pruridos parece estar ligada ao estiramento da pele. Em alguns casos, uma sensação de frio é bem-vinda: aplicações de leite de aveia frio sobre a pele afetada ou de loção hidratante guardada na geladeira propiciam alívio temporário.

A coceira também pode ser sinal de colestase da gravidez, conjunto de alterações hormonais que às vezes se desenvolve a partir do sétimo mês. Ela pode ser diagnosticada por um exame que mede o nível de bilirrubina no sangue. Se o médico diagnosticar essa condição, deverá medicá-la para reduzir o excesso de bile. O tratamento se faz com ácido deidrocólico. Altos níveis de bile podem aumentar a possibilidade de complicações na gravidez e levar o obstetra a induzir o trabalho de parto antes do previsto. Ainda não se sabe se o tratamento com agentes como o ácido deidrocólico reduz realmente a possibilidade de complicações na gravidez.

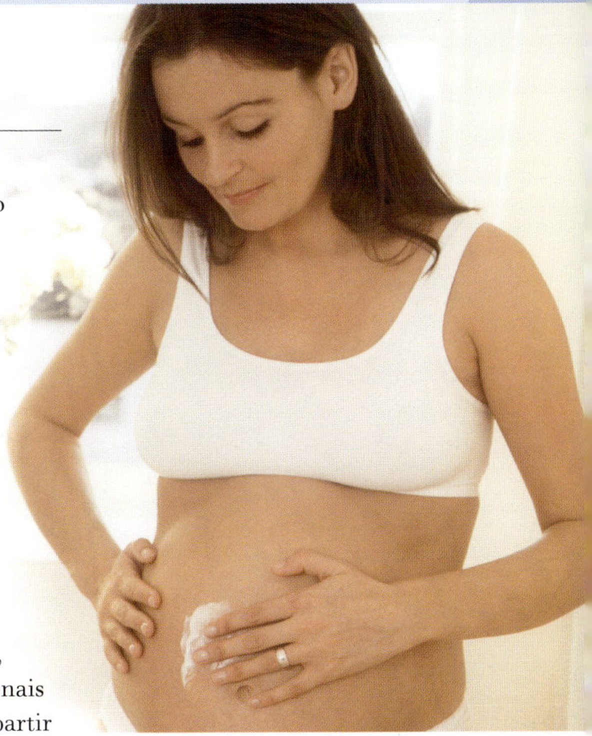

Cremes hidratantes *podem aliviar o prurido. Deixe o creme na geladeira e use-o gelado na pele: é mais refrescante.*

SUOR EXCESSIVO

Quase todas as mulheres sentem mais calor que o normal na gravidez. Com a mudança de percepção térmica e o aumento da taxa de metabolismo, você passa a suar mais (hiperidrose). Isso é normal, mas pode incomodar. Você pode recorrer ao desodorante com mais freqüência, sem problemas.

Sinais de alerta

Se o prurido for acompanhado de um destes sinais, consulte o médico:

- Uma brotoeja significativa no abdômen, pode ser a erupção polimórfica da gravidez, que requer tratamento intensivo e prescrição de medicamentos específicos
- Comichão persistente nos braços e nas pernas, sem erupções, nos últimos três meses de gravidez. Pode ser sintoma da colestase da gravidez, em que a bile produzida pelo fígado chega às camadas da pele, provocando o prurido

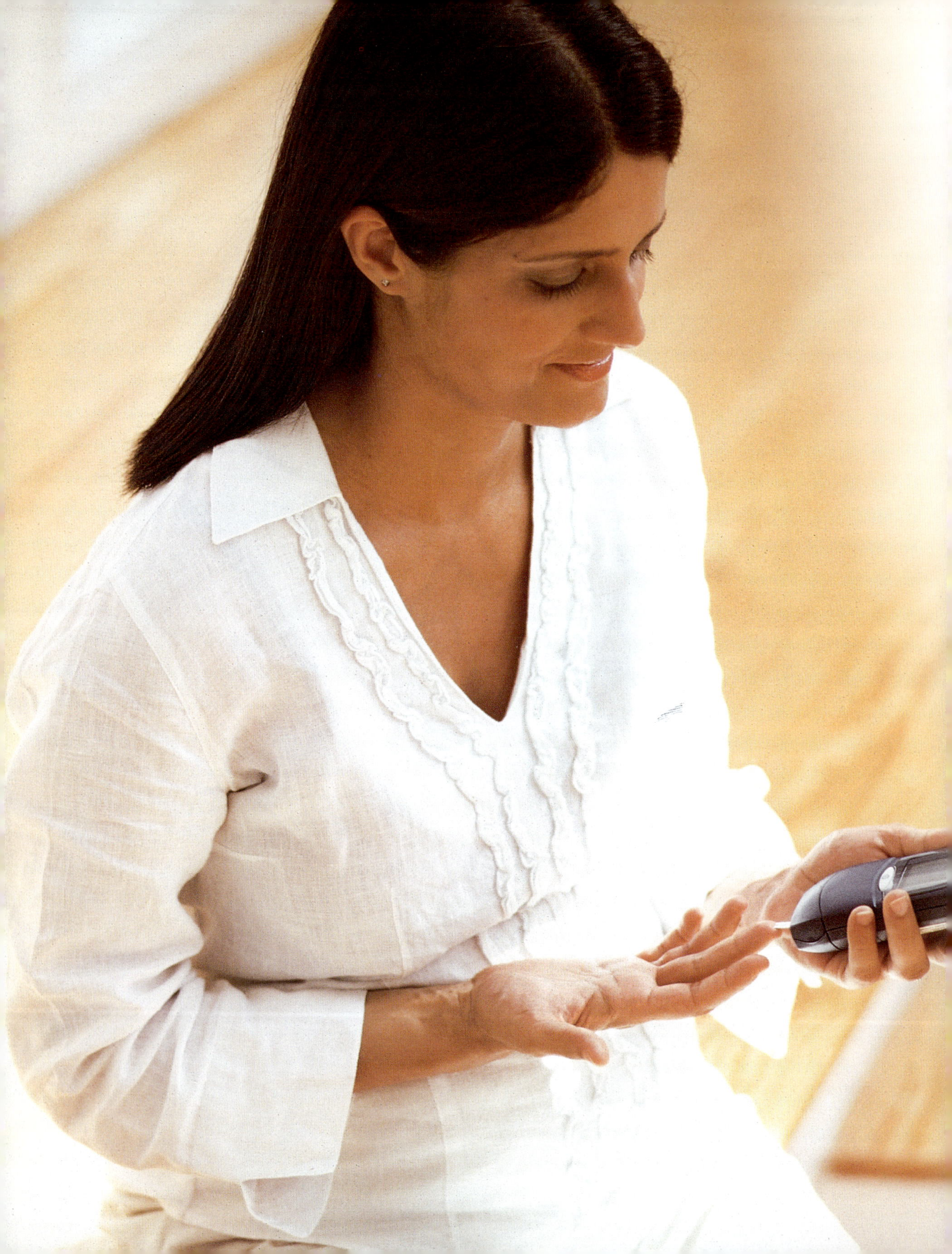

GRAVIDEZ DE ALTO RISCO

Certas condições podem colocar sua gravidez em risco, mas são raras e não refletem necessariamente a sua idade. Algumas não têm como ser evitadas, mas pode-se aprender a conviver com elas.

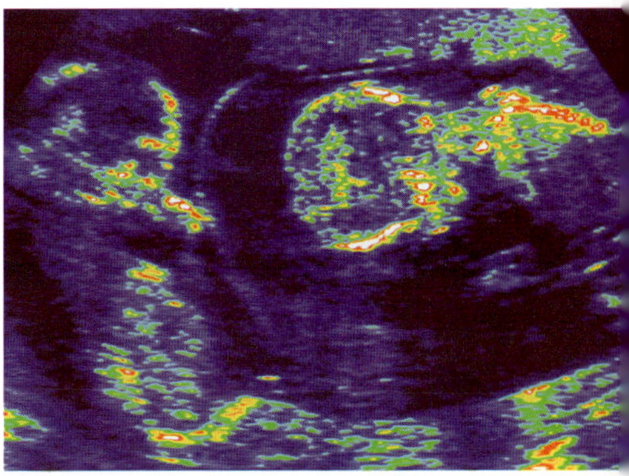

***A gravidez de gêmeos** é assistida como as gestações de alto risco, por isso requer mais exames. Esta imagem colorida de ultra-som mostra a cabeça redonda de um bebê à esquerda, com seu corpo logo abaixo. O segundo gêmeo, à direita, está olhando para baixo, com o corpo na horizontal.*

A INFLUÊNCIA DA IDADE

Conforme sua gravidez avança para o segundo trimestre, sua idade irá desempenhar um papel em algumas áreas, colocando-a num nível levemente mais alto de risco.

As três complicações mais comumente associadas à idade são o diabetes gestacional, a pré-eclâmpsia (toxemia) e as gestações múltiplas (gêmeos, trigêmeos ou mais). Outras dificuldades possíveis na gravidez não estão necessariamente ligadas à idade, como o parto prematuro e a insuficiência (ou incompetência) cervical, em que o colo do útero se dilata antes da hora.

A REDUÇÃO DE RISCOS

Em geral, não há muito a fazer para reduzir esses problemas. O risco de pré-eclâmpsia, caracterizado pela pressão sanguínea e por problemas renais, está muito ligado à pressão sanguínea no momento da concepção. Quanto menor a pressão antes da gravidez e no início dela, menor a probabilidade de ocorrer pré-eclâmpsia. O diabetes gestacional é comum em pessoas da mesma família.

Tanto a pressão alta como o diabetes gestacional são mais correntes em mulheres cujo peso está acima do ideal na concepção; os riscos aumentam com os quilos. Manter o peso adequado antes de engravidar reduz bastante as complicações na gravidez, embora não as elimine totalmente.

As gestações múltiplas são mais comuns com a idade, em parte devido às novas técnicas de reprodução assistida. Em grávidas de gêmeos ou trigêmeos, existe maior probabilidade de ocorrer pré-eclâmpsia, diabetes gestacional, ou mesmo parto prematuro. Embora esta lista de problemas possa parecer assustadora, é importante lembrar que a maioria das mulheres de mais idade não passa por nenhum deles.

***Verificar o nível de açúcar no sangue** é importante para detectar o diabetes na gravidez, e ajuda a assegurar a saúde do bebê.*

Mesmo que **você tenha mais de 35 anos**, sua gravidez é de **baixo risco** até **prova** em contrário.

tipos de gravidez de alto risco

Embora a sua gravidez não seja considerada de alto risco só porque você passou dos 35, a idade pode significar maior probabilidade de desenvolver um problema que requeira exames ou tratamentos adicionais. Alguns deles surgem com a gravidez, mas outros – como a pressão alta – são situações de alto risco desde o início.

DIABETES GESTACIONAL

O diabetes gestacional é uma desordem na taxa de açúcar (glicose) do sangue que ocorre especificamente na gravidez; nesse caso, seu corpo parece perder a capacidade de regular o nível de açúcar.

Normalmente, os níveis de açúcar são regulados pela relação entre dois hormônios: a insulina (produzida pelo pâncreas) e o glucagon (secretado do fígado). A insulina é liberada quando o nível de açúcar no sangue se eleva depois de comer, permitindo ao corpo remover o excesso de açúcar da corrente sanguínea. O glucagon é liberado quando o nível de açúcar está baixo, para fazê-lo subir ao normal.

TIPOS DE DIABETES

No diabetes gestacional, o organismo deixa de produzir a insulina necessária na gravidez, ou suas células são resistentes à ação da insulina. Caso similar ocorre no diabetes tipo 2. O diabetes tipo 1, que normalmente começa na infância, ou na adolescência, é diferente, pois nesse caso o pâncreas não produz insulina alguma.

Na gravidez, a sua placenta produz um hormônio, o lactogênio placentário humano, que eleva o nível de açúcar no sangue. Como resultado, o organismo tem de produzir mais insulina para manter a taxa normal de açúcar.

O diabetes gestacional desaparece com o fim da gravidez, mas você se torna mais suscetível a desenvolver o diabetes tipo 2 no futuro.

COMO É O DIAGNÓSTICO?

O diabetes gestacional é detectado nos últimos três meses da gravidez por um exame de sangue (veja p. 96), geralmente feito por volta da 28ª semana. O exame é feito para detectar o momento de maior risco para a mulher quanto à taxa de açúcar. Nos casos em que o risco de diabetes gestacional é identificado, é feito em seguida, para o diagnóstico, um teste de tolerância à glicose. O exame dos níveis de glicose no sangue é feito em jejum de oito

O diabetes e o trabalho de parto

Mulheres com diabetes gestacional que precise ser tratado apresentam risco maior de ter um bebê grande. Isso depende, em parte, de como seu corpo controla o açúcar no sangue durante a gravidez. Se você tem diabetes, o médico deverá estimar o peso de seu filho antes do parto, pelo exame de toque ou de ultra-som. Se ele tiver tamanho normal, o médico pode induzir o trabalho de parto na 39ª semana, devido ao aumento no risco de complicações fetais na gravidez prolongada de mulheres com diabetes. Durante o parto, você precisará usar um cateter intravenoso (veja p. 130), para monitorar o açúcar no sangue de hora em hora. Se o bebê pesar mais que 4-4,5 kg, há risco de os ombros dele entalarem (no que se chama distócia do ombro), o que aumenta a possibilidade de lesões ou complicações sérias. O médico conversará com você sobre as possibilidades e pode propor uma cesariana, se achar que o bebê está realmente correndo risco.

horas, mas duas ou três horas depois de você tomar uma bebida bem doce. Se os níveis de açúcar no sangue continuarem altos depois disso, significa que o organismo não foi capaz de lidar com a sobrecarga e você tem diabetes gestacional.

Diferentes médicos podem ter critérios distintos para diagnosticar o diabetes gestacional com base no exame de sangue. Alguns podem considerar apenas limítrofe o resultado de um teste de tolerância à glicose em particular; outros irão fazer um acompanhamento específico até o fim da gravidez.

COMO TRATAR?

Na maioria dos casos, o diabetes gestacional pode ser tratado com uma dieta de redução de carboidratos. Seu médico poderá encaminhá-la para um nutricionista, que lhe dará orientação sobre a alimentação adequada. Provavelmente, ele vai recomendar a ingestão de carboidratos não-refinados, como pão, arroz e macarrão integrais, e o corte de doces e refrigerantes. O médico irá monitorar seu nível de açúcar no sangue com a nova dieta. O teste poderá ser feito em casa, até quatro vezes por dia, com um simples medidor manual de glicose. Se a taxa de açúcar continuar alta, você precisará tomar injeções de insulina duas vezes ao dia até o fim da gravidez.

RISCO FUTURO DE DIABETES

Se você tiver diabetes gestacional, terá maior probabilidade de desenvolver diabetes tipo 2 no futuro, o que não quer dizer que isso necessariamente vá ocorrer. Será necessário fazer o exame de sangue ou o teste de tolerância à glicose um mês e meio depois do parto, e a intervalos regulares depois disso.

INSUFICIÊNCIA CERVICAL

Esta é uma ocorrência incomum, também chamada de incompetência cervical. Nela, o colo do útero (cerviz uterina) se dilata sem que haja contrações, o que pode causar um aborto espontâneo até o sexto mês.

Se você já perdeu um bebê desse modo no passado – sem ter tido contrações dolorosas –, seu médico pode recomendar que use a cerclagem desta vez: trata-se de uma linha apertada em torno da cerviz para deixá-la bem fechada, como o barbante na boca de um balão de festa.

Em alguns casos, a alternativa a isso é o monitoramento semanal (ou a cada duas semanas) por ultra-som vaginal. Uma pequena sonda é introduzida na vagina para enviar a imagem para a tela.

Se o colo do seu útero dá sinais de se abrir ou de encolher, o médico poderá também recomendar a cerclagem no ponto em que isso ocorre. Às vezes, essas mudanças são notadas num ultra-som de rotina a partir do quarto mês. Nesse caso, se você nunca teve um aborto espontâneo, é discutível a utilidade de fazer a cerclagem. Seu médico deverá considerar os riscos e os benefícios da ação, ou encaminhá-la para um especialista.

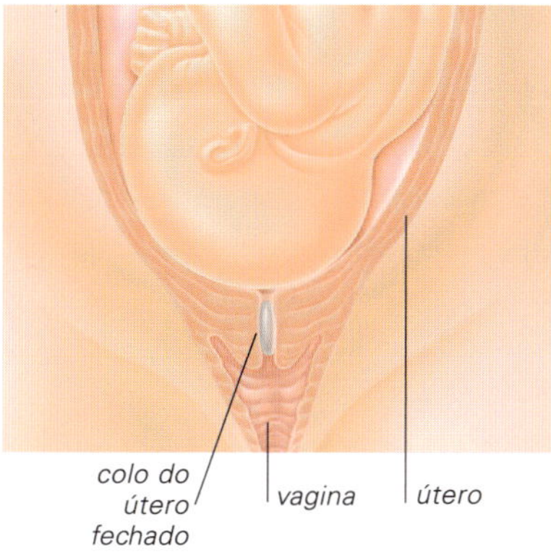

O colo do útero fica fechado normalmente *na gravidez, exceto por uma pequena abertura. O bebê está alojado em segurança no útero.*

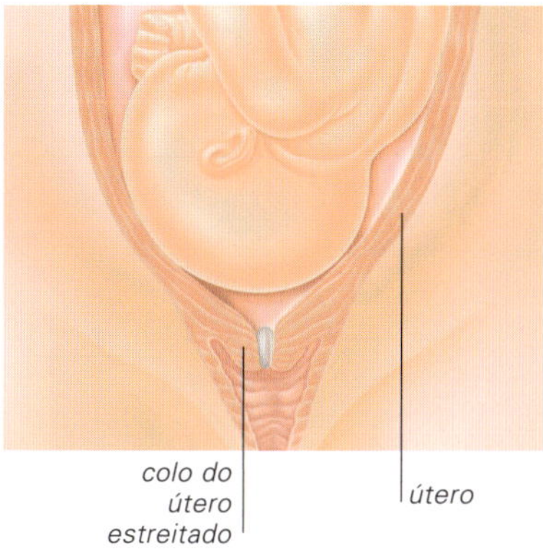

Na insuficiência (ou incompetência) cervical*, o colo do útero afina e se abre mais que o normal, provocando o risco de aborto espontâneo.*

PARTO PREMATURO

Cerca de 10% dos partos são prematuros, ou seja, nesses casos o bebê nasce mais do que três semanas antes da data prevista. A probabilidade de seu filho nascer prematuramente é maior se você já teve outro parto antecipado ou se espera gêmeos.

Fatores como situação socioeconômica confortável, acesso a boa assistência dentária (que previne doenças da gengiva causadoras de inflamações) e não fumar indicam menor probabilidade de parto prematuro.

EFEITOS DA IDADE

Ter mais de 35 anos só aumenta levemente o risco de parto prematuro. Em alguns casos, ele ocorre por haver uma razão médica para induzir o parto antes da hora; por exemplo, se você tem pré-eclâmpsia (veja página ao lado). Mulheres acima de 35 anos também apresentam uma leve probabilidade a mais do que as mais novas de ter parto prematuro: fibromiomas ou miomas (protuberâncias no útero) são mais comuns, e mulheres nessa idade têm o parto antecipado simplesmente devido ao tamanho dos miomas.

Mulheres com mais de 35 anos também são mais propensas a ter gêmeos, trigêmeos ou mais filhos de uma só vez, tanto com as técnicas de reprodução assistida (veja p. 29) como naturalmente, o que coloca automaticamente a gestante na área de maior probabilidade de parto prematuro.

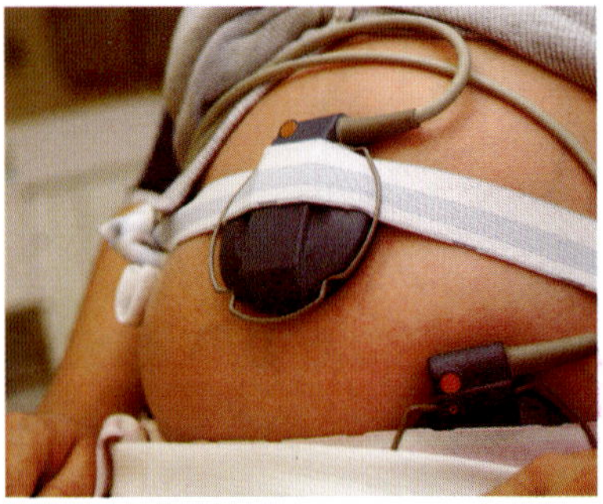

Se o colo do seu útero estiver encolhendo *ou você tiver dor no abdômen, sensores serão usados para verificar se estão ocorrendo contrações.*

PREVENÇÃO DO PARTO PREMATURO

Para prevenir o parto prematuro, os ginecologistas e obstetras costumam medicar a paciente com progesterona – tanto via oral como via vaginal.

A progesterona é a medicação mais amplamente utilizada no Brasil, e a que oferece o melhor resultado.

COMO SE PERCEBE

Se notar contrações repetitivas do útero mais freqüentes do que a cada 15 minutos, chame o médico imediatamente.

TRATAMENTO

Se entrar em trabalho de parto com menos de 34 semanas de gravidez, seu médico deverá lhe dar medicação (os chamados tocolíticos) para interromper o processo. Ele também receitará esteróides para reduzir a possibilidade de problemas para o bebê prematuro. Esse tratamento será mais eficaz para o bebê 48 horas depois de iniciado; assim, o primeiro objetivo é manter a gestação por mais dois dias. Você ficará deitada e tomará os tocolíticos. Esses medicamentos podem ter efeitos colaterais, por isso o médico normalmente interromperá o tratamento depois de 48 horas.

ACOMPANHAMENTO

Depois de iniciado o tratamento, o médico pode continuar o acompanhamento no hospital ou mandar você para casa, dependendo da dilatação do colo do útero.

Teste da fibronectina Alguns médicos podem fazer um teste, chamado de fibronectina fetal, para ajudar a determinar se suas contrações são fonte de preocupação. O resultado negativo deste exame

Sinais de parto prematuro

Esta relação indica os sinais de parto prematuro. Se você tiver algum deles, chame o médico imediatamente.

- Dor abdominal que vai e volta (contrações). Se suas contrações são doloridas ou mais freqüentes do que a cada 15 minutos, chame o médico.
- Pressão pélvica.
- Aumento significativo na secreção vaginal.
- Diarréia imprevista.

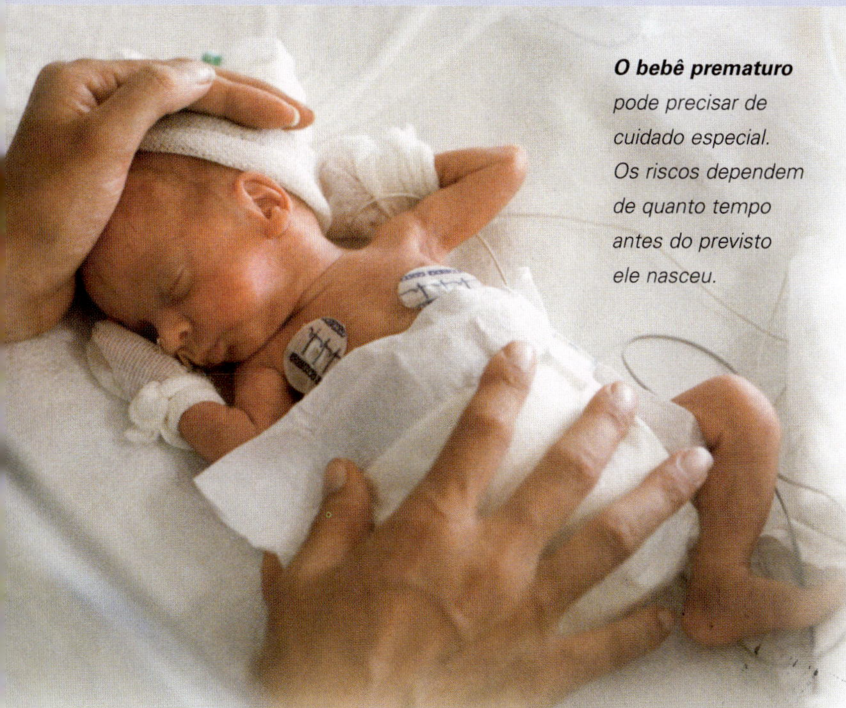

O bebê prematuro *pode precisar de cuidado especial. Os riscos dependem de quanto tempo antes do previsto ele nasceu.*

significa que a possibilidade de você ter o bebê nas semanas imediatamente seguintes é pequena (1-5%) e que o médico pode mandá-la para casa tranqüilamente. O resultado positivo indica que os riscos são maiores, mas ainda não é certo se você vai dar à luz logo em seguida.

RISCOS PARA VOCÊ

O risco potencial de um parto prematuro é pequeno para a mãe. Nesse caso, será feita uma cesariana, pois o bebê prematuro costuma estar em posição contrária ou atravessada. É possível que você tenha infecção uterina, já que essa é uma das causas do parto prematuro.

RISCOS PARA O BEBÊ

Em compensação, o parto prematuro pode ser arriscado para o bebê, dependendo de quanto tempo antes do previsto ele nasce. Porém, depois de 34 semanas de gravidez, o risco de complicações é pequeno. Se o trabalho de parto se iniciar depois disso, geralmente não serão usados esteróides e medicação para interromper as contrações, e o trabalho de parto prosseguirá normalmente.

Menos de 28 semanas Antes da 28ª semana, o bebê corre sérios riscos – um dos principais é que os pulmões ainda não estejam totalmente formados, o que pode causar problemas respiratórios. Além disso, podem ocorrer infecções, sangramento dos minúsculos vasos sanguíneos do cérebro e problemas de audição.

Entre 28 e 34 semanas
A possibilidade de complicações de longo prazo é sensivelmente menor depois da 28ª semana de gravidez. No entanto, bebês nascidos entre 28 e 34 semanas ainda podem ter problemas respiratórios ou outras complicações; se elas ocorrerem, ele será levado para o centro de terapia intensiva neonatal.

Se você pode vir a ter um bebê prematuro e pretendia dar à luz num local sem atendimento específico para casos como esse, pode trocá-lo por outro com equipamentos adequados.

PLACENTA PRÉVIA

Essa expressão indica que a placenta está cobrindo o colo do útero, por onde o bebê deverá passar. Isso pode ser detectado cedo pelo ultra-som, mas se resolve sozinho em 95% dos casos nos últimos três meses da gravidez. Porém, se sua placenta continuar nessa posição depois da 24ª semana, será nescessário fazer cesariana para evitar uma hemorragia séria. Enquanto a placenta prévia permanecer, a mulher não poderá manter relações sexuais, pois, se houver sangramento, poderá ter de passar semanas no hospital.

PRÉ-ECLÂMPSIA

Também chamada de toxemia, a pré-eclâmpsia é uma forma potencialmente séria de pressão sanguínea alta. Nas mulheres com formas mais amenas de pré-eclâmpsia, a pressão sanguínea começa a subir nas últimas semanas da gravidez. Porém, ao contrário da pressão alta normal, a pré-eclâmpsia também afeta outros órgãos do corpo, como os rins e a placenta. Mulheres com pré-eclâmpsia perdem mais proteína pela urina que o normal. Ninguém sabe a causa, e não há cura para isso, a não ser o parto.

SINTOMAS

Dor de cabeça, mãos e rosto inchados: tudo isso é sinal de alerta de pré-eclâmpsia, a partir do sétimo mês. Se notar um inchaço anormal ou tiver uma dor de cabeça nova, que não cede com paracetamol, peça ao médico para verificar a sua pressão.

TRATAMENTO

Se você tiver pré-eclâmpsia próximo da data prevista para o nascimento, o médico provavelmente recomendará a antecipação do parto. Se ela surgir quando o bebê ainda é prematuro, o médico poderá pedir que você fique em descanso no hospital, para dar tempo ao bebê de se formar completamente. Com exames de sangue e tomadas da pressão constantes, o agravamento da pré-eclâmpsia será detectado. O descanso no hospital baixará sua pressão sanguínea e ajudará o bebê a crescer o máximo possível.

Às vezes, a pré-eclâmpsia se torna séria: a pressão sanguínea sobe sem controle, os exames de sangue dão resultados anormais, a função renal pode ser afetada e a eclâmpsia (convulsão) pode ocorrer. Em alguns casos, o parto imediato é quase sempre recomendado.

Uma vez que a pré-eclâmpsia afeta a placenta, alguns bebês não crescem tanto quanto poderiam e não resistem ao trabalho de parto. Por isso, as razões para uma cesariana são mais fortes.

GRAVIDEZ MÚLTIPLA

Com o passar dos anos, é mais comum que a mulher tenha gêmeos ou trigêmeos (ou ainda mais bebês!). Isso ocorre em parte porque os ovários das mulheres mais maduras às vezes liberam mais de um óvulo por ciclo. Além disso, com mais freqüência elas ficam grávidas com o auxílio das técnicas de reprodução assistida (veja p. 29), que aumenta a possibilidade de gêmeos.

Embora a gravidez múltipla possa ser uma surpresa boa, o risco é maior tanto para a mãe como para o bebê nessa situação especial. Por isso, as gestações múltiplas são acompanhadas cuidadosamente.

TESTES DE ANOMALIAS

A gravidez múltipla é um complicador dos exames genéticos do início da gravidez. Até o sexto mês, o exame do soro para detectar

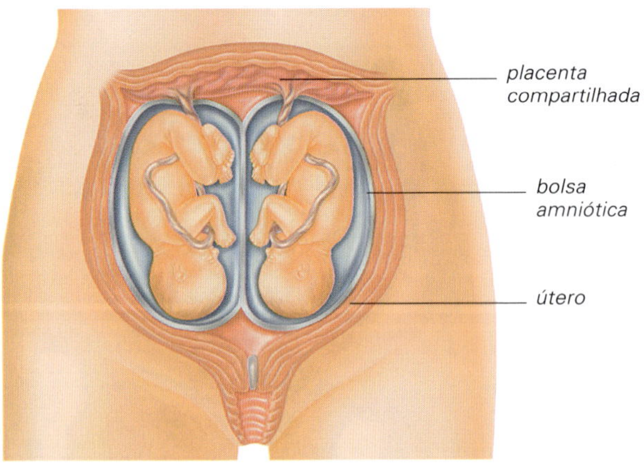

Gêmeos idênticos podem dividir uma placenta, *como neste caso. A bolsa amniótica pode ser única ou separada em duas.*

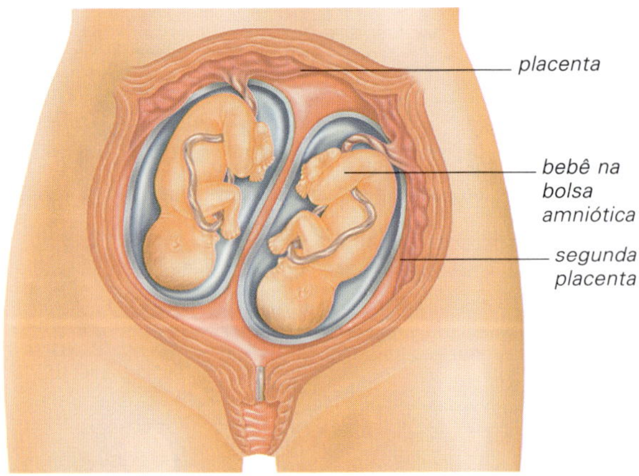

Gêmeos não idênticos *desenvolvem bolsas amnióticas separadas, e cada qual tem sua placenta.*

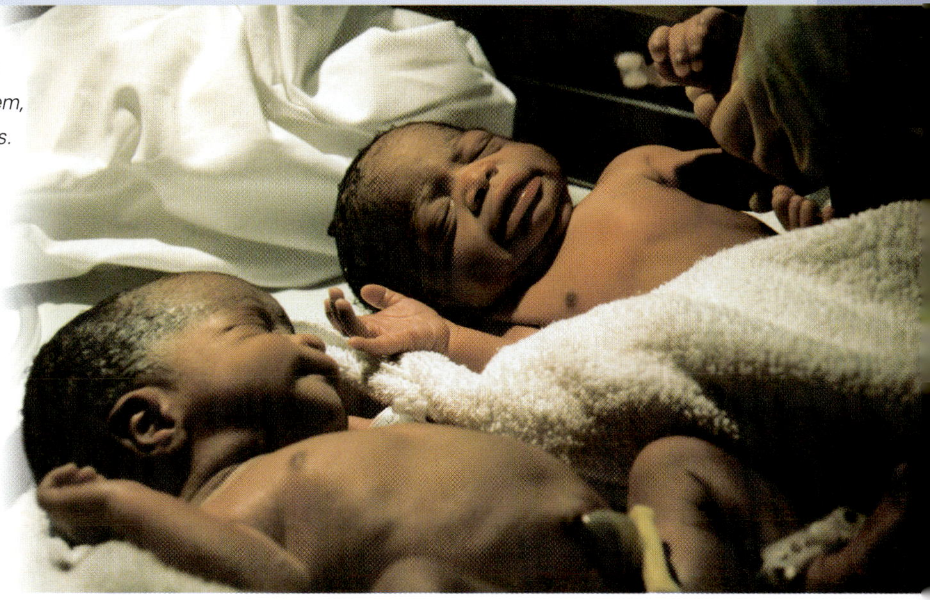

No parto de gêmeos *é possível que seja nescessária a cesariana. Assim que nascerem, ambos serão cuidadosamente examinados.*

a síndrome de Down é bem menos preciso para gêmeos, e não pode ser feito no caso de trigêmeos. Muitas mulheres optam por abrir mão dos exames ou vão diretamente para o teste conclusivo de vilocoviral (veja pp. 58-59) ou amniocentese (veja pp. 80-81). O exame de gêmeos traz ainda outras complicações. Se uma anomalia é descoberta em apenas um dos bebês, decisões difíceis – que podem chegar ao risco de preservar a vida somente do outro – devem ser tomadas.

RISCOS PARA A MÃE

Na gravidez múltipla, o risco de pré-eclâmpsia é de duas a três vezes maior que na gestação normal, a possibilidade do diabetes gestacional é também levemente maior e a cesariana acaba ocorrendo 50% mais vezes que na gravidez de um só bebê. Nas grávidas de trigêmeos, o risco de desenvolver diabetes gestacional é bem maior – nesse caso, o parto quase sempre é cesariana.

Nas fases adiantadas, a gravidez múltipla gera maior incômodo e ganho de peso (de 16 a 20,5 kg, em geral) para a mãe.

RISCOS PARA O BEBÊ

A gravidez múltipla cria vários riscos para o bebê; o maior deles é o de parto prematuro. Metade dos gêmeos nascem um mês antes da data prevista, embora a possibilidade de antecipação excessiva (antes de 28 semanas) seja baixa (4-5%). Trigêmeos correm risco muito maior de parto prematuro: quase todos nascem antes da 37ª semana e 12%, antes da 28ª.

Além do parto prematuro, gêmeos e trigêmeos são mais propensos a ter crescimento mais restrito que os bebês únicos dentro do útero. Também existe uma possibilidade pequena de que um deles morra ao nascer. Embora esse risco seja pequeno (menos de 5%), a maioria dos médicos faz um acompanhamento mais freqüente dos bebês nos últimos três meses da gravidez, verificando seu crescimento e bem-estar por ultra-som e monitoramento das batidas do coração (veja p. 97).

A maior parte dos médicos também aconselha fazer o parto de gêmeos na 38ª ou na 39ª semana.

O TRABALHO DE PARTO

O risco de cesariana aumenta no caso de gêmeos, por vários motivos. Primeiro, a possibilidade de que o primeiro bebê esteja em posição difícil para o parto (com os pés ou as nádegas virados para baixo). Segundo, problemas com a placenta e com o baixo peso de um ou dois dos bebês, de modo que eles não resistam ao trabalho de parto.

Se o seu primeiro gêmeo estiver na posição adequada (com a cabeça para baixo), e os dois tiverem mais ou menos o mesmo tamanho, pode-se tentar o parto normal. Mesmo que seu segundo gêmeo esteja com os pés para baixo, o parto pode ser rápido e seguro, pois o primeiro bebê já preparou o caminho. Muitos hospitais monitoram o coração de cada gêmeo separadamente durante o processo.

No caso de trigêmeos, os médicos recomendam, em geral, que se proceda à cesariana.

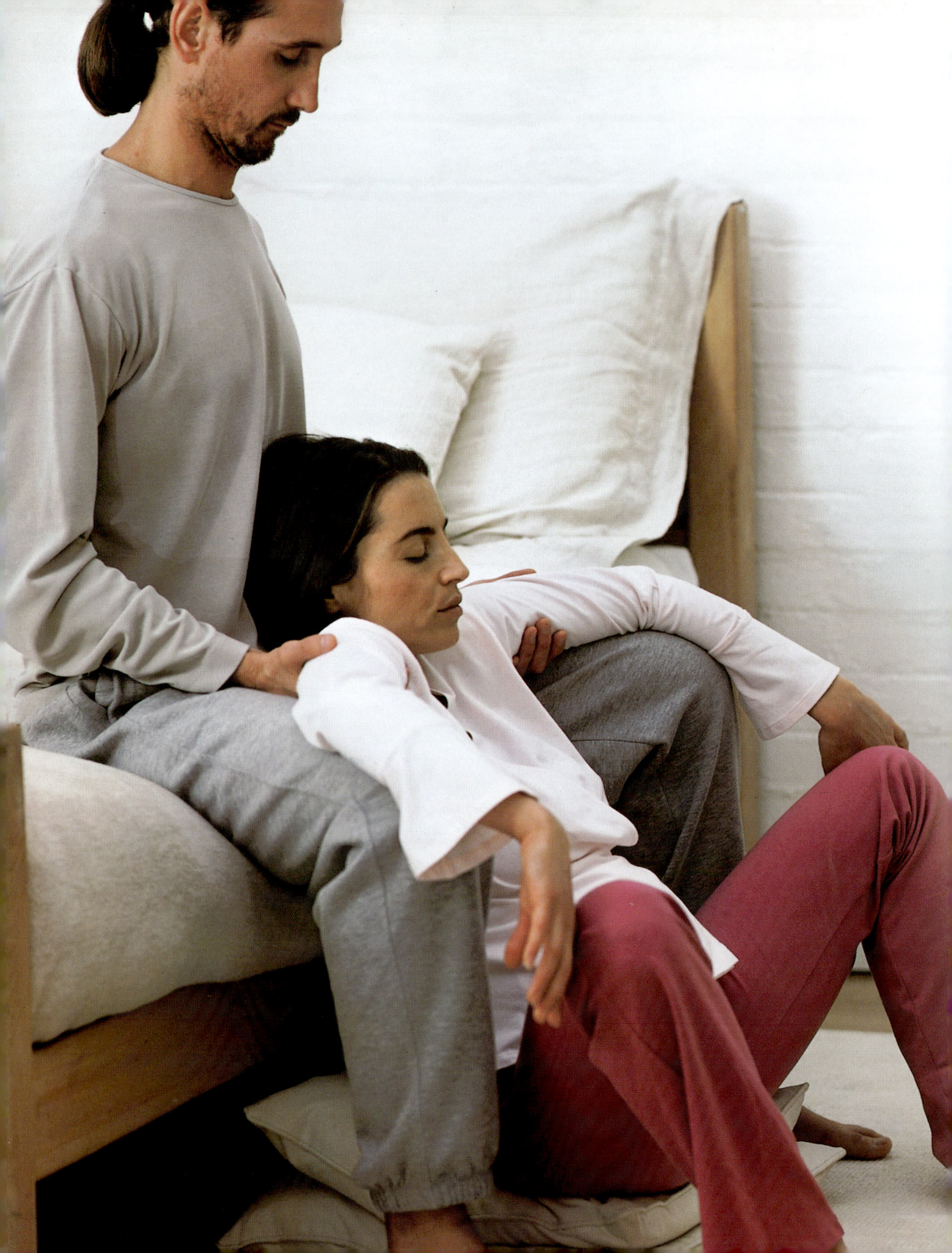

O PARTO

Grande parte das mulheres considera o trabalho de parto e o nascimento do bebê cansativo e doloroso. Entretanto, o parto é o resultado da gravidez – o momento em que você finalmente conhecerá o seu filho.

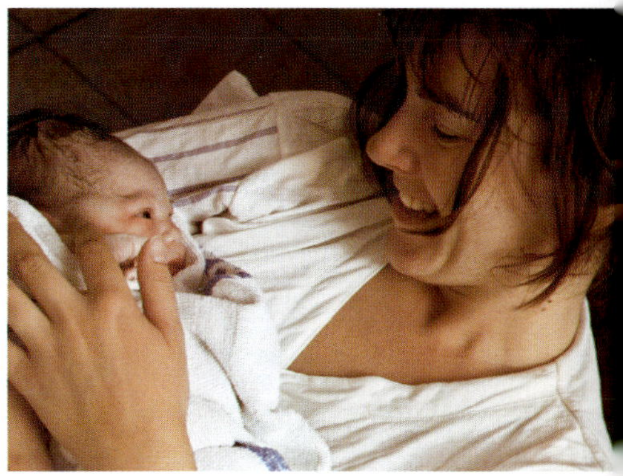

A alegria de conhecer o bebê *faz valer o trabalho de parto.*

O trabalho de parto é diferente para as mulheres mais velhas. Algumas diferenças são positivas e maravilhosas. Depois dos 35 anos, é provável que você tenha mais informações sobre o assunto, conte com o apoio de muitas pessoas e tenha mais conhecimento para participar das decisões que serão tomadas durante o parto.

Por outro lado, você está mais propensa a ter complicações clínicas no trabalho de parto, durante as quais são mais prováveis intervenções como monitoramento eletrônico fetal. Além disso, a possibilidade de uma cesariana costuma ser maior.

COMO LIDAR COM AS DORES DO PARTO

Por ser uma mulher mais madura, você deve estar bem informada sobre as inúmeras formas de enfrentar as dores do parto. As mães de primeira viagem têm dificuldade de imaginar como será o trabalho de parto, e existe a probabilidade de você ficar mais cansada do que se fosse mais jovem. Assim, é importante estar informada sobre todas as maneiras de lidar com as dores antes de entrar em trabalho de parto, desde as técnicas de respiração à anestesia peridural.

INTERVENÇÃO MÉDICA

As mães de primeira viagem, com idade superior a 35 anos, estão mais propensas a sofrer intervenções clínicas durante o parto, como o monitoramento eletrônico fetal, o uso de medicamentos para acelerar o trabalho de parto e a cesariana. Em parte, as altas taxas de cesarianas em gestações tardias se devem ao fato de essas mulheres poderem apresentar complicações, como cirurgia anterior de fibromas ou placenta prévia (quando a placenta se descola, causando hemorragias sérias – veja p. 113). Por isso, nesses casos, evita-se o trabalho de parto.

Você se sentirá mais segura se estiver antecipadamente informada sobre as possíveis intervenções e se tiver consciência das decisões que terá de tomar.

O trabalho de parto é **diferente** nas mulheres mais velhas. A **maturidade traz benefícios** mas também **algumas desvantagens.**

os preparativos para o parto

Dar à luz não é algo assustador. Você já deve conhecer as preocupações da gravidez de risco e estar ciente das estatísticas que indicam que as mulheres mais velhas e seus bebês podem enfrentar mais complicações durante o parto. Informe-se e concentre-se nos aspectos positivos para se acalmar. Transforme o parto na melhor experiência possível.

Administrar as incertezas do parto é um desafio para todas as mulheres. É normal sentir algum grau de nervosismo e até mesmo medo. No entanto, se encarar seus temores sinceramente, comunicar-se com seu obstetra e preparar-se para o parto, você será capaz de olhar para esse evento tão esperado com confiança e relativa tranqüilidade.

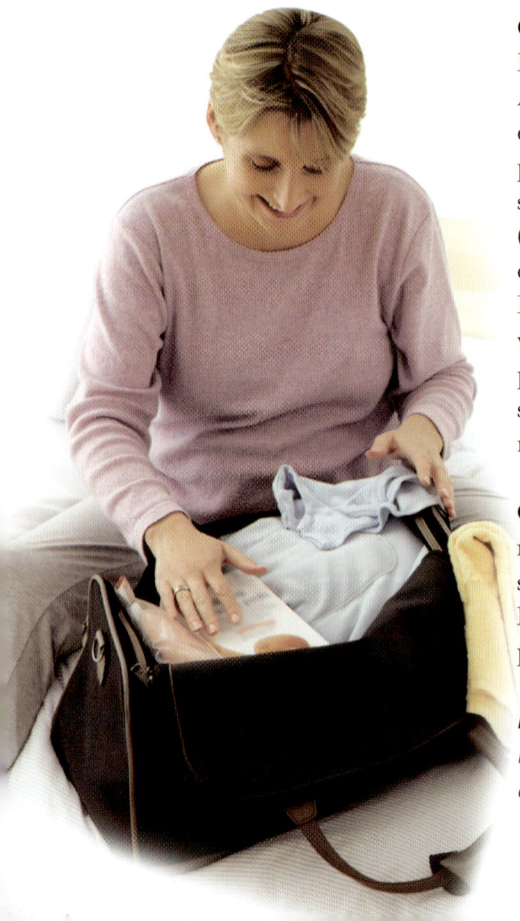

Prepare a bagagem no 8º mês, *para não haver correria. Em caso de gravidez de risco, arrume tudo no 7º mês.*

ENFRENTE SEUS MEDOS

Assim que se aproxima a data prevista, muitas mulheres se preocupam particularmente com a dor e a fadiga do parto.

Como enfrentar a dor

Dar à luz certamente envolve dor. Algumas mulheres consideram esse o aspecto mais assustador do parto. Mas o grau de dor pode ser controlado de várias formas (veja pp. 124-129). Pergunte a seu obstetra quais são as opções. Informar-se e compreender os vários recursos para aliviar a dor pode ajudá-la a sentir-se mais segura enquanto planeja o nascimento do seu filho.

Como lidar com a fadiga Mães mais maduras têm tendência a se cansar muito durante o parto. É importante conservar a energia, principalmente para a fase de expulsão. Se estiver muito cansada no final do trabalho de parto, o obstetra provavelmente utilizará o fórceps de alívio, que não traz risco algum ao bebê. Para certificar-se de que você começará o trabalho de parto em boa condição física, descanse o máximo possível nas semanas anteriores à data prevista e siga uma dieta balanceada, ingerindo leite, queijo, frutas, legumes, verduras, peixe, frango e cereais.

ESTEJA PREPARADA

Bebês saudáveis podem nascer com até três semanas de antecedência. Para evitar estresse caso o bebê nasça antes da data prevista, é importante ter o quarto dele e o enxoval preparados. Se você não dispuser de muito tempo, preocupe-se em primeiro lugar com os itens essenciais: ele vai precisar de um lugar para dormir, fraldas e peças básicas de vestuário, lençóis e toalhas de banho.

O restante do enxoval pode ser comprado depois. Além disso, algumas semanas antes da data marcada para o nascimento, deixe a mala da maternidade pronta.

A mala da maternidade

Procure conferir com antecedência o tipo de peças e a quantidade exata que a maternidade solicita para o bebê.

Para o acompanhante:

- Caneta
- Máquina fotográfica/filmadora
- Agenda com telefones de pessoas que você pretende ligar
- Celular ou cartão telefônico
- Objetos de higiene e toalete
- Lanche: frutas, iogurte e bolachas

Para você:

- Elástico de cabelo para usar durante o parto
- Pijamas ou camisolas com abertura na frente (para facilitar amamentação)
- Sutiãs de amamentação
- Chinelo
- Meias
- Objetos de higiene e toalete
- Absorventes higiênicos
- Roupa confortável para sair do hospital
- O seu travesseiro
- Protetor labial e óleo de amêndoa

Para o bebê:

- Macacões
- Mijões (calça com pezinhos)
- Casaquinhos de lã
- Meias
- Conjuntos pagão
- Conjuntos de lã ou linha
- Fraldas de pano
- Babadores
- Fraldas descartáveis
- Mantas

Outros:

- Enfeite para a porta do quarto

Se já tiver filhos mais velhos, não se esqueça de providenciar, com antecedência, quem cuidará deles quando entrar em trabalho de parto. Quando as contrações começarem, você se sentirá mais segura se puder entrar em contato com seu parceiro ou outro acompanhante. Prepare uma lista com todos os telefones que possa precisar – inclusive o de quem a levará até a maternidade e o de quem cuidará dos seus filhos mais velhos.

A EQUIPE DE APOIO O grupo de pessoas que lhe prestará atendimento na maternidade pode fazer uma grande diferença na hora do parto, tanto emocional quanto fisicamente. As várias pessoas que ficam com você terão um papel definido.

O parceiro ou acompanhante A principal função do acompanhante será mantê-la o mais confortável possível durante o trabalho de parto. Por exemplo, ele pode segurar sua mão, apoiar suas costas, trazer uma bebida ou um pano úmido para refrescar-lhe a testa. Certifique-se de que, antes de entrar em trabalho de parto, seu acompanhante saiba o que se espera dele.

A enfermeira-obstetriz No hospital, uma enfermeira-obstetriz acompanhará seu trabalho de parto para verificar se você e o bebê estão bem. Ela também pode dar sugestões válidas para que você se sinta menos cansada e mais confortável. A enfermeira ficará com você a maior parte do tempo e informará o obstetra sobre a evolução do trabalho de parto.

O obstetra O médico acompanhará a evolução com a enfermeira, ou pessoalmente, e tomará as devidas providências no momento em que for necessário. Chegada a hora, ele conduzirá o parto.

O anestesista Em geral, o anestesista faz parte da equipe do obstetra. Cabe a ele a aplicação e o monitoramento dos anestésicos.

O neonatologista Acompanha todo o parto e examina o bebê assim que nasce, realizando inclusive o teste de APGAR, que avalia cinco características do recém-nascido. Normalmente, a equipe médica conta ainda com um cirurgião-auxiliar e uma instrumentadora.

indução do trabalho de parto

Ainda não se sabe ao certo o que dispara o trabalho de parto, mas os sinais que o bebê envia ao útero dizendo que está pronto para nascer devem ser um dos gatilhos. Quando o útero está apto para iniciar o trabalho de parto, outros sinais estimulam as contrações. Porém, se o corpo não estiver preparado, as tentativas de deflagrar o nascimento só causarão um aumento das contrações leves.

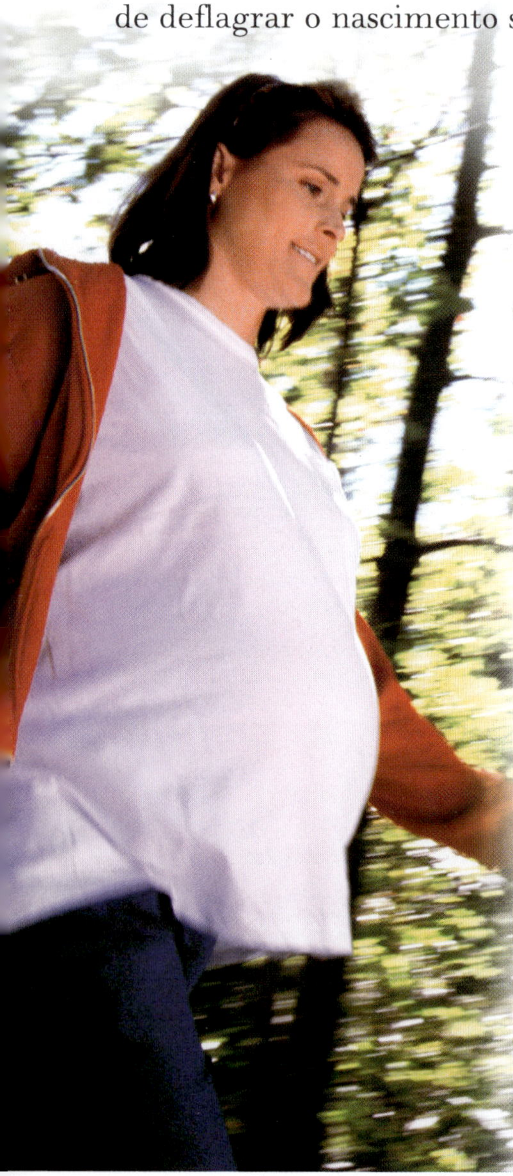

A caminhada não fará com que o trabalho de parto se inicie, mas pode estimular levemente o útero.

ESTRATÉGIAS CASEIRAS

Possivelmente, a maneira mais agradável de induzir o trabalho de parto é fazer amor com o parceiro. O sêmen contém prostaglandinas naturais que são ótimos estimulantes do útero. O sexo não é prejudicial ao bebê, exceto nos casos em que o obstetra tenha recomendado evitar o intercurso por razões médicas. O estímulo dos mamilos, seja durante o sexo, seja por você mesma, também libera ocitocina, um hormônio que induz as contrações uterinas e o amadurecimento do colo do útero. Esse estímulo funciona melhor se os mamilos forem "girados" entre o dedão e o indicador por cerca de vinte minutos. Outros métodos, menos eficazes, mas seguros, de estimular o trabalho de parto são a caminhada e outros exercícios que causam um leve aumento nas contrações uterinas.

Remédios naturais Eles não são recomendáveis – alguns são altamente prejudiciais, e o nível de ingredientes ativos na sua composição varia muito, então é difícil saber a quantidade de medicamento que você e o bebê estão ingerindo. Muitos remédios potentes que hoje utilizamos foram originalmente purificados das plantas, e as chamadas composições naturais também podem conter medicamentos fortes que causam efeitos colaterais tão sérios quanto os causados por remédios alopáticos. No fim das contas, você deve contrabalançar as suas crenças com as incertezas da ciência quanto aos fitoterápicos. Óleo castóreo e enemas não são eficientes para

assim que o **bebê** está pronto **para nascer, ele envia sinais** ao útero da mãe acelerar o trabalho de parto e podem causar desidratação.

INDUÇÃO CLÍNICA

Não é de surpreender que muitas mulheres implorem para a indução do trabalho de parto assim que a data provável se aproxima, ou mesmo antes. Após discutir seus motivos com o obstetra, a escolha para a indução é uma alternativa, mas de risco. Ela não é recomendada caso você já tenha passado por uma cesariana.

Riscos do parto induzido

O trabalho de parto induzido é menos eficaz que o espontâneo, e você terá de 1,5 a 2 vezes mais chances de precisar fazer uma cesariana se este for seu primeiro filho. O trabalho de parto induzido também é mais longo, e, provavelmente, você terá de passar um ou dois dias a mais na maternidade, enquanto o colo do útero amadurece e as contrações são induzidas com medicamentos.

MÉTODOS DE INDUÇÃO

Existem vários métodos clínicos para induzir o trabalho de parto.

Descolamento das membranas

Essa é a forma menos invasiva que o obstetra tem de estimular o trabalho de parto. Para "descolar", ou soltar, as membranas, o médico fará um exame vaginal como de costume e depois colocará o dedo entre o colo do útero e a bolsa de água. Esse procedimento dilatará o colo e libertará substâncias naturais que podem ajudar no amadurecimento do colo do útero e/ou aumentar as contrações. É comum haver sangramentos depois, mas não é preciso chamar o médico, a menos que o sangramento seja forte, que você ache que a bolsa tenha estourado, que o bebê não esteja se mexendo com freqüência ou que você tenha entrado em trabalho de parto. Esse procedimento não aumenta as chances de cesariana. Ele só funciona se o colo do útero já tiver começado a se dilatar.

Amadurecimento cervical

Há diversas maneiras de afinar e dilatar o colo do útero. Assim que o colo estiver dilatado e a bolsa tiver se rompido, administra-se ocitocina para as contrações começarem. Em geral, o amadurecimento é induzido com prostaglandinas (administradas como supositório ou gel) ou com um cateter de Foley (veja p. 130).

O cateter de Foley é uma sonda estreita com um balão em uma das pontas que é colocado vazio pelo colo do útero e depois inflado. Qualquer desses procedimentos é tão desconfortável quanto o exame ginecológico de rotina, mas pode resultar em contrações leves.

Ocitocina É uma substância liberada naturalmente pelo organismo no trabalho de parto. Nos casos de indução, a ocitocina sintética é administrada por via venosa. Ela também pode ser usada para aumentar as contrações de quem já entrou em trabalho de parto (veja p. 132). Alguns acreditam que a ocitocina torne as contrações mais fortes; como algumas das primeiras contrações são intensificadas, ela pode apressar o parto. Quando se usa ocitocina, muitas maternidades aconselham a monitoração eletrônica fetal (veja pp. 131-132) para verificar os sinais de estresse do bebê.

Rompimento da bolsa Se você já teve parto normal, e o seu exame cervical for "favorável", liberar seu bebê do líquido amniótico pode ser o suficiente para que se inicie o franco trabalho de parto (veja p. 132). Em alguns casos, o rompimento da bolsa pode ser realizado juntamente com a ocitocina.

Indicações clínicas para a indução

Às vezes as condições clínicas favorecem a indução artificial. Nesses casos, o risco de continuar a gravidez supera o de uma cesariana. Algumas das indicações médicas do parto induzido são:

- baixo nível de líquido amniótico
- pré-eclâmpsia (veja p. 113)
- o bebê está crescendo pouco (retardo no crescimento intra-uterino)
- gravidez prolongada (mais de 41 ou 42 semanas).

o parto depois dos 35

O trabalho de parto é composto de três fases distintas. Na gestação tardia, em mães de primeira viagem, há evidências de que a primeira fase, o pré-parto, pode ser mais longa do que nas mulheres mais novas, mas, no geral, os princípios do trabalho de parto são sempre os mesmos, a despeito da idade da mãe.

PRÉ-PARTO

No pré-parto, que pode durar horas ou dias, seu corpo se prepara para o grande evento. Você deve notar um aumento na intensidade das contrações de Braxton-Hicks ou das contrações regulares. As células musculares do útero se preparam para produzir contrações intensas e freqüentes. O colo do útero se transforma: o "portão" fechado, rígido e grosso torna-se mole, fino e flexível.

É nesse momento, quando o colo se afina e se dilata, que você pode sentir o desprendimento do tampão mucoso.

Quando ir à maternidade Se a sua gravidez for de baixo risco, o mais confortável é ficar em casa durante o pré-parto. No entanto, você deve ligar para o obstetra e/ou ir para a maternidade imediatamente se:

- tiver contrações regulares e extremamente fortes a cada dois ou quatro minutos
- tiver um sangramento vaginal forte
- sentir um jato de líquido saindo pela vagina
- o bebê não estiver se mexendo.

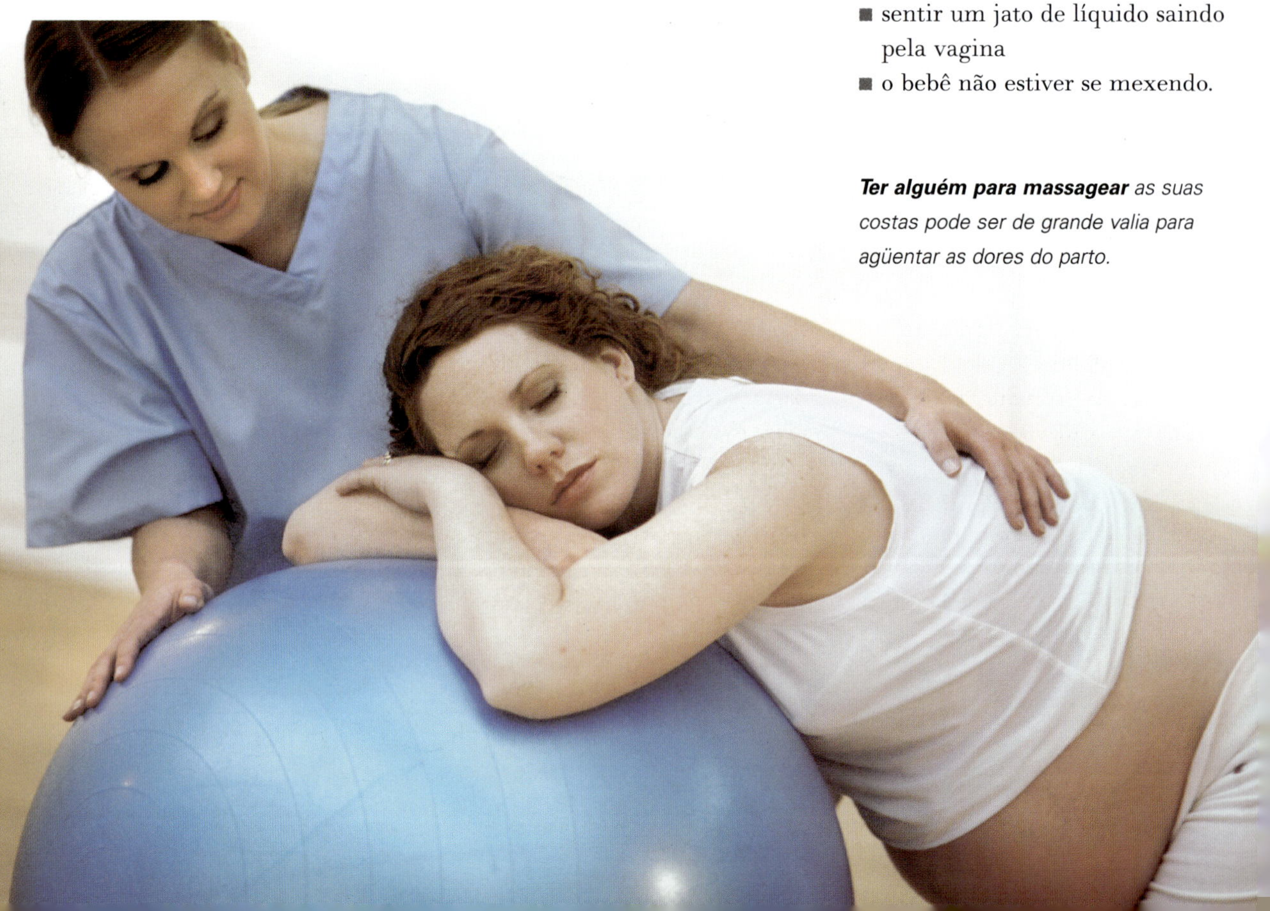

***Ter alguém para massagear** as suas costas pode ser de grande valia para agüentar as dores do parto.*

Fases do trabalho de parto

O franco trabalho de parto pode ser dividido em três fases:

- **Primeira fase:** o colo do útero se dilata para deixar o bebê passar. É a fase mais longa do trabalho de parto – particularmente em mães de primeira viagem.
- **Segunda fase:** o colo do útero está totalmente aberto e o bebê desce para o canal de nascimento, em direção à vagina. Nessa fase, a gestante faz força para expulsar o bebê. Em média, essa fase é mais longa na primeira gravidez do que nas subseqüentes.
- **Terceira fase:** o bebê já nasceu, mas a placenta ainda deve ser expelida. O obstetra massageia o útero e puxa gentilmente o cordão umbilical para ajudar na expulsão. Em geral, leva-se de cinco a dez minutos para retirar a placenta, mas o processo pode levar até trinta minutos.

Em caso de gravidez de alto risco, de o bebê não estar de cabeça para baixo, de você já ter passado por uma cesariana ou de o bebê ter crescimento retardado, você deve encaminhar-se à maternidade quando começarem as contrações regulares, mesmo se não forem dolorosas.

IDA PARA A MATERNIDADE

Se puder evitar, não dirija até a maternidade. Quando chegar lá, as enfermeiras a examinarão. Se estiver em franco trabalho de parto, uma enfermeira a levará à sala de pré-parto, onde verificarão seus sinais vitais (temperatura e pressão sanguínea) e o colo do útero.

Se estiver na primeira fase do trabalho de parto, você poderá voltar para casa. Isso não significa que foi uma má idéia ter ido à maternidade – é importante que seu obstetra saiba em que fase do trabalho de parto você está e verifique o estado do bebê.

FRANCO TRABALHO DE PARTO

Cada mulher é única, e, assim, cada uma entra em franco trabalho de parto em momentos diferentes. Tradicionalmente, o obstetra considera que a mulher entrou em franco trabalho de parto quando o colo do útero atinge quatro centímetros de dilatação. Nessa hora, a maioria das mulheres tem bastante dor, e suas contrações são intensas e regulares, a cada dois ou três minutos. Durante essa fase, o colo do útero deve se dilatar ao menos um centímetro por hora. Há duas explicações possíveis para o caso de o colo do útero não se dilatar como o esperado:

- as contrações não são fortes o bastante ou
- o bebê não desceu o canal do parto para pressionar o colo do útero e causar a mudança.

No final do franco trabalho de parto, você pode sentir uma vontade incontrolável de empurrar o bebê ou de fazer força conforme a cabeça dele começa a descer pelo canal do nascimento.

EXPULSÃO E NASCIMENTO

A enfermeira ou o obstetra lhe pedirão para não fazer força até que o colo do útero esteja bem dilatado (10 centímetros). Quando ele estiver bem dilatado, você pode começar a fazer força. Se a dose de anestesia for reduzida, você sentirá vontade de empurrar o bebê. Há inúmeras maneiras de fazer isso: de costas, de cócoras, de lado ou mesmo agachada.

A expulsão é um trabalho árduo, e nas mães de primeira viagem pode levar até duas horas sem anestesia ou três horas com anestesia. Nesse momento, o apoio emocional é fundamental.

RETIRADA DA PLACENTA

A última fase do parto é a expulsão da placenta. A placenta é um órgão achatado, mole e de fácil extração quando comparada ao bebê. Na maioria dos casos, ela se descolará do útero e, cerca de meia hora depois do nascimento do bebê, será expelida pela vagina.

Finalmente, o obstetra irá suturar qualquer ruptura que tenha ocorrido durante o parto e se certificará de que não há nenhum sangramento.

as dores do parto

A maioria das mulheres fica apreensiva ao pensar nas dores do parto. Se este for o seu primeiro filho, será difícil imaginá-las. O fator emocional é preponderante na dor e no seu controle. Algumas mulheres preferem evitar os analgésicos e, com apoio, acabam conseguindo. Outras, porém, precisam de mais ajuda.

É difícil planejar como enfrentar a dor se você realmente começar a senti-la. Cada pessoa experimenta a dor de modo particular, e não há como prever a maneira pela qual você vai lidar com as dores do parto. Se, inicialmente, você optar por não usar medicamentos e depois acabar precisando deles, não se sinta culpada nem frustrada. A retirada de um apêndice nunca seria feita sem anestesia, e isso não torna o paciente fraco ou fracassado. O parto normal é muito natural, seja qual for o recurso escolhido para aliviar a dor.

Ao mesmo tempo, não é justo que o obstetra presuma que você escolherá a anestesia peridural e se recuse a apoiá-la em um trabalho de parto sem medicamento. Esteja preparada para defender suas vontades e para tomar uma decisão pessoal, livre e sem culpa.

PARTO SEM MEDICAÇÃO ANALGÉSICA

Se você optar por um parto sem medicação analgésica, é importante que planeje tudo cuidadosamente. A maioria dos obstetras será flexível e não irá impor suas opiniões.

O mais importante a ser considerado na escolha do analgésico é a sua eficácia comparada aos efeitos colaterais sobre você e o bebê. (Veja nas pp. 126-129 informações sobre anestesia peridural e outros modos de administrar a dor no parto.) A informação e o apoio do seu obstetra são os fatores mais significativos de uma escolha bem-feita.

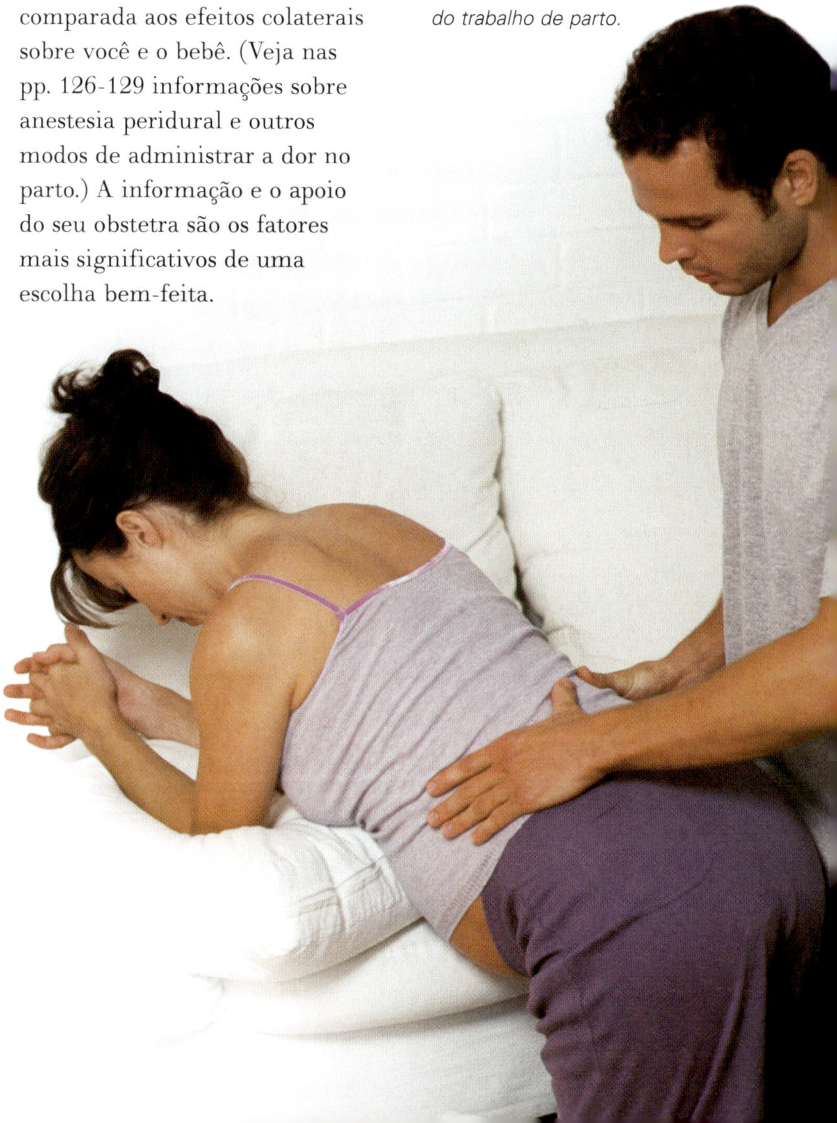

Uma massagem suave na região lombar *pode ajudá-la a relaxar, especialmente na primeira fase do trabalho de parto.*

Aprenda tanto quanto possível as diferentes posições para a fase inicial do trabalho de parto e para a expulsão.

Durante a visita à maternidade, pergunte sobre as diferentes posições de parto, sobre o uso de banheira e duchas para relaxamento e alívio da dor e sobre a disponibilidade de assistência no trabalho de parto. Não se esqueça de levar vários tipos de música e algum lanche para conservar as forças e não se desidratar.

Apoio durante o trabalho de parto

Um bom apoio pode fazer toda a diferença na maneira como a parturiente lida com as dores do parto. Algumas pesquisas, por exemplo, sugerem que a presença de uma doula, que é uma acompanhante de parto profissional (em vez de uma amiga ou do parceiro), diminui a probabilidade de anestesia peridural ou de cesariana.

A doula é uma pessoa treinada para dar apoio e "instruir" a parturiente durante todo o trabalho de parto ou para ajudá-la depois do nascimento do bebê. O nível de experiência, de treinamento e a filosofia variam de doula para doula. Se quiser contratar uma, procure alguém flexível, com quem você se sinta confortável. Informe-se com seu médico. Como o parto é um momento intenso e íntimo, reserve algum tempo para verificar as qualificações da contratada e ter certeza de que vocês vão se dar bem. Os preços cobrados podem variar bastante.

TÉCNICAS DE RELAXAMENTO, RESPIRAÇÃO E MOVIMENTO

Durante o trabalho de parto, experimente posições diferentes para descobrir qual a melhor para você. Se conseguir, movimente-se nos intervalos entre as contrações, recostando-se em uma poltrona ou em seu companheiro. Para algumas mulheres, fazer movimentos circulares com os quadris ou mudar de posição ajuda muito. Movimentos repetitivos durante o trabalho de parto também podem ajudar. Tente fazer movimentos oscilantes, mexer os braços e abrir e fechar as mãos.

Algumas mulheres consideram a música calmante, mas outras acham que ela perturba e distrai.

Concentre-se em respirar lenta e profundamente, mas não se preocupe demais em manter um ritmo específico, o que pode causar hiperventilação. Emitir grunhidos, gemidos ou xingamentos pode ajudar a aliviar a dor. Não se intimide com a presença da equipe da maternidade.

Massagem Seu acompanhante pode massagear suas costas nos intervalos entre as contrações, e isso pode ser muito relaxante. Leve óleos aromaterápicos se achar que eles agem como calmantes.

ÁGUA

Tomar um banho de banheira ou uma ducha morna durante a primeira fase do trabalho de parto é seguro – o banho não aumenta as chances de contrair infecções, quer a bolsa tenha ou não se rompido –, relaxa e aumenta a satisfação e o bem-estar da gestante. Alguns hospitais possuem banheiras no quarto, que podem ser usadas para aliviar as dores. As opiniões e os métodos divergem muito, mas o que se sabe é que o banho morno de banheira impede que a dor aumente por certo período (cerca de meia hora, segundo um estudo), mas depois não faz muita diferença. Portanto, o banho tem um efeito de curta duração, mas pode ser útil durante o pré-parto, pois promove o relaxamento entre as contrações. Para as mulheres que preferem fazer uso de medicamentos, o banho pode ser apenas um auxílio temporário.

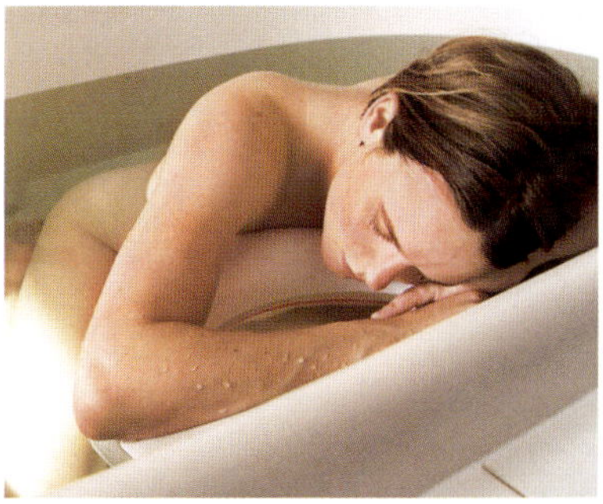

Um banho morno de banheira *pode ajudar a aliviar as dores do parto.*

anestesia peridural

A maioria das mulheres considera a dor do parto intensa demais para ser suportada sem um analgésico eficiente, e a anestesia peridural é a melhor alternativa para o alívio da dor. Muitas mulheres decidem antecipada e definitivamente se vão ou não receber a anestesia na hora do parto, ao passo que outras preferem esperar para ver.

COMO FUNCIONA

A anestesia peridural (ou epidural) é aplicada por cateter, com pequenas doses de um anestésico, no espaço peridural, que fica em volta da medula espinhal. O anestésico adormece os nervos da cintura para baixo, inclusive o útero.

É o anestesista quem cuida da aplicação da peridural. Ele encaixa um cateter através de uma agulha e o introduz no local correto nas costas da paciente, que fica na posição sentada, curvada para a frente. Primeiro, ela recebe uma anestesia local, que pode arder um pouco. Depois de introduzido, o cateter é colado nas costas da parturiente para que mais anestésico possa ser administrado a qualquer momento.

A aplicação da peridural demora cerca de vinte minutos. A maioria das mulheres percebe um alívio na dor quase que imediatamente, mas o efeito absoluto inicia-se em quinze ou vinte minutos.

Os benefícios são o excelente controle da dor e a pequena liberação de medicamento na corrente sanguínea. Isso significa que a mulher continua consciente e alerta e que o bebê não ficará dormente depois do nascimento, pois nenhum medicamento passa pela placenta. Outro beneficio é o fato de o medicamento ser aplicado de forma contínua durante todo o parto.

TIPOS DE PERIDURAL

A mais moderna, conhecida como "peridural mínima", usa a menor quantidade de medicamento possível e permite que a mulher

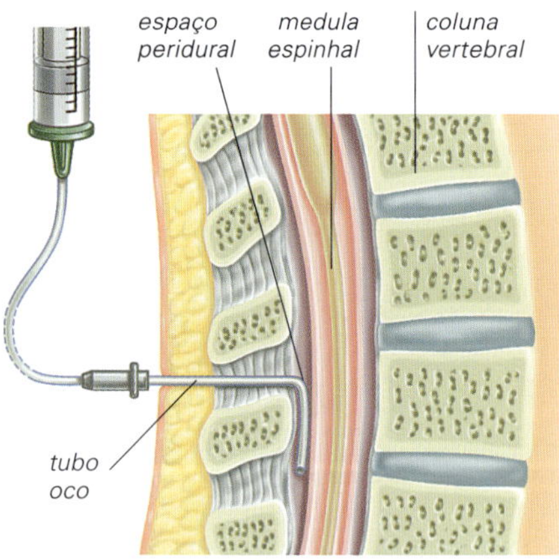

A peridural *é administrada por um cateter introduzido em local próximo à medula espinhal. A mulher deve ficar sentada, curvada para a frente.*

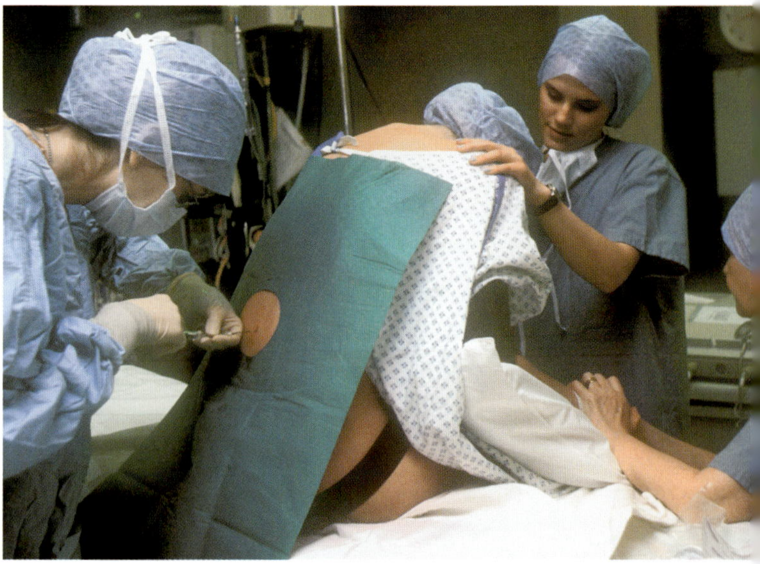

movimente as pernas e sinta a cabeça do bebê descendo pelo canal de parto. As mulheres que sentem essa pressão conseguem fazer força com mais eficiência, o que reduz a probabilidade de cesariana ou auxílio do fórceps. Alguns hospitais permitem que a própria gestante controle a anestesia, pressionando um botão que lentamente libera mais anestésico.

Outro tipo de anestesia é a raquiperidural, em que se injeta uma pequena quantidade de medicamento antes da aplicação da peridural. A raquiperidural propicia o alívio mais rápido da dor e costuma ser usada em mulheres que estão quase dando à luz ou em caso de cesariana.

O MOMENTO DE ANESTESIAR

Muitos médicos esperam que a mulher atinja quatro centímetros de dilatação para administrar a anestesia peridural. No entanto, essa é uma escolha arbitrária, e se a dor for muito intensa pode-se dar a anestesia antes. Discuta com o obstetra os cenários possíveis antes de entrar em trabalho de parto.

EFEITOS COLATERAIS

Como toda intervenção medicamentosa, a analgesia peridural provoca efeitos colaterais na mãe e no bebê, mas a chance de reações adversas graves é mínima.

Parto mais demorado A maioria dos estudos sobre a anestesia peridural afirma que as contrações tornam-se mais fracas, o que significa maior probabilidade do uso de ocitocina para recuperar a intensidade das contrações. Em média, com a escolha dessa anestesia, o trabalho de parto se alongará por mais uma hora. Ela também pode prolongar o tempo da fase de expulsão por até uma hora. Por causa do grande cansaço durante essa fase, o obstetra pode recomendar o uso do fórceps (veja p. 133).

Mais uso do fórceps A anestesia peridural diminui a capacidade de fazer força de modo eficiente e aumenta em cerca de duas vezes a chance de utilização de fórceps ou vácuo-extrator. Reduzir a quantidade de analgésico antes de a mulher começar a fazer força pode aumentar as chances de uma expulsão com êxito e sem fórceps.

Febre A anestesia peridural quadruplica o risco de febre durante o parto. Apesar de a maioria dos especialistas não acreditar que a febre esteja relacionada a infecções, a mulher corre o risco de acabar tomando antibióticos durante o parto. Quanto mais durar a anestesia, maior a chance de febre.

Controle inadequado da dor Entre 9% e 15% das mulheres continuam com dor depois da anestesia. Às vezes, a dor pode ser tratada com medicação adicional.

Coceira Até 26% das mulheres sentem coceira, geralmente tratada com medicamento intravenoso.

Efeitos colaterais raros Há um pequeno risco de o anestesista perfurar o saco que cobre a medula espinhal, o que pode causar vazamento do líquor e uma dor de cabeça difícil de ser tratada. Cerca de um terço das mulheres tem queda de pressão logo depois da anestesia, o que pode resultar em enjôo.

Os mitos em torno da anestesia peridural

Um dos maiores mitos é o de que a anestesia peridural é responsável por dor crônica nas costas. Há estudos que comprovam que a gravidez é a responsável pelas dores. As mulheres que tiveram dores nas costas durante a gravidez provavelmente continuarão a senti-las após o parto. A anestesia pode deixar um ponto roxo ou dolorido nas costas, só isso.

Outro mito bastante popular é o de que ela afeta a amamentação. Mas a maioria das pesquisas não comprovou os possíveis efeitos da peridural na amamentação. É bem mais provável que o bebê seja sedado pelas doses de analgésicos administrados por injeção (veja p. 129) do que pela baixa concentração de narcóticos da anestesia.

outras formas de aliviar a dor

Embora a anestesia peridural seja a mais comum entre as parturientes acima de 35 anos, existem outras opções para aliviar a dor. Informe-se sobre as alternativas disponíveis e discuta-as com seu obstetra. A analgesia pode ser feita com medicamentos poderosos ou técnicas complementares, como a acupuntura.

TENS

A neuroestimulação elétrica transcutânea (TENS) baseia-se na aplicação de estímulos elétricos de baixa freqüência na pele. Acredita-se que a corrente elétrica bloqueia as mensagens de dor que atingiriam o cérebro, além de estimulá-lo a produzir a endorfina, uma substância natural inibidora da dor. Os aparelhos que realizam a TENS, do tamanho de um rádio, são conectados a eletrodos geralmente posicionados na região lombar. Os impulsos elétricos causam uma sensação de formigamento, que é incômodo para algumas mulheres. Os efeitos colaterais da TENS costumam ser apenas irritação na pele das costas, no local onde os dispositivos foram colocados. Os impulsos elétricos não afetam o bebê. A maioria dos estudos sobre a TENS considera que a eficácia do aparelho na redução das dores do parto é pouca.

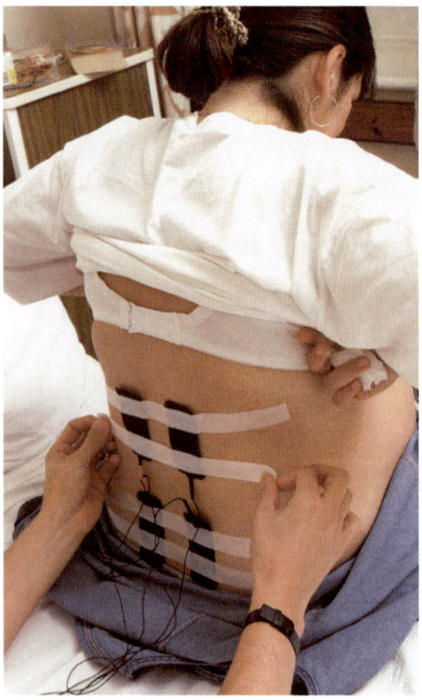

TENS: os eletrodos colocados nas costas *da parturiente são ligados a um aparelho do tamanho de um rádio, que emite uma corrente elétrica de baixa freqüência.*

ACUPUNTURA

Para algumas mulheres, a acupuntura é uma grande aliada no alívio da dor. Há diversas teorias de como a acupuntura funciona. Na medicina ocidental, acredita-se que as pequenas agulhas introduzidas na pele estimulam as fibras nervosas maiores, que bloqueiam as atividades dos nervos nas fibras menores, responsáveis por transmitir as sensações de dor. A acupuntura também pode liberar endorfina, o analgésico natural do corpo. Há controvérsias quanto à eficácia da acupuntura na redução da dor no parto, mas ela pode evitar o uso da anestesia peridural. Se você realmente quiser evitar a anestesia, a acupuntura pode ser útil. No entanto, procure um profissional habilitado, que possa acompanhá-la durante o trabalho de parto, e verifique os regulamentos do hospital.

HIPNOSE

Há relatos de que as mulheres suscetíveis à hipnose são capazes de aliviar a dor do parto por meio dela. A hipnose é um estado de profundo relaxamento e concentração e pode ser feita por conta própria (técnica conhecida como auto-hipnose). Embora não seja prejudicial, a hipnose é cara e funciona apenas nas mulheres suscetíveis. Ela também produz somente efeitos leves no alívio da dor. Caso se interesse por essa técnica, informe-se já no começo da gravidez.

ENTONOX (ANESTESIA POR INALAÇÃO)

O entonox é uma mistura de óxido nitroso e oxigênio que alivia as dores do parto, em alguns casos. No Brasil não é utilizado, mas em alguns países europeus, sim. O entonox pode ser inalado tanto por uma máscara quanto por um bocal. Ele é usado apenas durante as contrações e, apesar de às vezes deixar a mulher um pouco "fora do ar", seus efeitos são de curta duração. O entonox é útil, em particular, no final da fase do pré-parto e enquanto se espera a anestesia peridural fazer efeito.

ANALGÉSICOS NARCÓTICOS

Os analgésicos narcóticos, como a meperidina (petidina) ou o cloridrato de meptazinol, também podem ser usados no parto. Esses medicamentos (também conhecidos como opiáceos) são similares à morfina e aplicados com uma injeção intramuscular. Os analgésicos narcóticos aliviam a dor, mas não totalmente. A desvantagem é que costumam causar tontura e enjôo. Em geral, são administrados na primeira fase do trabalho de parto, antes do estágio em que a mulher sente vontade de fazer força (a maioria das mulheres tolera melhor a dor quando atinge a fase da expulsão e, nesse momento, é preciso estar muito alerta e cheia de energia).

Algumas mulheres usam os analgésicos narcóticos em todo o trabalho de parto, outras apenas até a anestesia peridural ser aplicada (em geral quando a dilatação atinge quatro centímetros). Os analgésicos narcóticos afetam o nível de atenção e levam um certo tempo para perder o efeito.

A escolha da droga A maioria dos analgésicos narcóticos é igualmente eficaz e possui efeitos colaterais semelhantes. No entanto, alguns são piores que os outros para a saúde do bebê. Pergunte qual medicamento você vai tomar durante o parto. A meperidina fica no corpo do bebê por muito mais tempo que os outros e causa mais problemas de atenção e no aleitamento. O cloridrato de meptazinol e a morfina são mais seguros, pois são eliminados mais depressa. Pergunte quais as suas alternativas antes do início do trabalho de parto. Lembre que todos os narcóticos podem deixar o bebê tonto e afetar o ritmo cardíaco dele. Se nascer sedado, ele deverá tomar uma injeção de naloxone. Como o enjôo é um dos efeitos colaterais dos analgésicos narcóticos, muitos obstetras receitam de antemão um antiemético junto com o narcótico. Isso pode causar tontura.

RAQUIANESTESIA

Em geral, a anestesia raquidiana é usada para bloquear a dor na cesariana. Semelhante à anestesia peridural (veja p. 126), ela causa insensibilidade à dor e a toques leves do abdômen para baixo. Ao contrário da peridural, na anestesia raquidiana, uma pequena quantidade de anestésico é injetado dentro do líquor (e não fora da medula). Em cerca de 1% dessas anestesias o líquor vaza, o que pode resultar numa forte dor de cabeça. A raquianestesia é dada de uma única vez e dura apenas de uma a duas horas.

BLOQUEIO PERINEAL

Se a parturiente não tomou a anestesia peridural ou se a anestesia não está surtindo efeito (o que é raro), talvez o obstetra precise anestesiar a região pélvica para fazer uso do fórceps ou para suturar uma ruptura. O bloqueio perineal adormece o nervo pudendo, responsável pelas sensações nos genitais e na parte interna das coxas. Para aplicar a anestesia, o obstetra introduzirá os dedos na vagina, a fim de direcionar a injeção. Uma pequena quantidade de anestésico local é injetada abaixo da parede vaginal.

intervenções médicas

Nem sempre o parto é simples, e a probabilidade de complicações aumenta com a idade da mulher. O "parto natural" é idealizado por muitas mulheres, mas a realidade é outra: no hospital, algumas intervenções médicas serão recomendadas. É essencial pensar nessas questões antecipadamente, pois durante o parto é difícil assimilar informações em um momento de dor intensa.

DISPOSITIVO INTRAVENOSO

Na maioria dos hospitais coloca-se um cateter intravenoso na parturiente, por uma questão de segurança, independentemente da idade da mulher. Ele consiste em um tubo plástico estreito, que é introduzido nas veias das mãos ou do antebraço. Não há necessidade de ele ficar preso a um gotejador, a menos que a paciente esteja recebendo medicação ou soro. Para evitar entupimentos, coloca-se uma pequena quantidade de anticoagulante. Na hora do banho, é só cobri-lo com um plástico. O dispositivo tem várias funções:

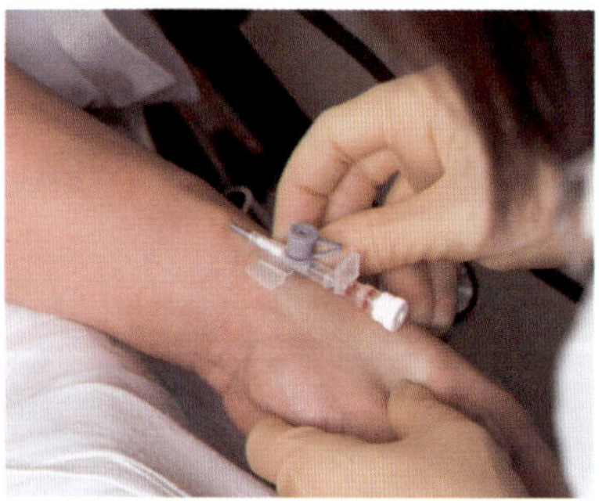

O cateter intravenoso
é introduzido em uma veia da mão ou do antebraço.

- Administrar medicamentos, como a ocitocina, que ajuda a acelerar o trabalho de parto.
- Garantir a hidratação (em geral, durante o trabalho de parto é difícil tomar líquido suficiente). O inconveniente é que a mulher ficará presa ao gotejador, o que dificulta os movimentos.
- Introduzir sangue ou medicamento de modo mais rápido, se necessário.

Prós e contras Os riscos do cateter intravenoso são mínimos; já os seus benefícios são visíveis, no entanto, a cânula pode ser incômoda. O cateter é usado na anestesia peridural. Além disso, uma boa hidratação pode ajudar na evolução do trabalho de parto.

Em um estudo em que o cateter intravenoso foi mais usado que o normal, o risco de um parto prolongado (mais de doze horas) caiu pela metade. O cateter intravenoso não previne a hemorragia, mas é uma segurança, caso ocorra; embora rara, a hemorragia é uma das principais causas de morte durante o parto.

CATETER DE FOLEY

O cateter de Foley é introduzido na bexiga para recolher a urina. Um cateter de Foley com um pequeno balão anexado em uma das extremidades também é usado para induzir o trabalho de parto (veja p.120-121).

Quando a paciente passa por cesariana ou sofre uma complicação que afeta os rins – como a pré-eclâmpsia –, um cateter é introduzido antes do parto para verificar a função renal. No entanto, é possível evitar o cateter em muitas situações, e, mesmo que a anestesia peridural seja recomendada, é mais seguro usar uma comadre.

Se a paciente não conseguir urinar sozinha, a enfermeira poderá introduzir o cateter de hora em hora, e depois retirá-lo. Com essas estratégias, o risco de infecção da bexiga ou dos rins é bem menor do que nos casos em que o cateter de Foley é utilizado por um período de tempo prolongado. Infecções na bexiga podem obrigar a paciente a ficar mais tempo na maternidade.

MONITORAÇÃO

Durante o trabalho de parto, a mãe pode ser monitorada regularmente para verificar o estado do bebê e as contrações. A monitoração eletrônica fetal (cardiotografia intraparto) é feita a partir de uma combinação de aparelhos que mede a freqüência cardíaca do bebê e as contrações da mãe. Pode-se escolher entre a monitoração contínua ou intermitente.

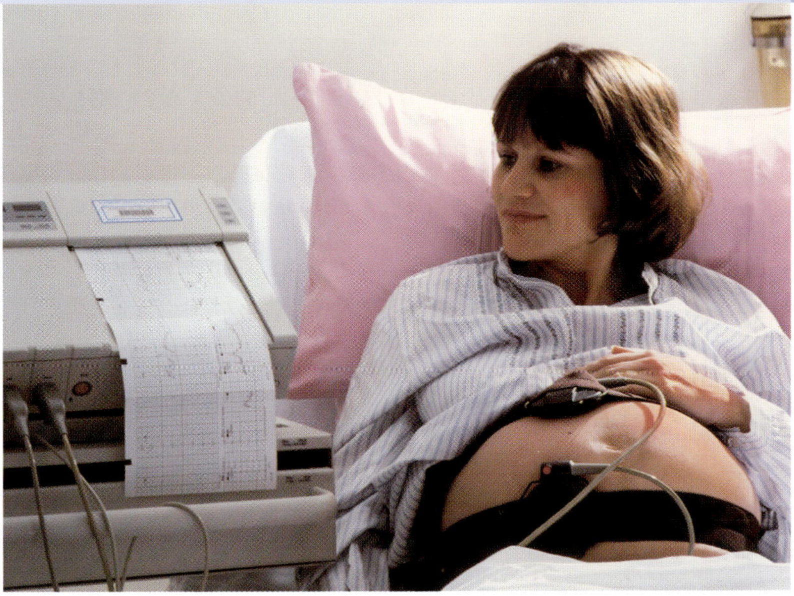

Os batimentos cardíacos do bebê *e as contrações da mãe podem ser monitorados e registrados.*

MONITORAÇÃO INTERMITENTE

Não é necessário ser monitorada durante todo o trabalho de parto, a menos que a gravidez seja de alto risco (com base em outros fatores, além da idade). Estudos demonstram que a monitoração intermitente é tão segura quanto a contínua. Os batimentos cardíacos do bebê são monitorados de meia em meia hora durante o trabalho de parto, e a cada quinze minutos, na fase de expulsão.

MONITORAÇÃO CONTÍNUA

O bebê e as contrações da mãe são monitorados quase o tempo todo. Mas, na maioria dos casos, não há motivo para a mãe deixar de se levantar, sentar ou agachar com os monitores instalados. Durante a cardiotografia, um ou dois elásticos são dispostos em volta do abdômen para prender os monitores. Um deles é um aparato circular que parece um ultra-som – ele verifica a freqüência cardíaca do bebê; o outro é um pequeno êmbolo que monitora as contrações. Alguns hospitais americanos e ingleses possuem equipamentos que monitoram por sinais de rádio, o que permite que a gestante se movimente à vontade.

Prós e contras A monitoração eletrônica fetal aumenta a probabilidade de realizar uma cesariana ou do uso do fórceps de alívio (veja p. 133).
Isso porque o obstetra pode observar mudanças preocupantes na freqüência cardíaca do bebê. Infelizmente, é impossível saber a causa de muitas irregularidades na freqüência cardíaca – elas podem ser insignificantes ou indicar uma queda no nível de oxigênio, o que seria muito grave. Quando há suspeita de sofrimento fetal, o obstetra fará um fórceps de alívio, ou uma cesariana, conforme o nível de evolução do trabalho de parto.

Se as alterações nos batimentos cardíacos do bebê acontecerem durante o parto, o obstetra pode recomendar o uso do fórceps. Além de aumentar o risco de cesariana, as cintas podem ser incômodas.

Os benefícios da monitoração não são completamente evidentes, apesar de os especialistas acreditarem que a monitoração contínua reduz a pequena chance de o bebê ter uma parada cardíaca depois do nascimento.

A monitoração eletrônica fetal só é realizada se houver necessidade e por solicitação médica.

ELETRODO

Nos Estados Unidos e no Reino Unido, existe outra maneira de monitorar eletronicamente a freqüência cardíaca do bebê. Um eletrodo é inserido pela vagina e colocado no couro cabeludo do bebê, sem nehum desconforto.

Quando o obstetra estiver preocupado com a freqüência cardíaca do bebê e não conseguir um bom sinal pelo monitor externo, poderá usar o eletrodo.

Desvantagens Os riscos para o bebê são poucos. Há uma pequena probabilidade de ele contrair uma infecção no couro cabeludo, mas isso pode ser tratado com antibióticos.

Depois que o eletrodo é instalado no couro cabeludo do bebê, a gestante não pode se afastar do monitor de freqüência cardíaca, mas pode mudar de posição.

CATETER INTRA-UTERINO

O cateter intra-uterino é usado para avaliar de modo mais adequado as contrações intra-uterinas.

Esse tubo fino e flexível é instalado pela vagina – ele não é doloroso e a parturiente não o notará.

Apesar de não oferecer muitos riscos nem para a mãe, nem para o bebê, o cateter intra-uterino é pouco usado. A parturiente deve ser informada quando houver a necessidade de utilizá-lo.

COMO ACELERAR O TRABALHO DE PARTO

Quando a mulher está em franco trabalho de parto e o colo do útero não se dilata progressivamente, o obstetra pode sugerir a aceleração do trabalho de parto. Isso pode ser feito de duas maneiras: rompendo a bolsa (amniotomia) ou administrando ocitocina. Quanto menos jovem a mãe, maiores as chances de ela precisar dessas intervenções, principalmente no caso da primeira gravidez.

AMNIOTOMIA

A ruptura da bolsa é indolor e não causa danos à gestante ou ao bebê. Ela pode reduzir o trabalho de parto em uma ou duas horas e ainda diminui significantemente a necessidade de ocitocina. No entanto, a ruptura da bolsa não reduz o risco de cesariana.

Em mães de primeira viagem, é mais seguro romper a bolsa durante o franco trabalho de parto, quando a dilatação já for de quatro centímetros. Se não for sua primeira gestação, a amniotomia pode ser feita antes e pode até mesmo ser usada para induzir o trabalho de parto.

Para liberar o líquido amniótico, o obstetra realiza um exame ginecológico para sentir a bolsa através do colo do útero. Usando um instrumento de plástico com um lado curvado, ele fará um pequeno furo na membrana amniótica, permitindo o vazamento do líquido.

OCITOCINA

A ocitocina é a forma sintética de uma substância liberada pela glândula pituitária. Ela é administrada quando as contrações não são freqüentes ou intensas o suficiente para a "evolução" efetiva do trabalho de parto. (Também é usada para induzir o trabalho de parto, veja p.121). Quando a mulher está em franco trabalho de parto (dilatação de quatro centímetros), os obstetras esperam que o colo do útero contunue se dilatando ao menos um centímetro por hora.

Mulheres com mais de 35 anos têm mais chance de precisar da ocitocina. Ela é aplicada por meio de um cateter intravenoso. Há quem tema que as contrações fiquem muito intensas com a ocitocina, mas é bom lembrar que contrações fracas são ineficientes. Já que a dor existe, tem de ser eficaz para dilatar o colo do útero. Quem toma anestesia peridural tem mais chances de receber ocitocina, mas nesse caso as contrações fortes não serão sentidas.

Em geral, a ocitocina é dada aos poucos. Se as contrações se tornarem intensas e freqüentes, a dose pode ser diminuída. Nessa situação ela desaparece rapidamente do organismo. Usada de modo correto, a ocitocina é segura e pode reduzir o risco de cesariana. Ela também costuma ser usada depois do parto para diminuir o sangramento vaginal e manter o útero contraído.

EPISIOTOMIA

A episiotomia é o corte feito pelo obstetra na região perineal para auxiliar a saída do bebê. Essa prática era usada regularmente, mas hoje os médicos acreditam que uma ruptura, ou laceração, não é necessariamente ruim, e a episiotomia nem sempre pode prevenir que ela ocorra. No entanto, se o bebê estiver em perigo e o parto for urgente, recomenda-se esta intervenção. Em geral, o corte é feito à partir da vagina em direção à coxa direita (mediolateral).

A probabilidade de ocorrer uma laceração grave mais que duplica quando a episiotomia é mediana (o corte é feito em direção ao ânus), podendo afetar o próprio ânus.

Já a episiotomia mediolateral não tem esse risco, mas a recuperação pode ser mais dolorosa do que a de uma ruptura natural. O dilaceramento dos músculos do reto aumenta em duas vezes as chances de se perder o controle dos movimentos do intestino, embora esse seja um risco muito pequeno. Esses dois problemas são muito difíceis de ser corrigidos com cirurgia.

A questão da episiotomia é controversa no Brasil. Cerca de metade dos obstetras a realiza e a outra metade não.

Em geral, os obstetras só fazem a episiotomia quando o bebê corre perigo e o parto é urgente. Os cortes são suturados do mesmo modo que as rupturas obstetrícias normais (veja p. 134).

PARTO A FÓRCEPS

O fórceps é um instrumento de metal semelhante a uma colher que é colocado em volta da cabeça do bebê para retirá-lo do canal de parto. Geralmente, não é prejudicial ao bebê, mas algumas lesões, embora raras, podem ocorrer. No entanto, essa intervenção pode causar alguns riscos à saúde da gestante, pois aumenta as chances de laceração do músculo do reto, principalmente no primeiro parto.

FÓRCEPS DE ALÍVIO

No Brasil, porém, nos partos normais utiliza-se apenas fórceps de alívio, para abreviar o período de expulsão, com resultados favoráveis à mãe e ao bebê. Este procedimento também é útil quando o bebê mostra sinais de sofrimento, no final do trabalho de parto – com o fórceps é possível retirá-lo muito mais depressa, e esse parto pode ser mais seguro que uma cesariana.

Alguns indícios sugerem que uma longa fase de expulsão está associada ao aumento do risco de incontinência urinária, mas não há provas de que o uso do fórceps para reduzir essa fase diminua o risco. Você pode continuar a fazer força, ou até pedir que seja feita uma cesariana, mas o obstetra é que vai decidir o que será melhor no seu caso.

Muitas vezes, quando o parto é iminente, o fórceps é a opção mais recomendada.

O fórceps de alívio é uma intervenção bastante segura.

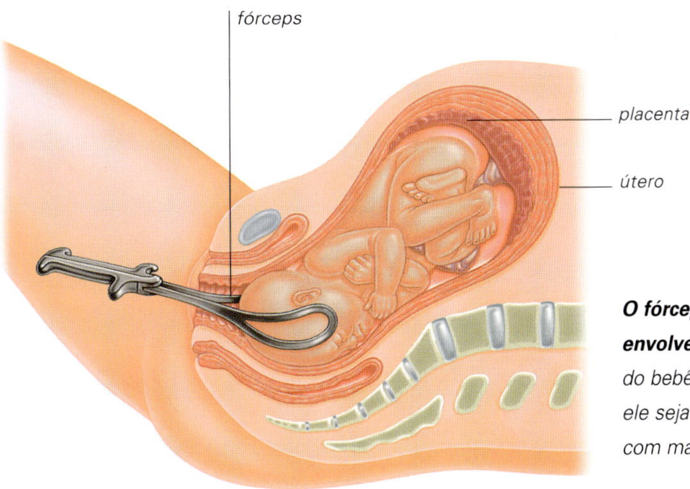

O fórceps envolve *a cabeça do bebê para que ele seja retirado com mais rapidez.*

VÁCUO-EXTRATOR

Este aparelho é composto de uma ventosa de plástico ou metal, colocada na cabeça do bebê, para retirá-lo da vagina. A ventosa está anexada a um tubo ligado a uma máquina que cria o vácuo.

Do mesmo modo que o fórceps, o vácuo-extrator é um meio de auxiliar a saída do bebê, caso a parturiente esteja cansada de fazer força e a fase de expulsão esteja muito prolongada. Como a ventosa é colocada no topo da cabeça do bebê, esta intervenção pode causar um hematoma ou uma saliência no couro cabeludo. Também há o risco de ruptura na parturiente, mas bem menor se comparado ao do fórceps. O risco de lesões no bebê é o mesmo ou um pouco menor que o fórceps.

Este aparelho é muito raro no Brasil.

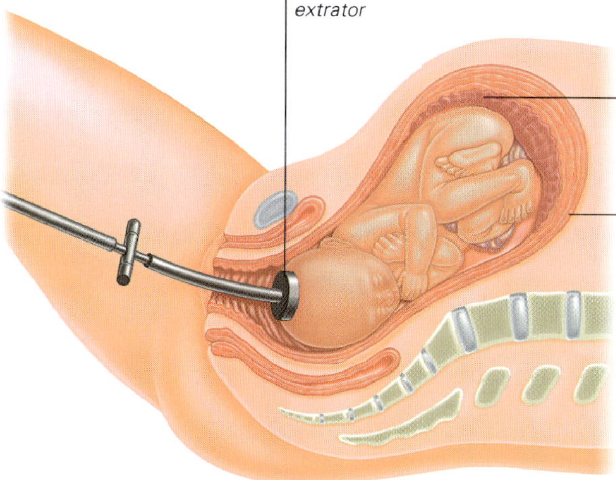

Uma ventosa é colocada *na cabeça do bebê, que será puxado para fora da vagina.*

SUTURA DAS LACERAÇÕES

Quando a parturiente sofre lacerações no parto, o obstetra as sutura com linhas cirúrgicas, que são absorvidas pelo próprio organismo; por isso não há necessidade de soltar os pontos.

Em caso de anestesia peridural, a mãe não sente desconforto durante este procedimento. Caso contrário, o obstetra aplica uma anestesia local para adormecer a área antes da sutura. Depois do parto, ele ensina a lavar a região e a cuidar dos pontos. Banhos salgados não são necessários.

Normalmente, o obstetra sugere a abstinência sexual por no mínimo seis semanas, para que os pontos cicatrizem.

CESARIANA

Em geral, a cesariana é recomendada se o trabalho de parto não evoluir bem ou se o bebê apresentar sinais de sofrimento. Mulheres acima de 35 têm de duas a três vezes mais chances que as mais jovens de passar por uma cesariana. Quem tem 35 anos ou mais e nunca teve um filho antes tem entre 30% e 40% de probabilidade de ser submetida a uma cesariana. Caso já tenha tido parto normal, a probabilidade cai para cerca de 20%.

O corte da cesariana é um procedimento cirúrgico que só pode ser praticado por obstetras. O parceiro ou acompanhante deve ter permissão para ficar com a parturiente na sala de cirurgia, exceto se ela tiver recebido uma anestesia geral.

ANESTESIA

Durante a cesariana, a mulher permanece acordada, mas insensível do abdômen para baixo. Isso se deve à analgesia, que pode ser alcançada por anestesia peridural ou raquidiana (veja pp. 126-127). Apesar da anestesia, ela sentirá alguma pressão e o toque dos médicos. Não há razão para desespero.

COMO É

O obstetra faz uma incisão ligeiramente acima do osso pubiano (na linha do biquíni). Os músculos abdominais não são cortados, mas afastados para o

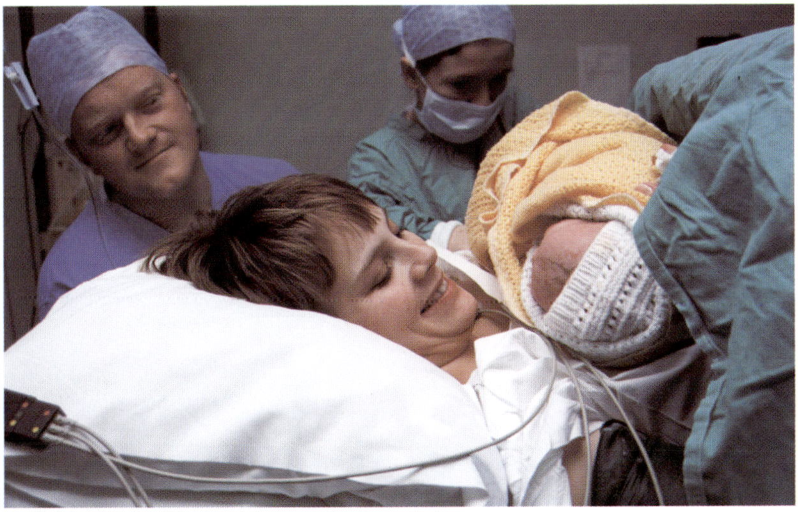

A idade aumenta as chances de cesariana*. No entanto, há muitas coisas a fazer para reduzir esse risco.*

lado. Em seguida, corta-se o útero, em geral de lado a lado.

O bebê sai depois que as incisões são feitas; a seguir o cordão umbilical é cortado.

É possível que a mãe tenha de esperar o final da operação para segurar o bebê, mas o pai da criança pode segurá-lo perto de você logo após o nascimento.

Essa etapa da cesariana, desde a primeira incisão até o nascimento do bebê, dura menos de dez minutos, especialmente se for a primeira.

Depois do nascimento, a placenta é retirada e o útero é suturado com uma ou duas linhas cirúrgicas. A limpeza do útero é desagradável e, ocasionalmente, pode causar enjôos e vômitos.

Em seguida, o obstetra sutura a fáscia, um tecido fibroso que sustenta os músculos abdominais. Finalmente, costura a pele com linha cirúrgica.

No total, a cesariana dura de 30 minutos a 1 hora. Após a retirada do bebê, o médico trabalha mais ou menos 30 minutos.

O útero é suturado em um ou dois planos, com fio cirúrgico absorvível – isso é ótimo, porque evita uma outra intervenção, que seria a retirada dos pontos.

CESARIANA DE EMERGÊNCIA

Em caso de cesariana de emergência, tudo acontece muito depressa. A diferença é que talvez não haja tempo para a parturiente tomar a anestesia peridural ou raquidiana. Se isso acontecer, ela será sedada e operada enquanto dorme.

Outra diferença pode ser o corte vertical na barriga, muito raro. Geralmente, a incisão no útero é a mesma, horizontal. Às vezes, a incisão vertical (clássica) é feita se o bebê é prematuro e/ou está em uma posição incomum. Essa incisão deve ser evitada, pois é grande o risco de que ela ceda em uma gestação futura.

Como evitar a cesariana

As mulheres mais velhas têm mais chance de passar por uma cesariana. Porém, você pode tomar algumas medidas para diminuir esse risco.

- Entre em forma antes de engravidar. Assim você será mais capaz de agüentar o trabalho de parto e fazer força de modo adequado.
- Evite induzir o parto se não houver uma razão clínica para isso.
- Engorde menos de 16 kg.
- Beba muito líquido durante o trabalho de parto ou peça ao médico para lhe dar soro. A boa hidratação encurta o trabalho de parto em muitas mulheres.
- Fique em casa até entrar em franco trabalho de parto – se o bebê estiver ativo, se a bolsa não tiver estourado e se você não estiver sangrando.

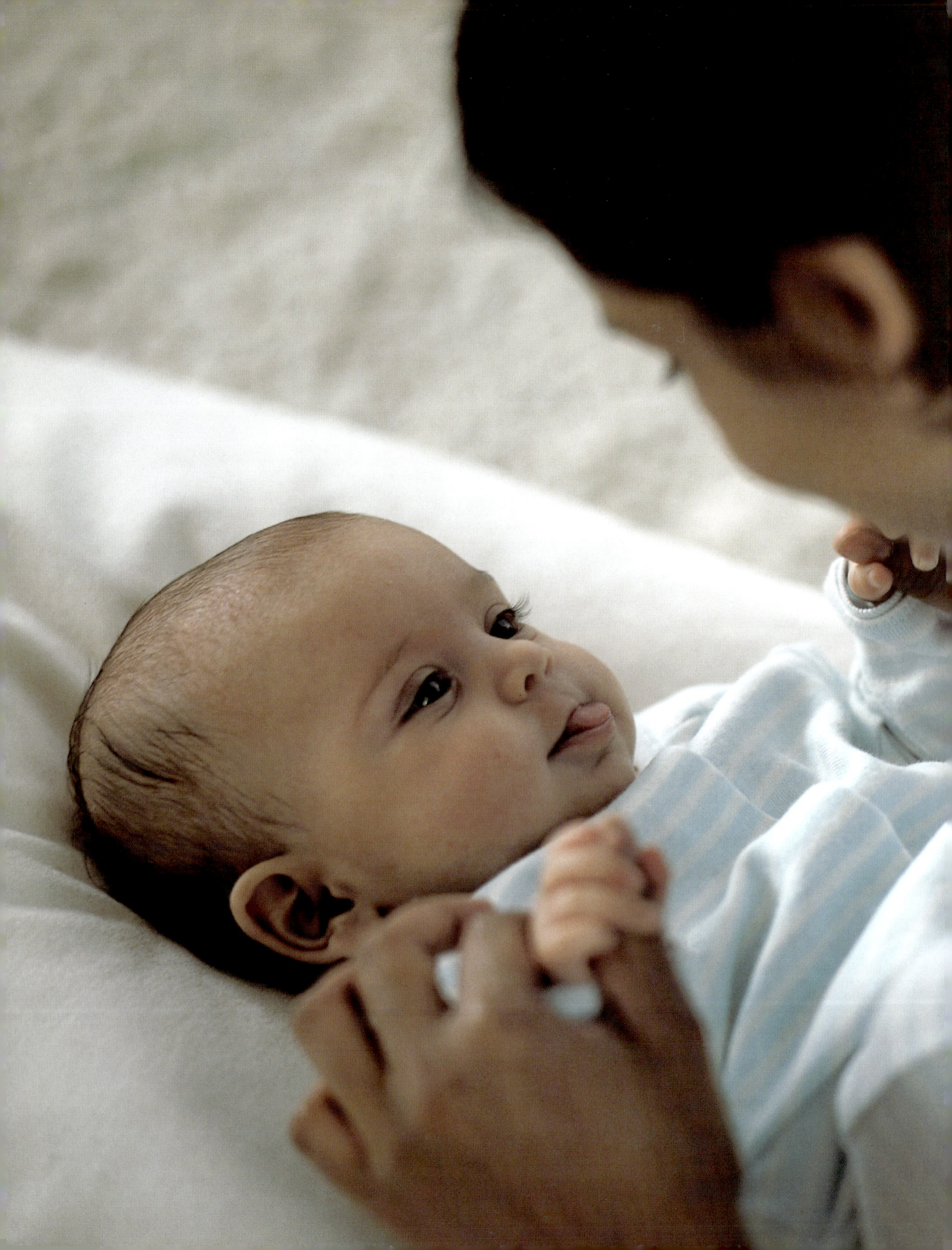

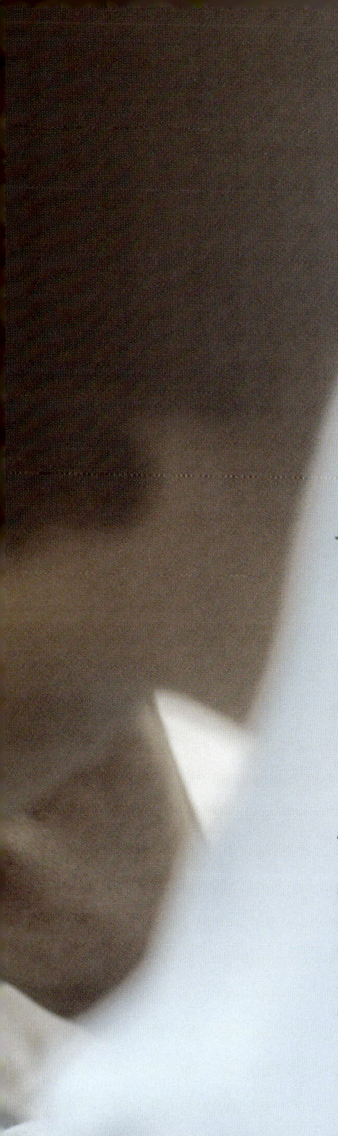

VIDA DE MÃE

AO **DAR À LUZ,** VOCÊ REALIZA UMA CONQUISTA **NOTÁVEL**. DEPOIS, TEM DE SE ADAPTAR À VIDA COM UM **BEBÊ**. SE VOCÊ É MÃE DE PRIMEIRA VIAGEM, SAIBA QUE NADA PODE **PREPARÁ-LA** PARA ESSA AVENTURA. O SEU TEMPO NÃO SERÁ MAIS SEU, E VOCÊ OSCILARÁ ENTRE A **EXALTAÇÃO** E A **EXAUSTÃO**. FREQÜENTEMENTE, SENTIRÁ UMA MISTURA DAS DUAS COISAS. VOCÊ TAMBÉM DESCOBRIRÁ QUE **O APOIO** DOS AMIGOS, DA FAMÍLIA E DE PROFISSIONAIS É VITAL PARA CONSEGUIR **ALIMENTAR BEM O BEBÊ** E **CUIDAR DELE.** POR FIM, TERÁ DE AGUARDAR A RECUPERAÇÃO **DO CORPO** E SE PREPARAR PARA **VOLTAR AO TRABALHO.**

recuperação pós-parto

Dar à luz é um trabalho árduo, e os dias que se seguem ao nascimento do bebê são marcados por um misto de alívio, alegria e cansaço. Descansar, alimentar-se bem e fazer exercícios é fundamental para a recuperação do estado emocional e físico. Cuidar-se durante o pós-parto é importante para manter a disposição e aproveitar todos os momentos da criação do seu filho.

Depois do nascimento do bebê, você e seu parceiro provavelmente desejarão que a vida volte ao normal o mais rápido possível. No entanto, é importante escutar o próprio corpo e não exigir muito dele durante esse período.

DESCANSE BASTANTE

É fácil subestimar a energia física e mental desprendida durante o parto. De fato, ele provoca inúmeras mudanças no corpo da mulher, todas acarretadas e controladas pelos hormônios. Descansar facilita o desenvolvimento de um equilíbrio novo e saudável.

Depois dos 35 anos, o corpo precisa de mais descanso O corpo de mulheres com mais de 35 anos precisa de mais tempo para se recuperar. Há algumas dicas para propiciar a seu corpo o descanso de que ele necessita. Primeiro, tire um tempo para relaxar, mesmo se achar que tem muito a fazer. Tente cochilar durante o dia, para compensar o que não dormiu à noite. Permita-se adormecer a qualquer momento, ou ao menos deite e relaxe. Segundo, aceite a ajuda de familiares e de amigos. Reconheça que realmente precisa descansar, mesmo que esteja se sentindo forte e com muito boa disposição. Muitas mulheres independentes acham difícil receber ajuda.

ALIMENTE-SE BEM

Uma alimentação saudável depois do parto é fundamental por vários motivos. A dieta deve auxiliar o corpo a se recuperar, a recarregar as baterias e a perder peso. Mulheres mais velhas geralmente enfrentam mais obstáculos durante o parto e, assim, precisam seguir os conselhos médicos à risca.

Continue tomando as vitaminas Continue a tomar os suplementos de vitamina que tomou durante a gravidez, pelo menos durante as primeiras semanas após o nascimento do bebê. A amamentação consome as reservas de ferro da mãe; por isso, acrescente alimentos ricos em ferro à sua dieta.

Mais ferro Mesmo o parto normal resulta na perda de 300 a 500 ml de sangue, o que pode causar uma queda no nível de energia. Para restabelecer a capacidade do sangue de transportar oxigênio e assim aumentar os níveis de energia, coma alimentos ricos em ferro. Carne vermelha, folhas verde-escuras, cereais e pães enriquecidos fornecem uma boa dose do mineral.

Vitamina C ajuda a cicatrizar o útero Mulheres com lacerações perineais, episiotomias ou que sofreram cesariana passaram por intervenções significativas. A vitamina C é útil na aceleração da cicatrização nas primeiras semanas pós-parto. Ela se encontra em frutas, legumes e verduras (veja pp. 72-73).

Perca peso naturalmente Refeições menores e mais freqüentes beneficiam a capacidade natural do corpo de eliminar alguns dos quilos extras da gravidez, que agora já não são úteis. Pesquisas indicam que mulheres que não perdem os quilos extras nos primeiros meses após o parto mantêm esse peso durante muitos anos. Essa é uma consideração

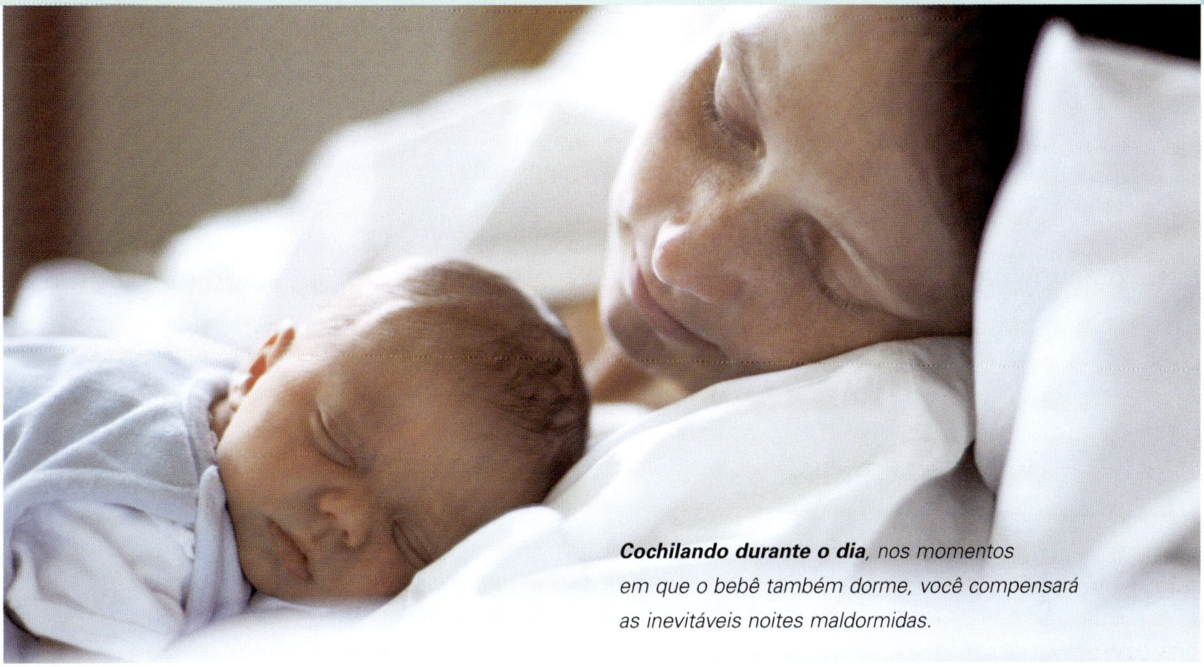

***Cochilando durante o dia**, nos momentos em que o bebê também dorme, você compensará as inevitáveis noites maldormidas.*

importante para as mães maduras, que podem ter um metabolismo mais lento.

Permita-se algumas guloseimas A enorme mudança de estilo de vida na fase pós-parto, além das flutuações hormonais, pode aumentar seu desejo por guloseimas. Em geral, esses alimentos propiciam conforto emocional, mas não possuem boa qualidade nutricional. Não é preciso excluir guloseimas de sua dieta: basta comê-las moderadamente, para evitar excessos quando tiver um desejo repentino. Ponha as guloseimas na contabilidade diária de calorias. Assim, você sacia a vontade, mas mantém o controle.

EXERCITE-SE

A prática de exercícios regulares pode ser um complemento da dieta em sua recuperação e na perda de peso. No entanto, no início, é preciso ter cuidado. Nas primeiras seis semanas, fazer caminhadas basta. E, antes de começar qualquer exercício, peça a autorização de seu médico. Escute sempre o seu corpo e não se exceda.

Ioga A ioga é um alongamento relaxante e revigorante, que ainda fortalece os músculos suavemente. Ela pode ser praticada em casa, assim você não precisará se afastar do bebê. Os movimentos suaves da ioga contribuem para a sua recuperação, pois mais oxigênio é levado aos pulmões.

Exercícios para o assoalho pélvico Os exercícios de Kegel fortificam a região pélvica e combatem problemas como a incontinência urinária leve. Esses exercícios promovem o enrijecimento dos músculos da pélvis. A maneira mais fácil de treiná-los é no momento de urinar. Tente parar o fluxo da urina, enrijecendo os músculos. Depois de aprender a controlar os músculos da pélvis, você poderá realizar os exercícios em qualquer lugar. Mas eles não funcionarão se não forem praticados com freqüência. Por isso, seja persistente.

Exercícios abdominais Antes que seja tarde, fortaleça os músculos abdominais. Quando fracos, eles causam dor na região lombar, uma das enfermidades mais comuns entre adultos saudáveis. Coloque os pés embaixo de uma cadeira quando fizer abdominais ou outros exercícios para a região, a fim de proteger o assoalho pélvico.

primeiros dias

Cuidar sozinha de um bebê pode parecer assustador e exaustivo, especialmente para mães de primeira viagem. É um desafio descobrir como amamentar, colocar a fralda, vestir a roupinha ou dar o primeiro banho, particularmente se você estiver cansada. Peça a ajuda para as tarefas domésticas e concentre-se em descansar e cuidar da criança.

PRIMEIROS DIAS EM CASA

A princípio, você e seu parceiro podem se sentir inseguros para cuidar de um bebê. O recém-nascido parece frágil e vocês têm medo de cometer algum erro. Além disso, o casal não consegue dormir bem, já que o bebê acorda a noite toda para mamar. Com todas essas mudanças na rotina, você ainda tem de administrar a mudança na vida doméstica gerada pelo bebê.

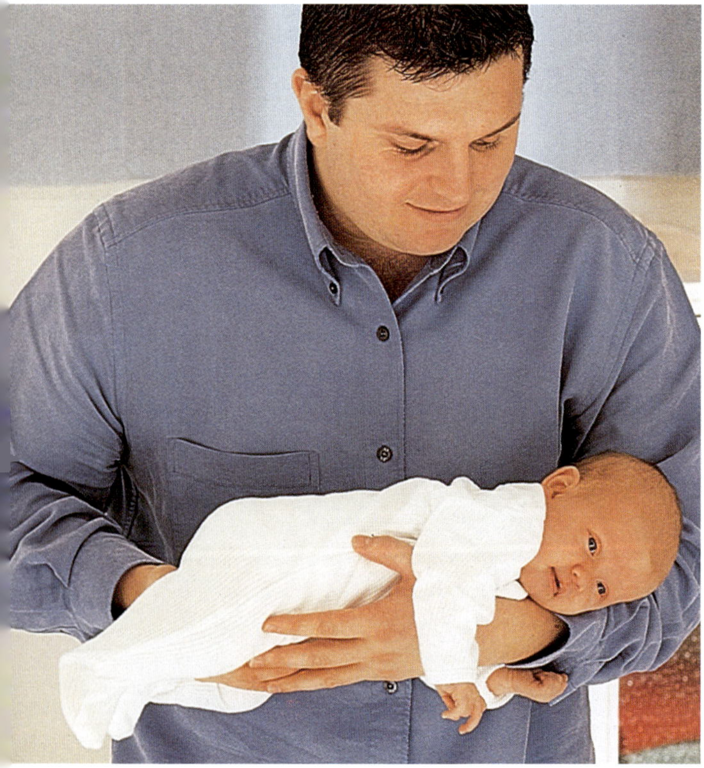

Expectativas realistas É importante ter em mente que, durante algumas semanas, sua vida ficará fora de controle. A vida com filhos é uma confusão. Os bebês são imprevisíveis e introduzem em sua rotina um eterno elemento-surpresa. No entanto, com a prática será mais fácil viver com esses imprevistos.

Lembre que os bebês não são tão frágeis quanto imaginamos. Seu filho acabou de passar por uma mudança drástica, saindo de um local apertado e escuro para um mundo espaçoso e iluminado. Com você por perto, ele conseguirá sobreviver a alguns erros dos pais. Se o bebê estiver com o sono em dia e descansado, ele lhe informará quando as coisas não estão indo do jeito que ele quer.

Aceite que não será possível prevenir todos os problemas. A maioria das mães fica preocupada com assaduras, cólicas etc. – e mães mais velhas sentem-se pior, principalmente se esperaram muito tempo para engravidar ou se tiveram gravidez e parto de risco. Não se preocupe, pois todos os pais passam por isso. Logo você pegará o jeito e dominará os cuidados com o seu filho. Não se sinta culpada se ainda não for uma especialista em bebês.

SÓ VOCÊ E O BEBÊ

Nos primeiros dias, antes de você se familiarizar com sinais sutis do bebê, boa parte de suas ações poderá ser

***Deixe seu parceiro** cuidar do bebê quando chegar do trabalho. Acomodar o bebê no antebraço e balançá-lo delicadamente ajuda a acalmar o choro intermitente.*

desencadeada pelo simples choro dele. A comunicação dos bebês é objetiva: se não estão confortáveis, eles choram. O choro pode significar fome, fralda molhada, ou apenas agitação. Não se preocupe, você logo será capaz de decifrar a razão do choro e solucionar o problema. Em breve seu bebê não ficará chorando a maior parte do tempo, a menos que esteja com cólica.

Lembre que o choro não é prejudicial. Se você perceber que está ficando esgotada e irritada, deixe o bebê no berço por cinco minutos, saia para arejar a cabeça e volte quando tiver se acalmado. É provável que depois disso você consiga seu intento.

COMO LIDAR COM AS VISITAS

As visitas podem ser uma fonte de apoio e amor para a mãe no pós-parto. Uma boa conversa acompanhada de um chazinho pode ser ótima para distraí-la das fraldas. Porém, é preciso estabelecer um limite para as visitas, a fim de assegurar um tempo para seu descanso, já que está se acostumando com a nova rotina como mãe e ainda se encontra em fase de recuperação do parto.

Nos primeiros dias, talvez queira receber apenas a família e os amigos mais próximos. Depois, estabeleça alguns horários de visita – durante as horas em que seu bebê dorme, talvez – para que possa aproveitar a companhia delas.

você **não vai demorar** a aprender a decifrar por que o bebê está chorando e a **resolver o problema** rapidamente

Segure o bebê quando ele estiver dormindo ou tranqüilo A fim de arranjar tempo para as atividades domésticas, feitas durante os intervalos entre as mamadas e as trocas de fralda, provavelmente você ficará tentada a sair do quarto do bebê assim que ele se aquietar. No entanto, é importante passar um tempo agradável com ele. Coloque-o para dormir no seu peito, ponha uma música suave para tocar e tire um tempinho para saborear a maternidade.

Como acalmar o choro Se o bebê não parar de chorar depois de alguns minutos, mesmo depois de ter sido trocado e alimentado, segure-o no colo. Se não parar de chorar, use um canguru (veja p. 146), para mantê-lo junto a seu corpo. Muitos se acalmam com esse contato. Se não funcionar, leve-o para passear no carrinho ou de carro. Música, barulho de eletrodomésticos, como máquina de lavar e aspirador de pó, muitas vezes têm efeito calmante.

Não se preocupe com o excesso de mimos. Bebês calmos e seguros lidam melhor com o afastamento das mães do que bebês solitários e ansiosos.

Vença a melancolia pós-parto

Nas primeiras semanas depois do nascimento do bebê, muitas mulheres ficam emotivas e chorosas. Tente algumas das estratégias abaixo para combater o problema. Se não ajudarem, converse com seu obstetra. Você pode estar na faixa de 10% a 15% de mulheres que sofrem de depressão pós-parto, uma doença grave para a qual se recomendam medicamentos.

- **Convide amigos para uma visita** Conversar com pessoas que a escutam e compreendem faz toda a diferença.
- **Reserve tempo para seu parceiro** Quando houver oportunidades (quando o bebê dormir, por exemplo), fique sozinha com seu parceiro.
- **Saia de casa sozinha** Peça para seu parceiro cuidar do bebê por uma ou duas horas para você sair, ver amigos e fazer qualquer coisa que lhe dê prazer.
- **Busque um grupo de apoio** Interagir com pessoas que passam pela mesma situação que você pode ajudar.
- **Cuide de si** Tome um banho relaxante e trate-se bem.

amamentação

A decisão de amamentar o bebê ou usar a mamadeira pode ser intensamente emocional. O leite materno é muito benéfico para o bebê, mas não se sinta culpada se essa não puder ser a sua opção. Essa decisão é pessoal e particular, e sua situação particular determina o que é preferível e até mesmo viável.

ALEITAMENTO MATERNO

Muitas mulheres tentam amamentar ao menos durante as primeiras semanas. Um dos benefícios para o bebê é que o leite materno contém antibióticos que o protegem de doenças. Além disso, amamentar é muito conveniente. Porém, se você não deseja ou não consegue amamentar, não se sinta culpada de usar a mamadeira. Se a opção for amamentar, esteja preparada para as dificuldades. Muitas mulheres pensam que a amamentação é um processo natural que a mãe e o bebê dominam instintivamente. Nada mais longe da verdade. Amamentar é uma experiência nova para a mãe e o bebê. Você tem de aprender as técnicas certas, preferivelmente com a ajuda de outras mães ou em um centro especializado em aleitamento materno. Existem grupos de apoio à amamentação que oferecem conselhos e dicas para o desafio das primeiras mamadas.

O que esperar logo após o parto Nas últimas semanas de gravidez, os seios naturalmente se enchem de colostro, um líquido fino, rico em anticorpos e proteínas, perfeito para o bebê que acaba de nascer. Do segundo ao quinto dia após o nascimento do bebê, os seios ficam muito cheios e rijos, o que pode causar dor. Isso indica a descida do leite.

A pegada certa Para que a amamentação seja bem-sucedida, é essencial que você aprenda a posicionar a boca do bebê em volta do mamilo. Se o bebê sugar corretamente, não perderá o interesse na mamada e você não sentirá dor. Quando o bebê começar a procurar o seio, abaixe gentilmente o queixo dele com o dedo, de modo que ele abra a boca o suficiente para pegar a aréola. Para que a mamada seja eficiente, a maior parte da aréola (a parte escura em volta do mamilo) deve ficar dentro da boca do bebê.

Freqüência das mamadas e quantidade de leite Amamente sempre que o bebê solicitar. Isso estimulará as mamas a produzir leite suficiente. Pode

A mamadeira

Há mulheres que não podem amamentar. Se você pretende usar a mamadeira, leve em consideração as questões abaixo:

- Cada fórmula infantil tem um gosto próprio. O bebê pode preferir uma ou outra.
- Para começar, compre poucas mamadeiras e diferentes tipos de bico. Veja quais são melhores para você e o bebê e depois um estoque.
- Ferva as mamadeiras e os bicos. Lave as mãos antes de manuseá-los.
- Prepare a fórmula infantil conforme as recomendações da embalagem.
- Permita sobras: os bebês sabem quando estão satisfeitos.
- Ofereça mais leite se o bebê não ganhar peso suficiente, se urinar pouco e chorar entre as mamadas.
- Ofereça menos leite se ele vomitar.
- Não use fórmulas à base de soja ou hipoalergênicas, a menos que o obstetra ou o pediatra recomende.

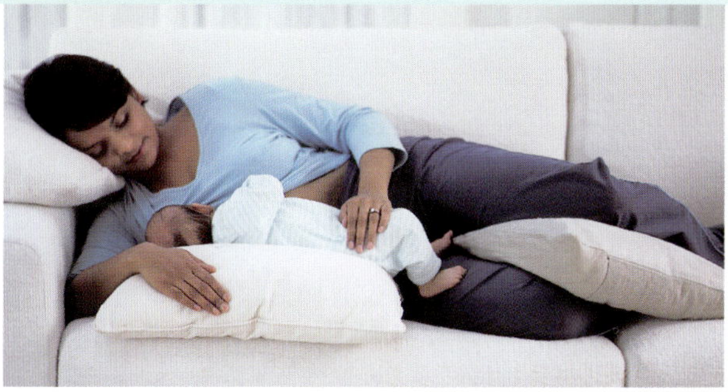

***Depois de uma cesariana**, é importante achar uma posição para amamentar o bebê sem pressionar a barriga. Nos primeiros dias, deitar de lado é uma boa opção.*

ser que você tenha de amamentar a cada duas ou três horas durante as primeiras semanas. Mamadas freqüentes e curtas garantirão o suprimento de leite. A cada mamada, você deve ter como meta dez minutos em cada seio, mas nem sempre o bebê vai cooperar. Tente mantê-lo acordado, tirando-lhe a roupinha e massageando-lhe as costas.

Como cuidar dos mamilos Mamadas regulares e mamilos pouco acostumados à amamentação podem causar fissuras e dor. Para prevenir o problema, verifique se o bebê está pegando o seio apropriadamente. A fim de evitar a irritação da pele é necessário também fazer o bebê soltar o seio corretamente. Para isso, insira cuidadosamente o dedo na lateral da boca do bebê e interrompa a sucção. É importante, também, secar os mamilos depois das mamadas e manter o sutiã da amamentação seco. Arejar os seios, abrindo o sutiã, é outra alternativa.

Se depois de todas as precauções você perceber os mamilos doloridos e rachados, utilize um creme específico para aliviar o desconforto.

COMO COMEÇAR DEPOIS DA CESARIANA

Quando o bebê nasce de parto cesariano, o início da amamentação exige um pouco mais de determinação da gestante e mais apoio das pessoas à sua volta. Peça à enfermeira para ajudá-la a encontrar a posição mais confortável para a mamada. Em geral é possível deitar-se de lado, ou, depois de um tempo, sentar-se na cama com as costas apoiadas. Como a dor interfere no reflexo de produção do leite, tome um analgésico para se sentir confortável. A maioria dos medicamentos analgésicos receitados após o parto normal ou cesariano é segura tanto para as mães que amamentam quanto para os bebês.

***Com perseverança**, toda mulher é capaz de aprender a amamentar o filho.*

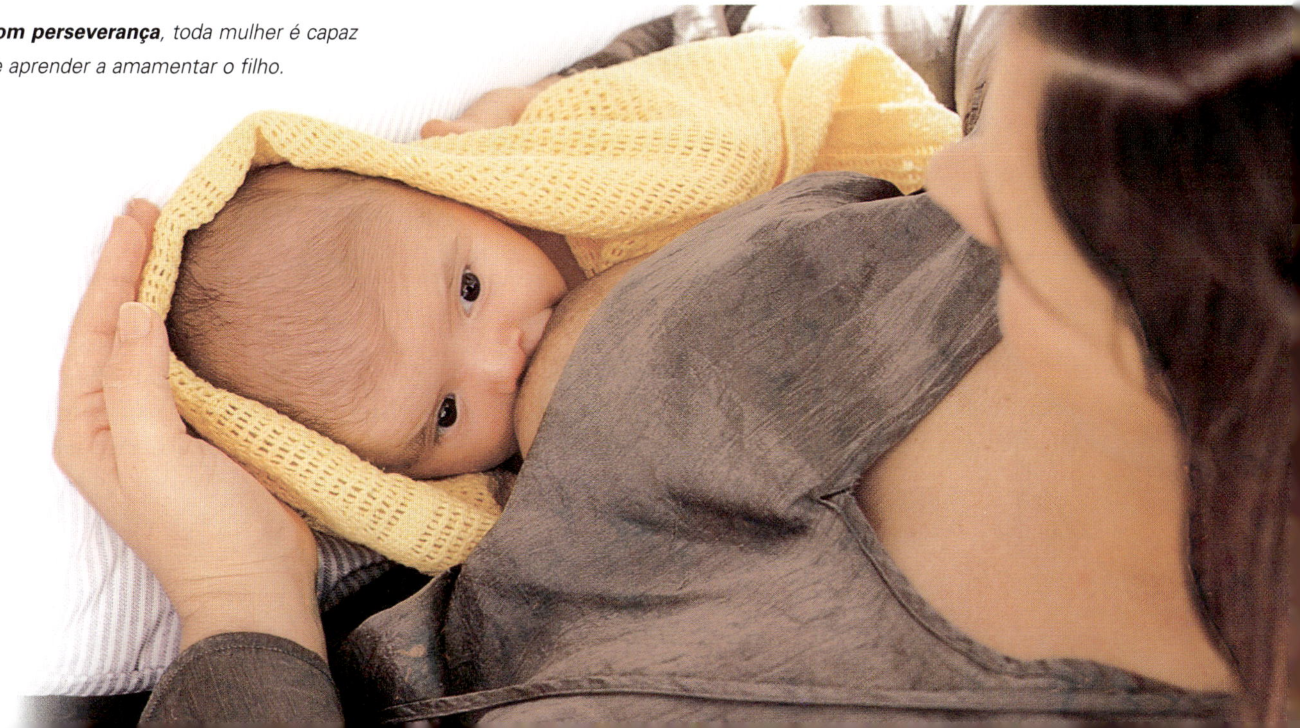

uma nova família

A chegada do recém-nascido afeta a dinâmica familiar – o relacionamento com o parceiro e, se for o caso, com os filhos mais velhos. Adaptar-se ao novo membro da família pode ser difícil para todos. Efetuando a transição de modo suave e estabelecendo padrões saudáveis desde o início, você aumenta a chance de desenvolver uma ligação familiar positiva e saudável.

DINÂMICA FAMILIAR ALTERADA

Com a chegada do bebê, sua vida passa a ser repleta de malabarismos, pois você tem de adaptar-se à rotina do recém-nascido e coordená-la com a rotina preexistente na família. Ao mesmo tempo, você se recupera do parto (veja pp. 138-139). Suas reservas físicas estão baixas, então é hora de dividir os cuidados com o bebê entre os membros da família. Adaptar-se às novas tarefas será um desafio para todos, mas a mudança criará uma ótima dinâmica familiar, em que todos se envolverão com o bebê. Isso é muito bom para o recém-nascido e para a mãe, que terá mais tempo de descansar.

Apoio emocional

As mulheres batalham muito para ajudar o marido e os filhos a se adaptar à nova vida com um bebê em casa. E, às vezes, esquecem que a situação também é difícil para elas. Mostre a seu companheiro as maneiras como ele pode apoiá-la durante essa fase delicada. Por exemplo:

- Preparar o jantar
- Faltar no futebol para assistir a um filme com você
- Manter visitas inconvenientes a distância, atender telefonemas indesejados e desencorajar palpites
- Surpreendê-la com flores
- Dizer que você é uma mulher maravilhosa e a melhor mãe do mundo
- Pôr os filhos mais velhos para dormir
- Ficar abraçadinho com você... e mais nada

ENVOLVA SEU PARCEIRO

Suprir todas as demandas do recém-nascido e fazer as tarefas domésticas é exaustivo. À noite, você precisará de um descanso disso tudo para recuperar as energias. Peça a seu parceiro que saia do trabalho no horário e não trabalhe nos fins de semana para que possa poupá-la. Use esse tempo para tomar banho, ler um livro ou fazer alguma coisa relaxante. Dê a seu parceiro uma lista de coisas que ele possa fazer para ajudá-la a ter momentos de descanso. A maioria dos homens aceita essa política, principalmente quando sabem que seus esforços serão reconhecidos.

Confortem o bebê juntos Curiosamente, é quando os pais chegam do trabalho que os bebês começam a chorar. Depois de certificar-se de que ele não está com fome, uma boa idéia para acalmar o choro é levar o bebê para passear de carro por uns 15 minutos, junto com seu parceiro. Enquanto o bebê é embalado pelo movimento do carro, o casal tem a chance de conversar sem intromissões.

Ajude-o a se adaptar ao bebê Pais de primeira viagem se sentem mais intimidados com o recém-nascido do que as mães. Mas isso não é desculpa para eles se esquivarem e não aprenderem a cuidar do filho. É gratificante, principalmente para a mãe novata, ser sempre a primeira a acalmar o bebê e provar, a cada dia, que é a melhor, mas tente resistir a esse impulso. Se não, seu parceiro jamais aprenderá a acalmar o bebê e você passará a ser, efetivamente, uma "mãe solteira". Coloque fones de ouvido, afaste-se do quarto do bebê, faça o que for preciso, mas resista à tentação de tomar as rédeas da situação.

Além disso, o pai precisa ter responsabilidades com o filho. A desculpa comum do pai relutante é dizer que está cansado depois do longo dia de trabalho. Diga a ele que não é o único. Pense em atribuir a ele responsabilidades como trocar as fraldas à noite, lavar a louça do jantar e/ou as roupinhas do bebê. Se tiver mais filhos, peça ao seu parceiro que fique com o bebê para passar um tempo com eles.

NOVO PAPEL PARA OS IRMÃOS MAIS VELHOS

Com a chegada do novo bebê, os irmãos podem sentir-se pressionados a virar "irmãos mais velhos", responsáveis por cuidar do pequenino. Aos poucos eles encaram esse papel, mas não os apresse a gostar do novo irmão. Espere que eles estejam prontos para isso. As crianças podem achar que você gosta mais do bebê, e, inevitavelmente, sentirão um pouco de ciúme e ficarão hostis. Aceite esses sentimentos, mas não se esqueça de reafirmar que ainda os ama como antes. Ao se sentirem seguros, eles irão perceber que o bebê agora é parte da família.

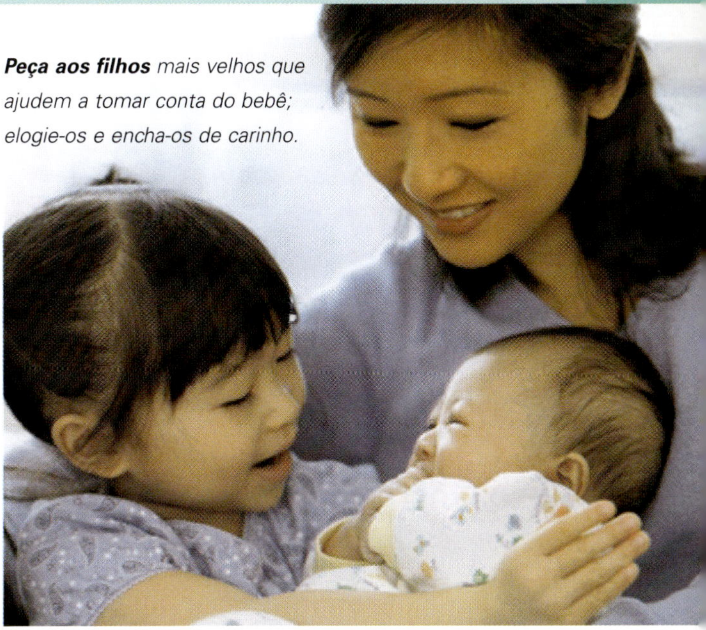

***Peça aos filhos** mais velhos que ajudem a tomar conta do bebê; elogie-os e encha-os de carinho.*

ver os **filhos mais velhos** com o **recém-nascido** é **enternecedor**. Mas não espere que esse **relacionamento** seja **fácil** desde o início

Tenha paciência com a regressão Se um filho mais velho voltar a chupar o dedo ou precisar de fraldas, é melhor aceitar e não ficar nervosa. Esse tipo de regressão é temporário e passa logo que a criança assume a função de irmão mais velho. Um brinquedo novo ou um passeio especial podem fazer uma grande diferença durante os primeiros dias de vida do novo membro da família. Passe um tempo com seu filho mais velho enquanto o pai trata de cuidar do bebê.

Dê aos mais velhos uma chance de brilhar
Peça ajuda às visitas. Conte, por exemplo, uma história em que eles obtiveram grande sucesso ou um acontecimento divertido com eles para desviar a atenção do bebê. Peça à família e aos amigos que tragam algo especial para os irmãos mais velhos.

Fique com os adolescentes Os adolescentes não se entusiasmam com a idéia de os pais terem um bebê. Eles se preocupam com o fato de ter de pajear o irmão e têm medo de não se adaptar à nova dinâmica familiar. Normalmente, afastam-se e ficam mais tempo dentro do quarto ou na casa de amigos. Em famílias que já passaram por divórcios e separações, talvez não estejam preparados para outra mudança significativa e precisem de uma atenção especial nesse momento freqüentemente difícil. Tente satisfazer as vontades do seu filho e passe um tempo só com ele.

um novo mundo

Pode ser difícil para uma mulher independente se adaptar à rotina de cuidados permanentes com o bebê e à perda de liberdade. Com as solicitações constantes, você pode perder o passo e sentir vontade de se isolar. Um pequeno planejamento estratégico, persistência e engenhosidade abrirão um novo mundo, divertido e estimulante para você e também para o bebê.

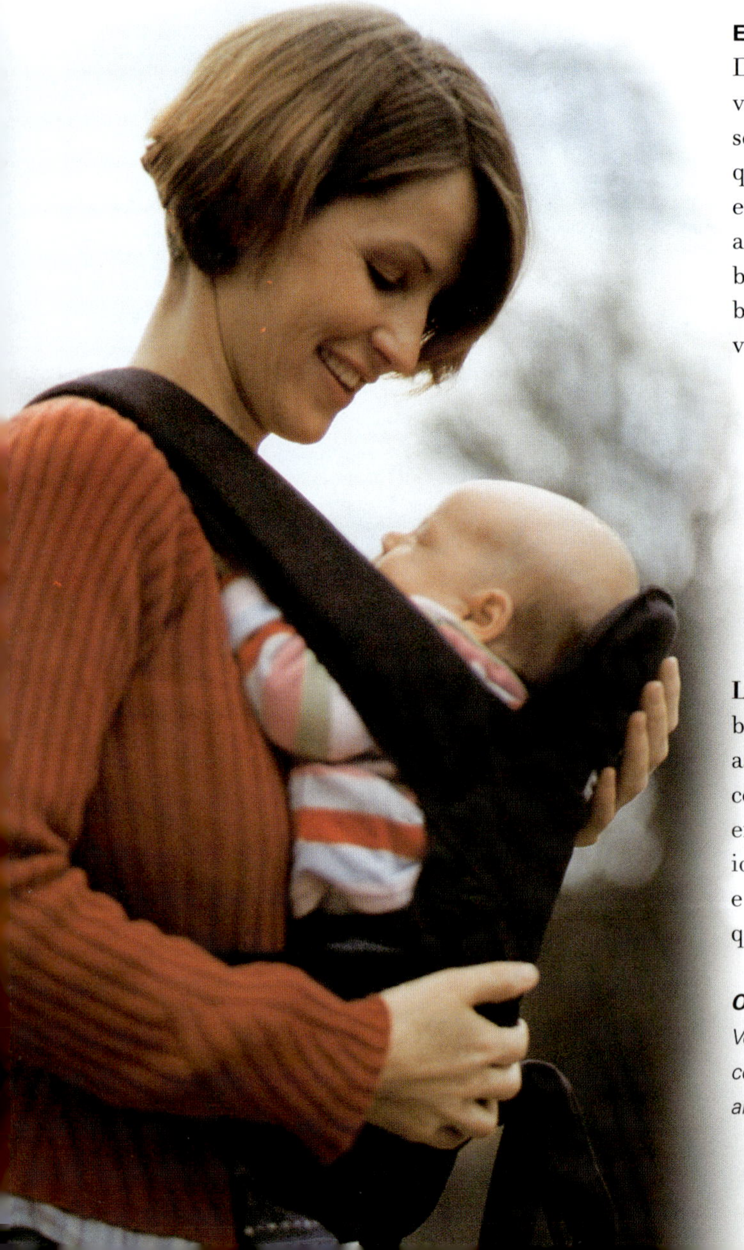

EXPLORE SEU NOVO MUNDO

Depois do isolamento subseqüente ao parto, você com certeza desejará ampliar, e muito, seu leque de atividades com o bebê, e é provável que anseie por estímulo mental, físico e social, em um ambiente que seja também apropriado a seu filho. É preciso ter criatividade e pesquisar bastante para descobrir lugares que ofereçam boas opções de distração para o bebê quando vocês não estiverem em casa.

tente **descobrir** novas **atividades** para **fazer** com **o bebê**

Locais adequados a um bebê A maioria dos bairros das grandes cidades dispõe de atividades para as mães e seus bebês. Muitas academias, por exemplo, contam com berçários bem equipados. Assim, enquanto a mãe faz uma aula de alongamento ou de ioga, o bebê permanece bem cuidado. Procure praças e parques nas proximidades de sua residência, mesmo que o seu filho ainda não possa brincar. Passeios no

O canguru *é uma ferramenta preciosa para transportar o bebê. Você fica com as mãos livres para executar outras tarefas e consegue ir a lugares em que o carrinho não entra. E ele ainda tem o benefício de manter o bebê juntinho de você.*

parque são bons para a saúde do recém-nascido. Além disso, esse é um bom lugar para encontrar outras mães e fazer amizades. O importante é que essas áreas de lazer disponham de um local minimamente adequado para as trocas de fralda.

Infra-estrutura para bebês Quando decidir sair de casa, tenha em mente de que vai precisar de locais limpos e confortáveis.

Geralmente, os *shopping centers* dispõem de fraldários bem equipados, onde é possível até dar banho no bebê, caso seja necessário. Há também lojas e restaurantes que se preocupam em oferecer instalações adequadas para mães com bebês.

Se você não gostar de amamentar em público, os fraldários podem ser um bom lugar para alimentar seu filho. Em geral, os restaurantes também não se incomodam de aquecer uma mamadeira.

Primeiro, as necessidades do bebê Os passeios mais agradáveis resultam de um planejamento que atenda às necessidades da mãe e do bebê. Determinados aspectos da rotina do bebê não devem ser interrompidos. Se ele precisa cochilar por duas horas, por exemplo, tente adaptar-se a essa necessidade. Fique em casa nessa hora, coloque-o no carrinho e saia para dar um passeio ou vá ao cinema. Você pode se envolver em diversas atividades, contanto que não interrompa o sono dele. Com o tempo, você vai saber com certeza o que funciona melhor.

REDE DE APOIO

Conhecer outras mães é uma experiência excelente, pois vocês podem trocar informações e experiências. Fazendo parte desse grupo de mulheres, você aprenderá desde técnicas para acalmar o bebê até o sistema de funcionamento dos berçários, passando por informações sobre bons locais de recreação para recém-nascidos e outras coisas úteis. Algumas mulheres chegam a criar grupos para cuidarem dos filhos umas das outras em caso de necessidade. Para conhecer outras mães, freqüente parques e praças, participe de grupos de ginástica para bebê ou aulas de educação dos filhos.

Amamentar em público

Em geral, os brasileiros não têm nada contra as mães que amamentam em público e não fazem nenhum escândalo por causa disso.

No entanto, se você precisar amamentar em público, providencie para que a mamada seja discreta. Para facilitar o empreendimento, use sutiãs especiais de amamentação, que têm uma abertura, e procure sair de casa sempre com roupas de abotoamento frontal, como uma camisa.

Para que a amamentação seja ainda mais discreta, você pode cobrir a cabeça do nenê e o seio com uma fralda de pano. Quando amamentar em público, procure demonstrar que não está envergonhada, mas orgulhosa e relaxada.

Se, apesar de tudo, você se sente pouco à vontade para amamentar seu filho em público, procure o refúgio de um *shopping center* ou de alguma loja que disponha de fraldário.

MOBILIDADE

Ao proporcionar um meio de transporte eficiente para o seu bebê, você conseguirá também manter-se em movimento com mais facilidade. Escolha um carrinho adequado a seu estilo de vida. Para quem gosta de caminhadas ou *jogging*, existem modelos esportivos. Certifique-se de que o carrinho sirva tanto para as atividades do dia-a-dia quanto para acontecimentos especiais. Um moisés é bastante útil nas visitas a casas de amigos ou de familiares, pois permite que o recém-nascido durma com mais conforto. Além disso, uma bolsa lavável, que acomode todas os itens do bebê e que caiba no carrinho, é indispensável. Para transportar o bebê no carro é preciso uma cadeirinha especial, que deve ser presa no banco de trás. Um bom equipamento pode fazer muita diferença.

de volta ao trabalho

A volta ao trabalho após o nascimento de um filho pode ser ao mesmo tempo libertadora e sofrida. Por um lado, você deseja o contato diário com os colegas e o ritmo acelerado do trabalho. Por outro, imagina que será difícil não passar o dia todo com o bebê. Apesar dos sentimentos conflitantes serem mais fortes nos primeiros dias do regresso ao trabalho, ele permanecerá por muitos anos.

Agora você realmente tem dois trabalhos: a criação de um filho e a carreira. E é absolutamente normal que sinta estar negligenciando um deles nessa jornada dupla. Nenhum pensamento positivo eliminará totalmente o dilema da mãe que tenta dar conta das duas coisas. Faça o melhor que puder, e lembre que as crianças precisam de muito amor e não de perfeição. As mães que ficam em casa o dia todo, apenas cuidando dos filhos, também não são perfeitas.

QUEM VAI CUIDAR DO BEBÊ

Se você pretende voltar ao trabalho ao término da licença-maternidade, comece a pensar desde já onde deixará o bebê, pois algumas soluções demandam tempo de pesquisa. Você pode optar entre contratar um berçário, uma babá ou deixar a criança com os avós maternos ou paternos. Seja qual for o arranjo escolhido, antes de voltar de fato ao trabalho ponha-o para funcionar. Assim você terá tempo de corrigir os problemas que surgirem.

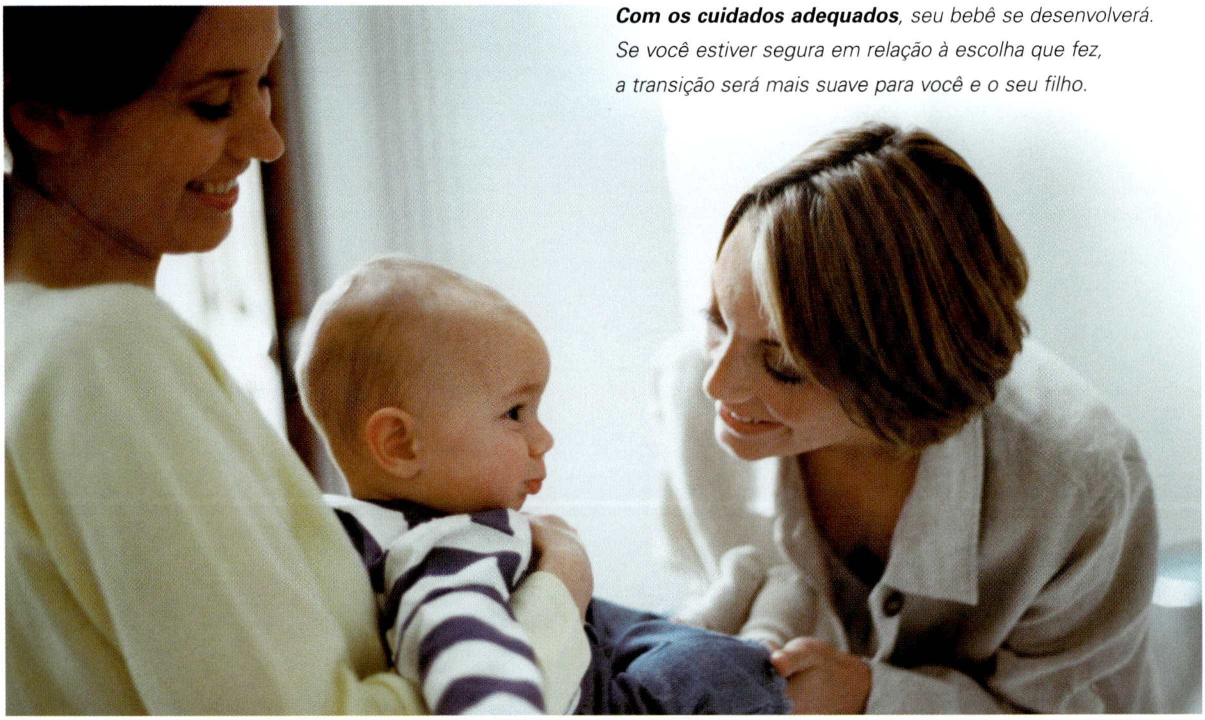

***Com os cuidados adequados**, seu bebê se desenvolverá. Se você estiver segura em relação à escolha que fez, a transição será mais suave para você e o seu filho.*

Como encontrar um berçário Peça recomendações a outras mães ou dê uma volta pelo bairro escolhido para ver quais são suas opções. O ideal é que o berçário fique perto do seu trabalho. Ao visitar um berçário, fique por lá o bastante para sentir o ambiente. Verifique se o local é arejado e se as crianças são tratadas com carinho, entre outras coisas (veja quadro abaixo).

Como contratar uma babá Ao contratar uma babá você oferece ao bebê atenção e cuidados individualizados, em um ambiente familiar. Essa opção também é cômoda, pois você não terá de levar e buscar o bebê no berçário. Além disso, bebês que ficam em casa estão menos sujeitos a gripes e resfriados. Porém, o custo pode ser mais alto que o do berçário. Caso opte pela babá, não se esqueça de verificar todas as referências que ela apresentar.

O apoio do pai e dos avós Às vezes o pai da criança tem um trabalho flexível que lhe permite cuidar do bebê durante um período. Se for esse o caso, aproveite. Outra opção é deixar a criança com os avós maternos ou paternos. Os avós são pessoas de confiança em geral desmesuradamente carinhosas, o que é muito bom para o bebê. O único cuidado a tomar é verificar se vocês têm a mesma opinião quanto à educação de uma criança.

A escolha do berçário

Ao procurar um berçário para o seu filho, há algumas considerações importantes a fazer.

- Ele tem credenciais sólidas? A recomendação de outras mães é especialmente importante.
- Ele é limpo e bem-equipado?
- As berçaristas são interessadas e calmas?
- A quantidade de berçaristas é razoável?
- Ele compartilha a sua filosofia de vida?
- É financeiramente viável?
- A localização é conveniente (perto do trabalho)?
- Os horários de chegada e de saída são flexíveis?

Tenha um plano de emergência Se você optar por um berçário, precisa ter um plano para quando o bebê ficar doente. A maioria dos berçários pede que as crianças permaneçam em casa se apresentarem febre, vômito ou diarréia. Portanto, quando seu filho adoecer, você terá de ficar em casa ou arranjar uma pessoa competente e de confiança para cuidar dele.

COMO FAZER A TRANSIÇÃO No início da gravidez, quando as mulheres planejam voltar ao trabalho após a licença-maternidade, é difícil avaliar como vão se sentir ao retomar a rotina do escritório e deixar o bebê em casa ou em um berçário. Uma gravidez de risco ou um parto com complicações podem causar mudanças no estado emocional e físico da mãe e obrigá-la a rever seus planos. Se esse for o seu caso, algumas empresas oferecem opções às funcionárias.

Horário flexível Muitas empresas permitem que os funcionários comecem o trabalho mais cedo ou mais tarde. Essa flexibilidade dá à mãe a possibilidade de levar o bebê para o berçário mais tarde ou mais cedo, conforme o caso. Você também pode tentar um acordo pelo qual trabalhe apenas quatro dias da semana.

Trabalhar em casa Há empresas que permitem que os funcionários trabalhem em casa parte do expediente diário ou em alguns dias da semana. Negocie essa possibilidade com o seu empregador.

Expediente e pacote de benefícios Quando for negociar uma proposta de trabalho diferenciada com a empresa em que trabalha, certifique-se de que não perderá o plano de saúde e os outros benefícios de que dispõe atualmente. Os planos de saúde custam caro e exigem o cumprimento de períodos de carência.

Mãe em tempo integral

Algumas mães de primeira viagem sentem que o nascimento do filho muda tanto suas prioridades que não querem voltar a trabalhar. Mães com mais de 35 anos devem refletir sobre deixar a carreira que construíram e avaliar cuidadosamente as conseqüências dessa decisão. Pense nas seguintes questões:

Aspectos financeiros

- É viável viver com apenas uma renda?
- Quem se responsabilizaria pelas decisões financeiras?
- Você teria acesso ao dinheiro do seu parceiro?
- A renda dele é segura?
- Você poderia voltar a trabalhar em caso de necessidade?
- Como ficaria a sua aposentadoria?

Aspectos pessoais

- Você se sente segura em se tornar dependente do seu parceiro?
- Como essa mudança afetaria o equilíbrio de poder no relacionamento de vocês?
- Seu parceiro admira mulheres que assumem os cuidados do lar e dos filhos?

Aspectos sociais

- Você sentiria falta de interagir com os colegas de trabalho?
- Os amigos e a família apoiariam essa decisão?
- Alguém mais ficaria em casa junto com você?

Aspectos profissionais

- Você sentirá falta do trabalho?
- A carreira é importante para você?
- Seria possível voltar depois de muitos anos afastada?
- É possível criar uma carreira em casa?
- Existem oportunidades de estudo para você enquanto as crianças são pequenas?
- Existe razão para manter-se em contato com seu empregador?
- É possível continuar no emprego, mas trabalhando em casa?

TRABALHO E AMAMENTAÇÃO

É importante ter em mente que, quando retornar ao trabalho, você terá de escolher entre continuar amamentando ou não. Se a resposta for sim, planeje como dará o seu leite ao bebê na hora do expediente. Algumas empresas oferecem apoio às mães que amamentam: mantêm creches, dividem o custo do aparelho de sucção de leite ou possuem uma sala de amamentação para dar privacidade às mães. Outras não terão a mínima preocupação e consideração com sua vontade de amamentar.

A amamentação se torna mais fácil com a prática. Quando você tiver alguma prática, conseguirá amamentar mesmo em circunstâncias desfavoráveis. Embora não seja o ideal, você pode complementar a amamentação com uma fórmula infantil.

Para tirar o leite no trabalho Para manter as reservas de leite e prevenir que as mamas fiquem inchadas, você terá de ordenhá-las quando ficar longe do bebê por muito tempo. As bombas de sucção são um pouco mais caras, mas eficientes, pois fazem o leite sair mais rápido; existem empresas especializadas no aluguel delas. Procure uma bomba elétrica e automática, que faça pouco barulho e seja fácil de transportar. Melhor ainda se ela for capaz de retirar leite das duas mamas ao mesmo tempo. Em geral, basta retirar leite três vezes por dia para alimentar o bebê no berçário no dia seguinte. Essa ordenha constante pode ser difícil, principalmente se você não dispuser de um local confortável e reservado no trabalho. Mas, se o aleitamento materno for fundamental para você, não desista e procure uma solução.

Como lidar com vazamentos Infelizmente, o reflexo de produção do leite não ocorre apenas quando você vai amamentar. Ele pode acontecer quando a mãe pensa no filho ou quando escuta uma criança chorando. Para reduzir a visibilidade dos vazamentos e/ou manter as roupas limpas, use absorventes de seio ou faça a ordenha com mais freqüência.

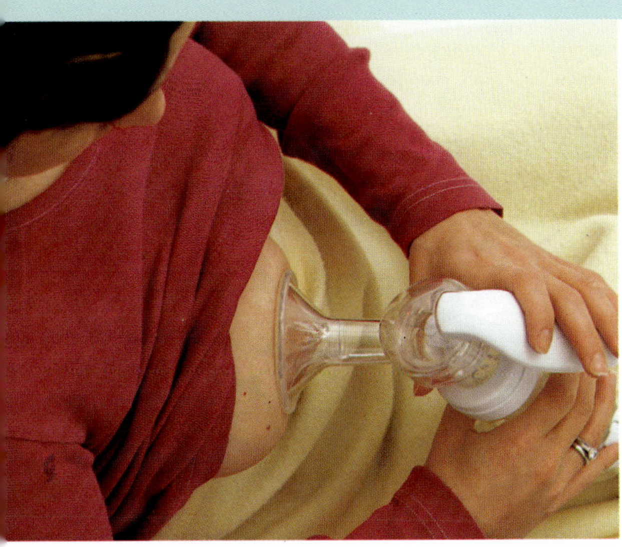

***Para manter a produção de leite** e continuar amamentando depois de voltar ao trabalho, faça a ordenha das mamas durante o expediente.*

DICAS PARA O SUCESSO

Várias medidas podem ser tomadas para que você consiga retornar ao trabalho e continuar amamentando.

Conquiste o apoio de seu empregador Se você explicar ao chefe os benefícios da amamentação para a saúde do bebê, é possível que ele apóie a sua vontade de amamentar. Conte, por exemplo, que a amamentação previne ao menos uma ou duas infecções de ouvido e/ou episódios de diarréia por ano. Conseqüentemente, você faltará menos do que as mães que amamentaram com mamadeira. Um investimento pequeno da empresa no apoio ao aleitamento materno pode causar um efeito positivo e duradouro de produtividade.

Amamente o bebê sempre que puder A produção suficiente de leite é garantida por mamadas freqüentes e pela sucção do bebê. Assim, se o berçário do seu filho for perto do trabalho, tente visitá-lo na hora do almoço e veja se ele quer mamar. Mas lembre que essa medida pode deixá-lo ansioso. Se isso acontecer, a ordenha surtirá os mesmos efeitos. Você também pode aumentar o número de mamadas antes e depois do trabalho. A maioria dos bebês se adapta automaticamente aos horários do berçário: dormem mais quando estão lá e mamam mais quando a mãe está disponível. Aproveite também as horas depois do trabalho e os finais de semana para aumentar a produção do leite para a semana seguinte.

Como disparar o reflexo de produção do leite
Pode ser difícil concentrar-se na ordenha do leite logo após uma reunião de negócios ou no meio de uma tarefa estressante. Converse com o departamento pessoal da empresa em que trabalha e veja se eles arrumam um local reservado para você retirar o leite. O ideal é uma sala com tomada e chave na porta. Para estimular o reflexo de produção, ligue para o berçário ou olhe uma foto do seu bebê.

Tire o leite de forma segura Lave as mãos antes de fazer a ordenha e certifique-se de que o recipiente onde o leite será armazenado está limpo, para evitar vírus e bactérias. O leite materno é facilmente armazenado. Ele se mantém fresco de seis a dez horas em temperatura ambiente. Porém, se houver uma geladeira em seu trabalho, guarde-o lá.

O leite pode ser mantido na geladeira por um período de três a cinco dias e por até duas semanas no congelador. Não se esqueça de colocar uma etiqueta em cada recipiente com a data da ordenha, para evitar confusão.

Suplemente com fórmula infantil Se a ordenha de leite durante o expediente de trabalho não funcionar com você, não se desespere. Você não precisa abandonar o aleitamento só por causa disso. Enquanto o bebê estiver no berçário, ele pode tomar uma fórmula infantil, e, quando vocês estiverem juntos, ele mama no peito. (De modo geral, as fórmulas em pó são mais convenientes que as fórmulas líquidas, que vêm em caixas Tetra Pak.) Mesmo que o leite materno seja apenas uma parte da dieta do bebê, ele continua a oferecer vários benefícios para a saúde da mãe e a do bebê, além de trazer muitas vantagens emocionais.

endereços úteis

Amigas do Parto
www.amigasdoparto.com.br
O programa, criado e escrito por três mães, tem como meta tirar o parto da órbita médico-hospitalar e devolvê-lo ao domínio das mulheres. Traz artigos, depoimentos, listas de discussão e endereços.

Amigas do Peito
Rua do Catete, 214/612
22220-001 – Rio de Janeiro, RJ
Telefone: (21) 2285-7779
www.amigasdopeito.org.br
ONG formada por voluntários que trabalham para a proteção, a promoção e o apoio à amamentação.

Ando – Associação Nacional de Doulas
www.doulas.org.br
Cursos de capacitação de acompanhantes de parto.

CAISM – Centro de Atenção Integral à Saúde da Mulher
Universidade Estadual de Campinas – UNICAMP
Av. Alexander Fleming, 101
13083-881 – Campinas, SP
Telefone: (19) 3788-9396
www.caism.unicamp.br
Presta serviços de ginecologia, obstetrícia, neonatologia e oncologia nas fases de atendimento ambulatorial, emergencial e de internação.

CEMUC – Centro de Apoio às Mulheres e ao Casal Grávido
Rua Cândido Xavier, 575, sala 1
80240-280 – Curitiba, PR
www.amp.org.br/cemuc.htm
A instituição oferece cursos para gestantes e casais gratuitamente no endereço acima, que é a sede da Associação Médica do Paraná. Mais informações no site.

CIAAM – Centro de Incentivo e Apoio ao Aleitamento Materno (Unifesp)
Rua Loefgreen, 2010
04040-003 – São Paulo, SP
Telefone (11) 5576-4514
www.unifesp.br/centros/ciaam/
O CIAAM oferece consulta à parturiente e ao recém-nascido com seguimento ambulatorial, curso para gestantes e curso básico de aleitamento materno. Também possui um banco de leite e aceita doações. Funciona dentro da Escola Paulista de Medicina.

Coletivo Feminista Sexualidade e Saúde
Rua Bartolomeu Zunega, 44
05426-020 – São Paulo, SP
Telefone: (11) 3727-1735
www.mulheres.org.br
Esta organização não-governamental funciona dentro do GAMA – Grupo de Apoio à Maternidade Ativa, e oferece vários serviços ligados à saúde da mulher, inclusive o acompanhamento pré-natal, a preços acessíveis.

Doulas do Brasil
www.doulas.com.br
O site traz diversas informações sobre o trabalho das doulas e indica onde o curso de formação pode ser feito. Traz uma lista de profissionais em todo o país.

GAMA – Grupo de Apoio à Maternidade Ativa
Rua Bartolomeu Zunega, 44, sala B
05426-020 – São Paulo, SP
Telefone: (11) 3727-1735
www.maternidadeativa.com.br
Promove cursos para profissionais de saúde e para gestantes, centrados na idéia de um parto mais humano e natural. O site da entidade tem ainda listas de discussões e histórias de partos.

Federação Nacional das APAEs
SDS - Edifício Venâncio IV – Cobertura – Asa Sul
70393-900 – Brasília, DF
Telefone: (61) 3224-9922
www.apaebrasil.org.br
É a APAE quem realiza o teste do pezinho, exame que detecta várias doenças congênitas. O site da entidade traz informações sobre as unidades em todo o país.

IBFAN
Rosana de Divitiis
Jundiaí – SP
Telefone: (11) 4586-6668
www.ibfan.org.br
A IBFAN – Rede Internacional em Defesa do Direito de Amamentar, está presente em mais de 130 países e tem como objetivo coordenar os esforços de proteção ao aleitamento materno e compartilhar informações. O site traz a lista de grupos em todo o país.

Instituto Materno Infantil Professor Fernando Figueira
Rua dos Coelhos, 300
050070-550 – Recife, PE
Telefone (81) 2122-4100
www.imip.org.br
O IMIP é um hospital amigo da criança. A instituição, que é pública, promove o aleitamento materno e dispõe de serviços de medicina fetal.

sites de interesse

ABC DO BEBÊ
www.abcdobebe.com
Portal português sobre os cuidados com a gestante e o bebê.

ALEITAMENTO
www.aleitamento.com.br
Portal sobre aleitamento materno. Atualizado diariamente.

CLICFILHOS
www.clicfilhos.com.br
Oferece informações sobre a saúde da criança e da mulher, relações familiares, gestação e parto.

CLUBE DO BEBÊ
www.clubedobebe.com.br
Site com dicas sobre a gravidez e os primeiros anos da criança.

KIDSHEALTH
www.kidshealth.org
Site em inglês desenvolvido pela maior organização pediátrica sem fins lucrativos dos EUA, a Nemours Foundation. Traz informações para pais, crianças e adolescentes.

PLANETA BEBÊ
www.planetabebe.com.br
Informações sobre os bebês e as gestantes, fórum de discussão sobre suas dúvidas, biblioteca dos pais.

TODO BEBÊ
www.todobebe.com
Site sobre gravidez e criação do bebê. Em língua espanhola, sediado em Miami.

índice

A

B

C

D

crédito das imagens

Os editores gostariam de agradecer pela permissão de reprodução das seguintes fotografias:
LEGENDA: a = no alto; b = embaixo; c = em cima; d = à direita; e = à esquerda; m = no meio.

1: Mother & Baby Picture Library/Ian Hooton; **2: Getty Images/**Nick Dolding; **7: Portrait Innovations/**Kate Cosby (be); **13: Zefa Visual Media/**M. Keller; **14: Getty Images/**Catherine Ledner; **16: Mother & Baby Picture Library/**Ian Hooton; **18: Science Photo Library/**Lea Paterson; **20: Science Photo Library/**Manfred Kage; **28: Science Photo Library (am), Science Photo Library/**John Walsh (ae); **29: Science Photo Library/**Zephyr; **31: The Wellcome Institute Library, Londres/**Yorgos Nikas; **34-35: Alamy Images/**David Young-Wolff; **37: Science Photo Library/**Edelmann (ad); **48: Alamy Images/**foodfolio; **51: Mother & Baby Picture Library/**Ian Hooton; **52: Mother & Baby Picture Library/**Ian Hooton; **56: Mother & Baby Picture Library/**Caroline Molloy; **57:** Laura Goetzl (am, ad); **59: Science Photo Library/**CNRI (ad); **61: Science Photo Library/**Neil Bromhall; **67: Mother & Baby Picture Library; 69: Corbis/**RNT Productions; **71: Alamy Images/**David Young-Wolff; 7**3: Retna Pictures Ltd/**John Powell; **75: Getty Images/**gi Stock; **76: Mother & Baby Picture Library/**Ian Hooton; **79: Alamy Images/**Chad Ehlers; **81: Science Photo Library/**BSIP Laurent (be); **82: Mother & Baby Picture Library/**Ian Hooton; **83: Science Photo Library/**GE Medical Systems; **86: Alamy Images/**eurekaimages.com; **89: Getty Images/**Ericka McConnell; **91: Zefa Visual Media/**J. Feingersh; 92-93: **Mother & Baby Picture Library/**Ian Hooton; **94: Anthony Blake Photo Library/**Joy Skipper; **97: Science Photo Library/**Saturn Stills; **99: Mother & Baby Picture Library/**Ian Hooton; **101: Bubbles/**Chris Rout; **103: Alamy Images/**John Fortunato (bd), **Science Photo Library/**Eye of Science (ae); **104: Alamy Images/**David Young-Wolff; **106: Corbis/**Anne W. Krause; **107: Alamy Images/**thislife pictures; **109: Science Photo Library; 112: Science Photo Library/**BSIP, Laurent; **113: Bubbles/**Frans Rombout; **115: Mother & Baby Picture Library/**Indira Flack; **117: Mother & Baby Picture Library/**Ruth Jenkinson; **122: Corbis/**Tom Stewart; **124: Mother & Baby Picture Library/**Ruth Jenkinson; **126: Mother & Baby Picture Library/**Paul Mitchell; **127: Mother & Baby Picture Library/**Eddie Lawrence; **128: Alamy Images/**Janine Wiedel (bd); **130: Mother & Baby Picture Library/**Ruth Jenkinson; **132: Mother & Baby Picture Library/**Ruth Jenkinson; **133: Science Photo Library/**Ruth Jenkinson/ MIDIRS; **137: Mother & Baby Picture Library/**Frances Tout; **141: Photolibrary.com/**Mayer Eisenhut; **147: Corbis/**Larry Williams and Associates; **150: Mother & Baby Picture Library/**Ian Hooton.

sobre as autoras

Laura Goetzl é mestre em saúde pública e médica especializada em gravidez de alto risco. Leciona e clinica na Escola de Medicina da Carolina do Sul, em Charleston, EUA. Possui especialização em obstetrícia, ginecologia e medicina materno-fetal e é membro do Colégio Americano de Obstetrícia e Ginecologia, da Sociedade de Medicina Materno-Fetal e do Instituto Americano de Ultra-Sonografia em Medicina. A doutora Goetzl é casada com um oncocirurgião. Juntos, eles cuidam de seus dois filhos pequenos, Gabriela e Lucas.

Regine Harford, PhD, é escritora especialista em medicina, com foco em saúde da mulher. É membro da Associação Americana de Escritores Científicos e cobre conferências médicas em todo o mundo para a indústria farmacêutica, além de auxiliar os médicos em suas publicações e apresentações. Regine também leva informações atualizadas e relevantes aos consumidores. Ao dar à luz o filho mais novo, aos 39 anos, experimentou as alegrias e os desafios da maternidade na idade madura. Regine vive perto de Atlanta, na Geórgia, EUA.

agradecimentos das autoras

Laura Goetzl:
Gostaria de agradecer a meu mentor, o doutor Joe Leigh Simpson, que me sugeriu este projeto. E à minha família, Nestor, Gabriela e Lucas, que me apoiaram e toleraram ao longo de todo o processo.

Regine Harford:
Assim como a gravidez e a maternidade são desafios para as mães, ter uma mãe que trabalha fora é um desafio para as crianças. Por isso quero agradecer a meus filhos, Markus, Christian e Andrew, por apoiarem meu trabalho neste livro, mesmo durante as férias de verão. Meninos, vocês são a alegria da minha vida!

De ambas as autoras:
Um agradecimento sincero à equipe do setor de Gravidez e Cuidados com os Filhos da Dorling Kindersley, que nos ajudou a transformar nossa idéia em livro: a Jennifer Williams, nos EUA; a Salima Hirani, pela concepção e início do projeto; a Sara Kimmins e Alison Tumer, pelo projeto gráfico; e especialmente a Janet Mohun, por acompanhar passo a passo todo o processo de elaboração do texto.

agradecimentos da edição original

A Dorling Kindersley gostaria de agradecer a Salima Hirani, pelo trabalho inicial de desenvolver o conceito do livro e pela assistência editorial; à doutora Sarah Reynolds, obstetra e ginecologista do Hospital Bedford, em Bedford, Inglaterra, por ler os originais e assegurar a precisão das informações específicas da edição do Reino Unido; a Ruth Jenkinson, pelas fotos adicionais; a Sally Smallwood, por organizar as sessões de fotos; a Angela Baynham, pela assistência editorial; a Mehmet Altun, Vijay Baldwin, Victoria Burns, Robin Brunson, Roshni Carter, Michelle Drew, Sarah Fairclough, Sarah Gardner, Dianna Harvey-Kummer, Rita Khosla-Wilson e Joanna Stein, pelo trabalho como modelos; a Hilary Bird, pelo índice, e a Ann Baggaley, pela revisão das provas.

Este livro foi impresso em março de 2006 pela
RR Donnelley Moore, sobre papel couché 115 g/m²